马大正中医妇科书系

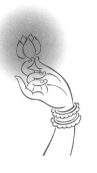

此书承国家中医药管理局马大正全国名老中医药专家传承工作室资金支持

中医妇产科发展史

马大正 著

陈妮妮 整理

人民卫生出版社

图书在版编目（CIP）数据

中医妇产科发展史 / 马大正著 . —北京：人民卫
生出版社，2020

ISBN 978-7-117-21616-6

Ⅰ.①中… Ⅱ.①马… Ⅲ.①中医妇产科学 – 医学史

Ⅳ.①R271-09

中国版本图书馆 CIP 数据核字（2020）第 015364 号

人卫智网	www.ipmph.com	医学教育、学术、考试、健康，购书智慧智能综合服务平台
人卫官网	www.pmph.com	人卫官方资讯发布平台

中医妇产科发展史

著　　者：马大正

出版发行：人民卫生出版社（中继线 010-59780011）

地　　址：北京市朝阳区潘家园南里 19 号

邮　　编：100021

E - mail：pmph @ pmph.com

购书热线：010-59787592　010-59787584　010-65264830

印　　刷：保定市中画美凯印刷有限公司

经　　销：新华书店

开　　本：787 × 1092　1/16　印张：16　插页：8

字　　数：399 千字

版　　次：2020 年 2 月第 1 版　2020 年 2 月第 1 版第 1 次印刷

标准书号：ISBN 978-7-117-21616-6

定　　价：79.00 元

打击盗版举报电话：010-59787491　E-mail：WQ @ pmph.com

质量问题联系电话：010-59787234　E-mail：zhiliang @ pmph.com

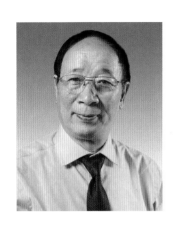

马大正,男,1949年出生,浙江省温州市人,毕业于浙江中医学院(现浙江中医药大学),浙江省国医名师,第三、第五、第六批全国老中医药专家学术经验继承工作指导老师。现为中医妇科主任医师,二级教授,温州市中医院妇产科主任。担任浙江中医药大学博士研究生导师,上海中医药大学硕士研究生导师,浙江省名中医研究院研究员,中华中医药学会科学技术奖评审专家,中国国际科技促进会科技项目专家评议委员,浙江省自然科学基金项目评审专家,《中华中医药杂志》审稿专家,国家中医药管理局"十一五"重点专科学术带头人和不孕不育协作组专家,兼任中华中医药学会妇科分会常委,浙江省中医药学会妇科分会副主任委员,温州市中医学会妇科分会主任委员。

迄今出版著作《中国妇产科发展史》《中医妇科临床药物手册》《妇产科疾病中医治疗全书》《疑难病症中西医结合攻略·子宫肌瘤》《全国老中医药专家马大正妇科医论医案集》《妇科证治经方心裁——206首仲景方剂新用广验集》《妇科用药400品历验心得》《中医妇产科辞典》等。担任中华中医药学会妇科分会编写的《中医妇科名家经验心悟》的副主编,并担任列选新闻出版总署"十一五""十二五"出版规划,卫生部、教育部、科技部立项的《中医古籍珍本集成》妇科卷的主编。发表医学文章112篇。获中华中医药学会学术著作奖二等奖、三等奖等多项奖励,被评为中华中医药学会第二批全国中医妇科名师、浙江省中医药学会优秀科技工作者。享受国务院颁发的政府特殊津贴,由国家中医药管理局批准成立马大正全国名老中医药专家传承工作室。

E-mail:mdz1949@163.com

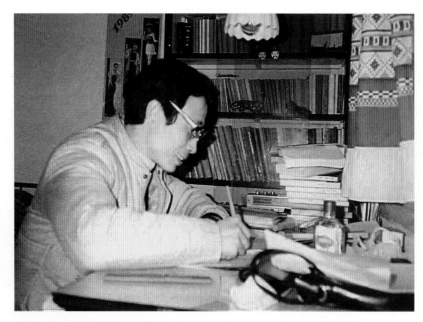

1988 年春节,作者在书房誊抄《中国妇产科发展史》书稿

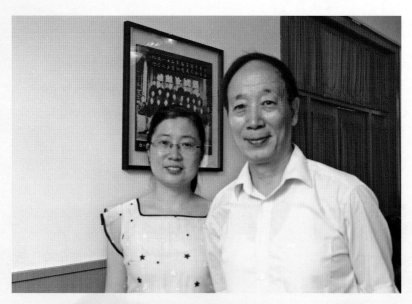

作者与整理者陈妮妮合影

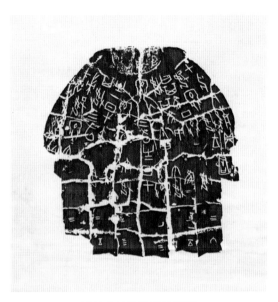

甲骨文关于生育的资料

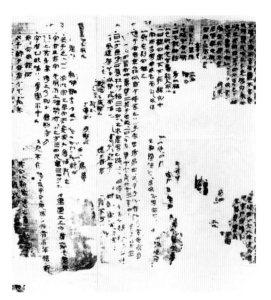

马王堆出土的《胎产书》片断

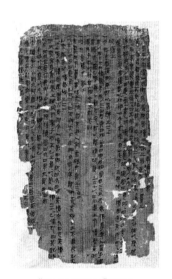

《五十二病方》片断

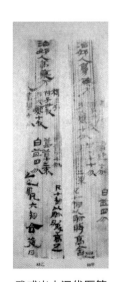

武威出土汉代医简

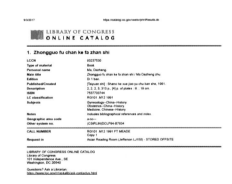

美国国会图书馆是美国最大的稀有书籍珍藏地点,已收藏《中国妇产科发展史》。该书的目录链接为:https://lccn.loc.gov/93237530

5

英国剑桥大学李约瑟研究所是国际上研究中国古代科技文化的四大中心之一,研究所已收藏《中国妇产科发展史》。该书的目录链接为:http://hooke.lib.cam.ac.uk/cgi-bin/bib_seek.cgi? cat=aff&bib=34243

美国哈佛大学燕京图书馆藏书目录

美国耶鲁大学图书馆藏书目录

美国普林斯顿大学图书馆藏书目录

中国妇产科发展史
Zhongguo Fu Chan Ke Fa Zhan Shi

马大正 著.
Ma Dazheng zhu

Format	Book
Published	[Taiyuan shi] : Shanxi ke xue jiao yu chu ban she, 1991.
	[太原市] : 山西科学教育出版社, 1991.
Edition	Di 1 ban
	第1版
Language	Chinese
ISBN	7537703744
Description	2, 2, 2, 3, 313 p., [4] p. of plates : ill. ; 19 cm.
Notes	Includes bibliographical references and index.

Library	Location	Availability	Call Number
Brown Science and Engineering	Stacks	AVAILABLE	RG101 .M288 1991

美国弗吉尼亚大学图书馆藏书目录

美国加州大学图书馆藏书目录

8

Zhongguo fu chan ke fa zhan shi

- **Vernacular Title:** 中国妇产科发展史 / 马大正著.
- **Author:** Ma, Dazheng, 1949- ; 马大正, 1949-
- **Subject:** Gynecology -- China -- History; Obstetrics -- China -- History; Medicine, Chinese -- History
- **Publisher:** Taiyuan Shi : Shanxi ke xue jiao yu chu ban she; 太原市：山西科学教育出版社
- **Edition:** Di 1 ban.; 第1版.
- **Creation Date:** 1991
- **Format:** 2, 2, 2, 3, 313 pages, [4] pages of plates : illustrations ; 19 cm
- **Language:** Chinese
- **Identifier:** LC: 93237530; ISBN: 7537703744; ISBN: 9787537703741; OCLC: (OCoLC)29035391
- **Source:** Alma

Availability and location:

University of Southern California:

- Available:
  - Doheny Memorial Library EAST-ASIAN BOOKSTACKS RG67.C4 M3 1991
  - Grand Depository BOOKSTACKS RG67.C4 M3 1991

美国南加州大学多希尼图书馆藏书目录

Fu ke zheng zhi jing fang xin cai : 206 shou Zhongjing fang ji xin yong guang yan ji = [Proven formulas in gynecology : 206 new prescriptions with a wide experience]

- **Vernacular title:** 妇科证治经方心裁：206首仲景方剂新用广验集
- **Author:** 马大正, 1949- ; Dazheng Ma 1949-
- **Subjects:** Drugs, Chinese Herbal; Gynecology; Medicine, Chinese Traditional
- **Description:** Application of 206 formulas by Zhang Zhon Jiu in gynecology.
- **Related Titles:** Series: 现代名医证治丛书.
- **Publisher:** Beijing Shi : Ren min wei sheng chu ban she; 北京市：人民卫生出版社,
- **Creation Date:** 2007
- **Format:** 8, 1, 22, 872 p., [2] of plates : ill. (some col.) ; 21 cm..
- **Language:** Chinese
- **Identifier:** ISBN9787117093415; $$CISBN
- **Source:** OCOM

Availability and location:

Oregon College of Oriental Medicine:

- Available:
  - OCOM Research Library OCOM - Main Circulation (C WP 100 M111 2007)

美国俄勒冈州东方医药学院图书馆藏书目录

南 京 医 学 院

马大正兄：

喜获大著《中国妇产科发展史》拜读之余，不胜敬佩。国内医史学界撰述通史者已有多种出版，但治专科史者颇少，而妇产科史者尤少。兄致力于妇产科史研究，写出这样一部颇有价值且有相当学术水平之著作，实在难得。我们虽未见面，拜读大著，得以神交，仍人生一大幸事。

今我已向南京中西两个医学院图书馆推荐。兄远9时初书单寄给南京中医学院妇产科教研室，请该室师友们也会征订。现今出版界现状颇使学者寒心，作者辛勤劳动，最后出版后还需自负推销之责，尤其是学术专著，水平越高者出版发行数量越少，但治学者始终如一，孜孜以求，这是最为可贵的精神。

弟师从陈邦贤、李涛教授，早在51年（历今40年前）已亲承陈邦贤教授口授医史，后赴京聆听陈、李两教授之教益。数十年来甘于寂寞清贫，志在学术而不旁他顾。八十年代以来，始为人所重，然并不自足，力求多做工作。现已全部主持编撰《中国医学通史》（上、中、下加图谱四大卷3—4百万字）弟在编委会内担任编委副主编之职，力求将这部国史写出来。现又与北医程之范教授合作，拟撰写一部《世界医学通史》，计划宏大，不知能否实现。近年来由于不惜之劳以及信函往复之事颇多，然志在这项使命坚定不移。

手头旧著之为学人掌击，仅存孤本，然年内特另有拙著在印刷之中，定日出版，另行奉上。匆此作复。川字颂

参安。

弟张慰丰 上
1992.1.12.

南京市汉中路140号   电话总机 49141—9   910832·885

《中国妇产科发展史》出版后张慰丰先生来信祝贺
（张先生时任中国科学技术史学会理事，中华医史学会常务委员，南京医学院教授）

10

《中国妇产科发展史》出版后余瀛鳌先生来信交流

（余瀛鳌先生时任国务院古籍整理出版规划小组成员，中国中医研究院研究员、研究生部客籍
教授、博士研究生导师、中国医史文献研究所所长）

湖南中医学院

马大匡同志:

　　承蒙好奇大著（妇科发展史），十分感谢。也遗憾，没有妇科史等流传。足下做了一件很有意义之工作，而填补了国内此一研究方面的空白。我已告知我馆采编组长熊佩瑜同志，让她迅速汇款向你购5本（一般书约3本，足下此书约2本）。该组择会快速办理此事，请放心。

　　拙著（石成金养生秘诀）已由湖南科学技术出版社出版。此书选录了清代著名养生学家石成金的全部养生著作。石著今国内唯有南京图书馆有一套完整，可说是孤本和珍本。我费了九牛二虎之力才寻得到这些资料，得以整理出版。每本价3.1元，另加邮寄费0.5元。请足下发动有关人员向我院图书馆采编组购买。（汇款给您们请附注）特另寄给足下一本，请查收，并请多提宝贵意见。

　　　　祝
　　春节好

　　　　　　　　　　　　周一谋
　　　　　　　　　　　　92.1.25

地　址：长沙市韶山路84号　　　　　第　　页

《中国妇产科发展史》出版后周一谋先生来信交流
(周一谋先生，湖南中医药大学教授，时任学院图书馆馆长，兼中医文献研究室主任、马王堆医书研究会负责人)

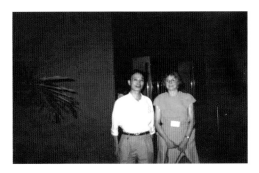

1992 年在第一届国际中国医学史会议期间，作者与美国南加州大学历史系教授、女性主义学者、美国汉学家、医学史和身体性别史研究领域著名学者 CHARLOTTE FURTH 合影

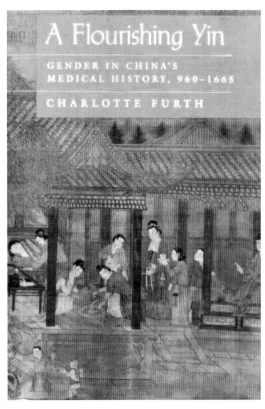

CHARLOTTE FURTH 于 1999 年出版的著作 *A Flourishing Yin GENDER IN CHINA'S MEDICAL HISTORY*，960—1665，全书引用《中国妇产科发展史》达 31 条

CHARLOTTE FURTH 在她的著作 *A Flourishing Yin GENDER IN CHINA'S MEDICAL HISTORY*，960—1665 一书中的鸣谢："我从许多历史学者的著作中获益，其中一本马大正的《中国妇产科发展史》尤为杰出，它兼备了临床与学术的眼光。关于这些著作的完整目录您将在后面的参考书目中找到，但这些枯燥的条目并不能完全反映他们所作出的重要贡献。这本著作虽然是中国政府推广中医学术的成果，但很大一部分是在很困难的物质条件下完成的。做任何严肃的学术研究，都需要对中国博大精深的中医文化有一个基本认识，若没有这本书，对于像我这样的门外汉来说，简直是不可能的。"

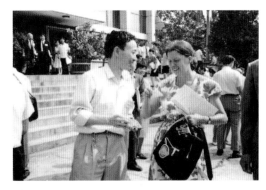

1992 年 8 月 19 日在第一届国际中国医学史会议上与亚洲医学研究会主席、法国科学院院员戴思博合影

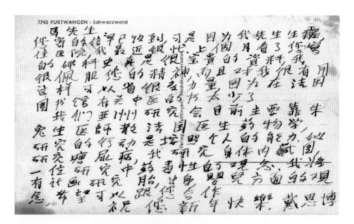

戴思博来函

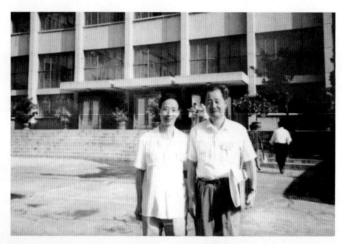

1992年8月19日在第一届国际中国医学史会议上与
中国医史文献研究所所长李经纬合影

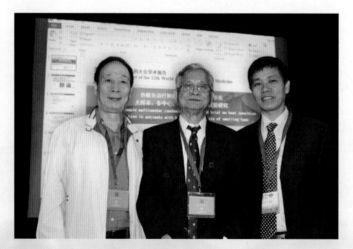

2015年9月25日在西班牙巴塞罗那第十二届世界中医药大会
上与英国中医师学会会长马伯英(中)、中国中医科学院医史文献
研究所副所长朱建平(右)合影

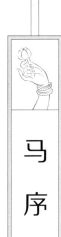

马序

　　欣悉马大正《中医妇产科发展史》行将印行，邀为之序。此余之荣幸也。1991年马大正以中医大学毕业不久之新手，即著就该书第一版，填补空白，不可不视为奇才。而中医妇产科向无历史专著，亦即无所总结，而大正兄率先为之，胡能不喜？

　　人类之所以能够延续，皆因生生之为本也。孙思邈论曰："夫生民之道，莫不以养小为大。若无于小，卒不成大。故《易》称'积小以成大'；《诗》有'厥初生民'；《传》云'声子生隐公'。此之一义。即是从微至著，自少及长，人情共见，不待经史。故今斯方先妇人小儿，而后丈夫耆老者，则是崇本之义也。"所以其著《备急千金要方》以"妇人方"为首，而妇人方三卷又以"求子第一"。可知妇产一科，实以孕育为最要。然后所涉妊娠养胎、诸病、产难、产褥诸病及下乳等等，无不一一具方备述。此实为唐以前妇产科之集大成者。然其功不止于此，其功尚在妇产要义及论说框架由是而定。

　　大正之书，乃妇产专科之通史，缕述历代中医妇产科成就，十分精彩。故余本不当专挑孙思邈而论之。惟观今之世界，不孕症成为重大问题，不得不说也。西方性开放、避孕药泛滥，阴阳倒错乃至于此。夫妇人伦之道，今失崇本之义。是以西医发明IVF（人工试管婴儿）纠错而不及。IVF之成功率不到50%，许多不孕症妇女转而求治于中医。中医可增加IVF之成功率，而不少不孕症妇女即使不做IVF，中医治疗仍可帮助其得麟儿。余在海外，所见颇多。以此一端，余窃以为，中医妇产科之发展史值得阅读、学习，中医治疗不孕症方药值得研究。此中医妇产科之特色所在也。

　　大正青年才俊，不惟为妇产科史学专家，且是妇产科中医专家，著名中医。治专科史非有此等专门人才不可。今世有为数不少反中医之佼佼者，口若悬河，头头是道，唯其对中医一窍不通，毫无实际临床经验，其之可以信口雌黄，颠倒黑白者，皆由此也。余等无法戒其胡言，然可感其羞乎！

　　是为序。

马伯英

2014年10月18日于伦敦

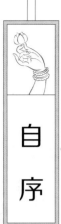

自序

唐太宗谓梁公曰:"以铜为镜,可以正衣冠;以古为镜,可以知兴替;以人为镜,可以明得失。"古者,史也,国人重之。

国不可无史,民族不可无史,科学不可无史,坤道之学亦然。

古哲曰:"刚日读经,柔日读史。"医之经,《灵枢》《素问》是也,成已千载,传颂迄今。而妇科之专史,未闻有治者。甲戌(1994)之年,立意为之,上览史传,下及医籍,旁及杂家,先后有《晋代妇产科学术成就》《唐代妇产科学概况》《汉代妇产科略述》《论中医妇产科学在宋代的变革》《历史的反思——论封建礼教对明代妇产科学的影响》诸文问世,孜孜矹矹,所读之书可以汗牛,所尝之苦堪称卧薪,枯坐八载,如蜂之负,犹蚁之驮,继晷焚膏,终成一帙,名之曰《中国妇产科发展史》。

彼时,国内百废待兴,可读之物无多,虽上下蒐集求索,终有遗珠之憾。

书成,献罗、班二公,皆誉其填补空白,蕲洛阳纸贵。罗公者,名元恺,吾国妇科博导第一人也;班公者,名秀文,当今国医大师妇科第一人也。

时隔廿载,屡有索书者。见昔日旧著发行甚少,纸质较劣,排印颇陋,装帧尤差,错讹亦复不少,如今阅读大量新版妇产科著作,充实其内容,修订其错讹,重写之后再版发行,易名为《中医妇产科发展史》。虽则如是,犹未觉至善。

王安石《读史》有诗:"糟粕所传非粹美,丹青难写是精神。"写史之难由此可见。拙著错漏定多,为能写真,祈正于大方之家。

是为志。

马大正　于听涛斋
时甲午年菊秋

　　中国医学史的撰著不多，内容完备者尤少，至于专科史或专病史，则更为罕见。其实这方面的工作，对于一种学术的承先启后是很有作用的。

　　中国医学源远流长，是中华民族光辉灿烂文化历史之一，它自成体系，既有独特的深奥理论，又有丰富的临床实践，理论与实践相联系，理论指导临床；实践印证理论，相辅相成，内涵科学，故能历久而不衰，到了今天还发出璀璨夺目的光彩。如何把这一历史资料加以发掘整理，乃继往开来以振兴中医事业重要工作的一环。

　　中医妇产科发展史是我国医学史的组成部分。它发源较早，在出土文物的甲骨文中已有资料可考，可见三千年②前先民已很重视，到的春秋战国时代已有妇产科专书和专业医生。公元960年后的宋朝时代在政府卫生部门已单独成立了妇产科，并设产科博士在业务上加以领导，从此专科著述很多，理论深广，疗效卓著。经各家总结临床经验，内容日趋丰富，成为一门多姿多彩的学科。把这些丰硕的史料整理成书，是一项艰巨而有意义的工作。

　　马君大正自浙江中医学院毕业后，从事中医妇科临床工作多年，出版有《中医妇科临床药物手册》。他在临床之余，对中国妇产科发展史深有研究，曾先后撰写了多篇中国妇科断代史及个别史料在国内各杂志上发表，如《汉代妇产科略述》《晋代妇产科学术成就》《唐代妇产科学概况》《论中医妇产科学在宋代的变革》《中国的婚育历史及其医学卫生认识》《张从正妇科学术观点与临证特色》《陈沂妇科学术思想探讨》《吴鞠通治疗胎产病经验介绍》《薛生白妇科奇经病的治疗经验介绍》等等。这些论著，为现在编写《中国妇产科发展史》一书打下了广阔而牢固的基础。本书以时代编年史为纲，对历代重要妇产科著述内容及其学术观点分别扼要地介绍，而于各个时期的历史背景先行概括阐述，以帮助对各医学家学术观点的了解，因学术观点的发展，不能不受时代背景的影响。如宋代以前产科发展较好，是由于时代的需要和人们的重视。明代以后，因

---

① 罗元恺教授为拙作《中国妇产科发展史》所作的序。
② 三千年：罗元恺教授手稿为"五六千年"，据前后文意改。

受礼教之缚束,医生不能亲临接产,产科受到严重的障碍,医者只能在妇科方面发展,治疗手段则着重内治法而忽略外治法,对运用辨证施治、理法方药以治疗妇科病则不断有所发展。中华人民共和国成立后,中医妇科之诊疗技术冲破了旧礼教的缚束,采用中西医结合诊断,使妇科的诊疗技术有了进一步的提高,这充分说明社会因素及时代背景对科学技术的发展有直接的影响。

马君此书内容丰富而全面,弥补了中医学科中的一个空白点,自会受到医学界的重视,出版后将见洛阳纸贵。

是为序。

广州中医学院教授　罗元恺
1991 年 3 月于羊城

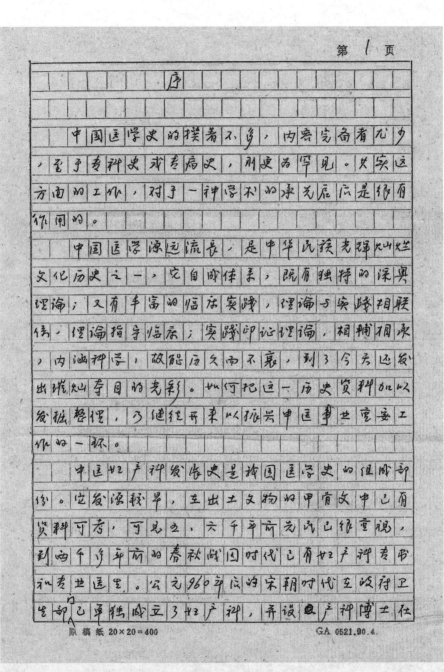

序

　　中国医学史的撰著不多，内容完备者尤少，至于专科史或专病史，则更为罕见。其实这方面的工作，对于一种学术的承先启后是很有作用的。

　　中国医学源远流长，是中华民族光辉灿烂文化历史之一，它自成体系，既有独特的深奥理论；又有丰富的临床实践，理论与实践相联系，理论指导临床；实践印证理论，相辅相承，内涵神呈，故能历久而不衰，到了今天还发出璀灿夺目的光彩。如何把这一历史资料加以发掘整理，承继先来以振兴中医事业是重要工作的一环。

　　中医妇产科发展史是祖国医学史的组成部份。它发源较早，在出土文物的甲骨文中已有资料可考，可见在六千年前先民已很重视，到四千多年前的春秋战国时代已有妇产科专书和专业医生。公元960年代的宋朝时代在政府卫生部已单独成立了妇产科，并设生产科博士（注

稿纸 20×20＝400　　　　　　　GA 0521.90.4.

罗元恺教授序言手稿影印（一）

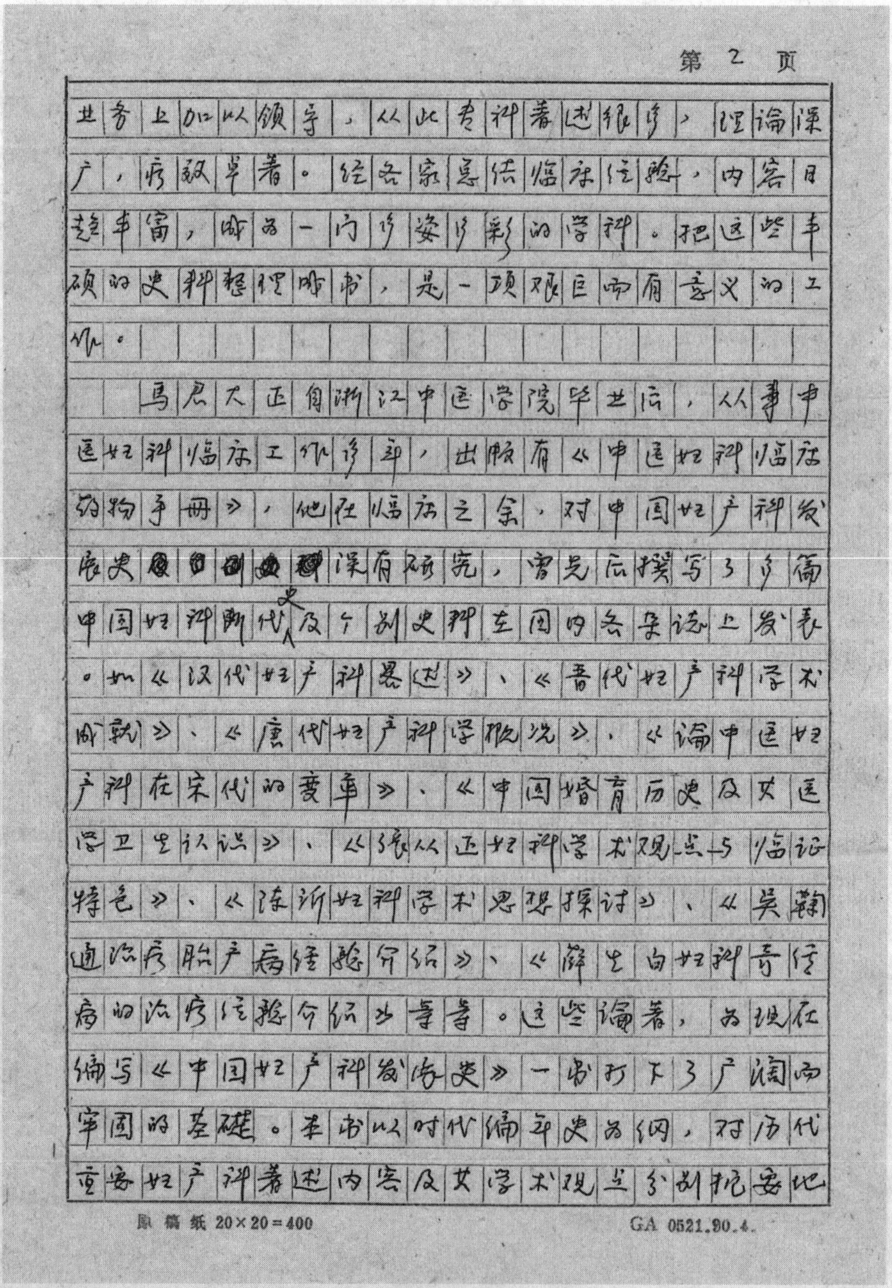

业务上加以领导，从此专科著述很多，理论渐广，疗效卓著。经各家总结临床经验，内容日趋丰富，�一门多姿多彩的学科。把这些丰硕的史料整理成书，是一项艰巨而有意义的工作。

马君大正自浙江中医学院毕业后，从事中医妇科临床工作多年，出版有《中医妇科临床的参考手册》，他在临床之余，对中国妇产科发展史及其创业规律深有研究，曾先后撰写了多篇中国妇产科断代及个别史料在国内杂志上发表。如《汉代妇产科略述》、《晋代妇产科学术成就》、《唐代妇产科学概况》、《论中医妇产科在宋代的变革》、《中国婚育历史及其医事卫生认识》、《张仲景妇科学术观点与临证特色》、《陈沂妇科学术思想探讨》、《吴鞠通论疾胎产病经验介绍》、《薛立斋妇科杂病的治疗经验介绍》等等。这些论著，为现在编写《中国妇产科发展史》一书打下了广阔而牢固的基础。本书以时代编年史为纲，对历代重要妇产科著述内容及其学术观点分别加以地

原稿纸 20×20=400   GA 0521.90.4.

罗元恺教授序言手稿影印(二)

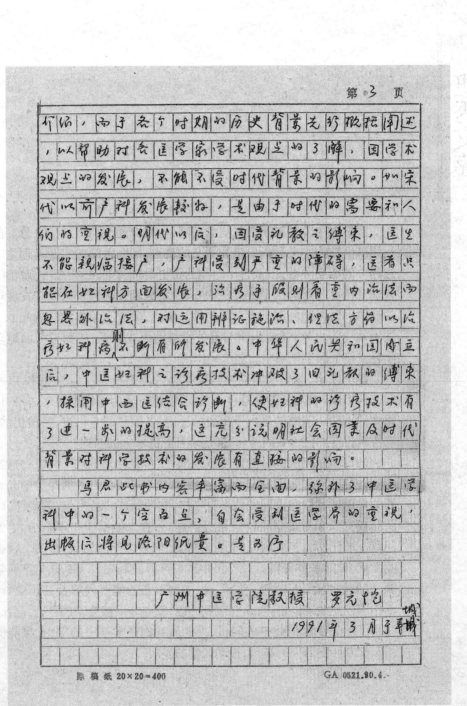

行论，而于各个时期的历史背景无详述加阐述，以帮助对各医学家学术观点的了解，因学术观点的发展，不能不受时代背景的影响。如宋代以前产科发展较好，是由于时代的需要和人们的重视。明代以后，因受礼教之约束，医生不能亲临接产，产科受到严重的障碍，医者只能在妇科方面发展，治疗手段则着重内治法而罕用外治法，对运用辨证施治、理法方药以治疗妇科病则不断有所发展。中华人民共和国成立后，中医妇科之诊疗技术冲破了旧礼教的约束，采用中西医结合诊断，使妇科的诊疗技术有了进一步的提高，这充分说明社会因素及时代背景对科学技术的发展有直接的影响。

　　马君此书内容丰富而全面，弥补了中医妇科中的一个空白点，自会受到医学界的重视，出版后将见洛阳纸贵。是为序。

　　　　　　　　广州中医学院教授　罗元恺

　　　　　　　　1991年3月于羊城

原稿纸 20×20＝400　　　　　　　GA 0521.90.4.

罗元恺教授序言手稿影印（三）

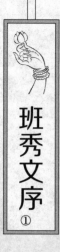

班秀文序①

医学史主要是属于自然史的范畴，一般有通史与专科史之分。前者是运用辩证唯物主义和历史唯物主义的观点，阐明医学的实践与理论在发展过程中的相互关系，以及各个时期的历史时代背景、社会制度、政治、经济、科学文化等对（与）医学成就的内在联系，从而正确理解医学在发展过程中的规律。后者则侧重于本学科的性质特点，研究有关本学科的起源、形成、发展规律等之外，还要阐明与有关学科的内在联系，从而更全面地理解本学科在整个医学领域中的地位和作用。

建国以来，历史学家对祖国医学悠久历史发展过程的规律，以及独特理论的形成，丰富多彩诊疗技术的实践，进行较为系统的整理总结，作出了很大的贡献。遗憾的是由于历史的原因，各学科的专科史，目前仍然阙如，有待医药界同仁的共同努力，加快填补此医学上的空白。

妇科学是祖国医学的重要组成部分，它有月经、带下、妊娠、分娩、哺乳等不同的生理和病理特点及其独特的治疗方法，在妇女的保健中起着极重要的作用。可惜它也同其他学科一样，它的源流、发展过程的规律，以及有关时代背景和有关学科的联系等问题，一直未能系统整理总结，更无专著问世。浙江马大正主治医师，有鉴于此，经过多年的钻研，参阅二百多种有关文献，长期积累资料，乃撰写《中国妇产科发展史》一书，从妇产科学的起源、发展过程的规律、理论的形成、丰富多彩的实践内容及其历史背景等，都作了较为系统的论述，从低级到高级，重点与一般交待（清）楚，层次分明，一目了然。我深信此书的问世，既能填补妇产学科史的空白，更能促进祖国医学专科史研究的高潮，推动医学的发展。

是乐以为序。

广西平果班秀文于广西中医学院

公元一九九一（年）三（月）廿四（日）

岁次辛未年二月初九日

---

① 班秀文教授为拙作《中国妇产科发展史》所作的序。

广西中医学院第二附属医院稿纸

第 页

序

医学史主要是属于自然史的范畴，一般有通史与专科史之分。前者是运用辩证唯物主义和历史唯物主义的观点，阐明医学的实践与理论在发展过程中的相互关系，以及各个时期的历史时代背景、社会制度、政治、经济、科学文化等对医学成就的内在联系，从而正确理解医学在发展过程中的规律。后者则侧重于本学科的性质特点，研究有关本学科的起源、形成、发展规律等之外，还要阐明与有关学科的内在联系，从而更全面地理解本学科在整个医学领域中的地位和作用。

建国以来，历史学家对祖国医学悠久历史发展过程的规律，以及独特理论的形成、丰富

14×20=280   401196.89.12

班秀文教授序言手稿影印（一）

广西中医学院第二附属医院稿纸

第　页

多条诊疗技术的实践，进行较为系统的整理总结，作出了很大的贡献。遗憾的是由于历史的原因，各学科的专科史，目前仍然是缺如，有待医药界同仁的共同努力，加快填补此医学上的空白。

妇科学是祖国医学的重要组成部分，它有月经、带下、妊娠、分娩、哺乳等不同的生理和病理特点及其独特的治疗方法，在妇女的保健中起着极重要的作用。可惜它也同其他学科一样，它的源流、发展过程的规律，以及有关时代背景和有关学科的联系等问题，一直未能系统整理总结，更无专著问世。浙江李大正主治医师，有鉴于此，经过多年的钻研，参阅二百多种有关文献，长期积累资料，乃撰写此中

14×20＝280　　　　　401196.89.12

班秀文教授序言手稿影印(二)

广西中医学院第二附属医院稿纸

第　页

国妇产科发展史》一书，从妇产科学的起源，发展过程的规律，理论的形成，丰富多采的实践内容及其历史背景等，都作了较为系统的论述，从低级到高级，重点与一般交待楚，层次分明，一目了然。我深信此书的问世，既能填补妇产学科史的空白，更能促进祖国医学专科史研究的高潮，推动医学的发展，是乐以为序。

广西平果 班秀文 于广西医学院

公元一九九一·三·廿四岁次辛未年二月初九日

14×20=280　　　401196.89.12

班秀文教授序言手稿影印（三）

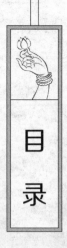

目录

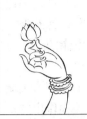

第一章
春秋时代以前的妇产科学
（远古至公元前 476 年）

第一节　春秋时代以前历史概述

　　根据近代考古学家的研究,距今 170 万年左右,我国境内生存的云南元谋猿人,是已知我国最早的人类。当时的元谋猿人已能制造石器,可能已会用火。蓝田猿人的发现,证实他们的生存时代距今为 65 万年至 80 万年,同时还发现旧石器时代初期打制的石器。北京猿人的生存时代,距今不少于 69 万年,当时他们群居洞穴,狩猎为生,使用的工具为石器和骨器,学会了火的使用,已走出了"构木为巢,以避群害"的所谓有巢氏时代,进入了"钻燧取火,以化腥臊"[1] 的所谓燧人氏时代。到了 20 万年前,我国便进入了"河套时代",对石器的加工,有了很大的进步。迄至 18000 年前,我国便进入"山顶洞人时代",石器、骨器的制造更加进步,并开始了渔猎生活,这就是"作结绳而为网罟,以佃以渔"[1] 的所谓庖牺氏时代。我国人类原始公社便是从这时期开始(原始公社之前,只能称为原始群)。原始公社时期,是以女性为中心的母系氏族社会。其时,女子从事采集,男子从事渔猎,子女知母不知父,世系从母计。直至距今大约四五千年以前的大汶口文化中晚期,氏族公社进入了父系氏族公社阶段,男子代替了妇女在生产、生活中的支配地位。公元前 4900 年至公元前 2000 年的"仰韶龙山文化时期",是原始公社的晚期,当时人们已经从事农、牧业生产,手工业生产与货物交换已经开始。这就是所谓的"斫木为耜,揉木为耒""日中为市"[2] 的时代。神农、黄帝、尧、舜的传说,便是这一时期中华文化的化身。

　　随着生产的发展,产品有了剩余,私有财产的出现,使氏族公社逐渐解体。到了公元前 21 世纪,我国便进入了有阶级的奴隶制的夏代。公元前 16 世纪,商部落兴起,夏朝灭亡,当时已是高度发达的青铜时代。生产工具的改进,使生产力得到了提高,甲骨文就是当时产生的文字。这些文字成为追溯我国历史的现存最古老的文字资料。我国的文学、音乐、艺术、天文、历法、历史、医学等,都在商代奠定了初基。商末,纣王极度腐化残酷,奴隶们起来反抗。公元前 11 世纪,周代消灭商代。周代从公元前 770 年到公元前 476 年这段时期,历史上称为"春秋时代"。其时各列国之间战乱频仍,相互倾轧兼并。春秋晚期,铁器工具的使用,极大地提高了生产力,开垦荒地归为私人所有,家族制逐渐兴起,促使奴隶社会的宗族制加速灭亡,社会逐渐向封建制度过渡。从公元前 475 年开始,我国便进入了封建社会的战国时期。

第二节 我国妇产科学的起源

世界上凡是具有生命的物体,均要经历生、老、病、死的一系列变化,和接受自然界优胜劣汰的选择,这是一个铁则。人类的生存和进化,同样要遵守这一原则。疾病是人类一生中不可避免的,医疗便是人类在生存进化过程中适应环境,消除疾病,保护生命的一种重要手段。

巴甫洛夫说过:"有了人类,就有医疗活动。"他将人类医疗活动的产生,上溯到人类诞生的时候。虽然生、老、病、死的现象一直贯穿着人类生命的始终,而人类对于疾病作出的最早反应,首先应该是一种本能的反应。这种对疾病所作的本能反应与受主观意志支配的医疗活动,还存在着相当大的距离,这种转变以时间来计算,要经历很长的时期。在这段漫长的转变过程中,人类的物质生产活动起了相当重要的作用。在生产活动中,人类获得了进化,思维也变得比较发达,逐步从对疾病的本能反应中认识到疾病的现象,从许多引起疾病与促使痊愈的现象中,摸索总结其中的必然规律。当人类有意识地运用这些规律对付疾病的时候,便产生了医疗活动。

在我国,关于医学的起源,一直有着伏羲氏和神农氏的传说。《帝王世纪》中说:"伏羲画八卦,所以六气六府、五藏五行、阴阳四时、水火升降得以有象,百病之理得以有类,乃尝百药而制九针,以拯夭枉焉。"[3]《淮南子·修务训》中说:"神农乃始教民播种五谷……尝百草之滋味,水泉之甘苦,令民知所辟就。当此之时,一日而遇七十毒。"[4]由此医事兴焉。传说中的伏羲氏是畜牧的发明者,神农氏是农业的发明者,这些文字传说所能提供的我国医学产生的时间,大约是在我国人类开始从事畜牧业和农业生产的时候。这些传说,是非常符合医学的产生与人类的物质生产活动密切关联这一论断的。据考证,在母系氏族公社的繁荣阶段——半坡氏族和河姆渡氏族时期,已经存在原始阶段的农业和畜牧业生产。根据上述的传说和理论,或许那时已经有了原始的医学,目前只是缺乏更多的实物证据。

在我国医学产生的早期,就应该有妇产科学的内容。因为,分娩时的阵痛、出血,以及难产引起的母子死亡,是足以引起人类的畏惧和重视的。母系氏族公社中女性的支配地位,更是妇产科疾病受到重视的原因。商代的考古成就可以间接地证明这一事实。

《尚书·洪范》记载,商代迷信鬼神,事无大小,都要请问鬼神,预卜凶吉。[5]正如《灵枢·贼风》所说:"先巫者,因知百病之胜,先知其病之所从生者,可祝而已也。"[6]因此,在出土的当时的甲骨文中存有大量卜辞,其中就有很多关于妇产科及其他医学的内容。这是我国有文字记载的妇产科学的最早期史料。根据这些甲骨文中有关妇产科学的内容,完全可以推测妇产科学确实发轫于远比商代早得多的年代。

在妇产科的萌芽时期,生育是首先受到人类关注的内容。当时人们至为关切的是妇女能不能生育和生育是否顺利。因为前者在宗法制度产生之后(由父系家长制演变而成,到周代逐渐完备),这是一个传宗接代的大事;后者是关系到母子生命安危的大事。因此,在甲骨文卜辞中,妇产科的内容主要围绕生育这一问题。

在甲骨文卜辞中,关于生育方面的字有:

𩫏:孕,像人怀孕,腹中有子的形状。

𡥘:娠,即娠字,像女人大腹形。

妠:妠,音同"理",表示分娩顺利(另有一种见解释为娶,音同"嘉")。

乳:乳,表示哺乳或分娩。[7]

检阅《甲骨文字典》[8],在当时的甲骨文卜辞中,除了产育内容之外,尚无与月经、带下或其他妇产科杂病相关的文字。

第三节　有关妇产科学的文献资料

李时珍《本草纲目》引《搜神记》云:"黄帝母名附宝,孕二十五月而生帝。"[9]《〈史记〉集解》记载:"修已背坼而生禹,简狄胸剖而生契。"[10]这是我国最早期的过期妊娠和异常分娩方式的记载,这些传说,已经涂上了一层神话的色彩,并没有真实性可言。

根据考古学家胡厚宣先生的《殷人疾病考》研究,商代的武丁时期,明确记载的疾病已包括眼病、耳病、口病、牙病、舌病、喉病、鼻病、腹病、足病、趾病、产病、妇人病、小儿病、传染病等16种。[11]

在《甲骨文合集》[12]中有关甲骨文的资料中,涉及生育的内容相当丰富,现选释部分内容如下:

乙亥(日期)卜(占卜),自(师,卜官名)贞(卜问):王曰:有孕,妠(表示分娩顺利)?扶(卜官名)曰:妠。

□辰(日期)王卜,在今[贞]:[妇]娍(人名)毓(育),妠?[王]占曰:吉(吉祥)。在三月(占卜的月份)。

丁亥卜,亘(占官名)贞:子商(子商为王子名)妾盉(人名)冥(娩):不其妠?

□□卜,争(占官名)贞:妇妌(人名)冥(娩),妠?王占曰:其惟庚冥妠(只有庚日分娩才顺利)。

贞,子母其毓(育)?不㞢(死的意思)。

以上五条卜辞,是关于占卜妇女分娩时是否顺利,会不会危亡的内容。由于难产历来是危及母子生命的最大威胁,所以甲骨文卜辞中反映这方面的内容很多。

乙丑贞,帚爵(帚即妇,帚爵为人名),育子亡(无)疾(育子亡疾指妊娠中不会生病吗)?

丙申卜,殸贞:妇好(人名)娠(胎动)弗氏(提,即安的意思),妇死?

前一条是占卜妊娠期间会不会生病,后一条因胎动不安,去占卜孕妇的安危。说明妊娠期间的疾病和胎动不安已引起当时人们相当的重视。尤其是对于胎动不安的认识,已超出疾病的本身,而考虑到进一步发展的严重后果。

戊子卜,贞:妇巡(人名)有子?

戊子贞:妇来(人名)有子?

癸酉余卜,贞:雷帚(雷帚为人名)又(有)子?

以上几条,均是占卜妇女会不会生育的内容,说明生育繁衍在宗法制度的时代具有至高无上的意义。

辛丑卜:呼爰(呼爰,即呼令援引)妭(人名)乳(哺乳)?妇如(人名)子疒(生病),不爰(不爰即不援引妭来哺乳),徙(疾病要迁移)。

这是一条涉及哺乳会不会导致乳儿间相互传染生病的内容。

以上的资料足以证明,在我国医学发展的初期,在人类的文明仍停留在愚昧阶段的时候,巫医一度占据了产科的统治地位。

伊尹为商初的大臣,皇甫谧《针灸甲乙经》记载:"伊尹以亚圣之才,撰用《神农本草》以为汤液。"[13]这个记载显示,远在商代的时候,我国已经具备运用药物治病的知识和能力。所以推测在商代的时候,应该有运用药物治疗妇产科疾病的历史了,只是没有发现更加详细的文字记载而已。

姜嫄是周族始祖后稷之母。在《诗经·大雅》中对她有这样的描述:"克禋(野祭)克祀(一般的祭祀),以弗(借为祓,为除灾去害举行的仪式)无子。"[14]姜嫄当初没有生儿子,其时只能祭祀天神祈祷赐子。待到姜嫄妊娠以后,"诞(发语词)弥厥月(指满了怀胎的月份),先生(初生,第一胎)如达(像生小羊一样容易),不坼不副(坼、副均指裂开、割开),无灾无害"。姜嫄分娩后稷的过程十分顺利,并没有发生产门破裂。而产门破裂在当时的分娩过程中应是非常易见的,所以这里才用"无灾无害"来表达一种庆幸的心理。

《列女传》中记录了太任在怀孕周文王时讲究胎教教养胎儿的事,一直为后人传颂,被奉为妇女妊娠期间实行胎教的典范。书中载:"大任者,文王之母,挚任氏中女也。王季娶为妃。大任之性,端一诚庄,惟德之行。及其有娠,目不视恶色,耳不听淫声,口不出敖言,能以胎教。"[15]《礼记》也说:"雷将发声,有不戒其容止者,生子不备,必有凶灾。"[16]《礼记正义》注解说:"言此时夫妇交接生子支节性情必不备,其父母必有灾也。"[17]从上述的论述中,周代对于妇女感应之说的强调,就可以略见一斑了。

萌芽于殷周的《易经》中提到"天地细缊,万物化醇,男女构精,万物化生",揭示了男女构精,是形成人类生命繁衍的奥秘所在。书中亦有"妇三岁不孕""妇孕不育""女子贞:不字?十年乃字"[2]等类似于甲骨文卜辞中的内容。其中的"乾道成男,坤道成女",成为后人生育男女不同性别的理论依据。

《诗经》搜集于周初至春秋之间,其中提及的药用植物有车前草、甘草、贝母、桑椹、益母草、艾、杞子、茜草、芍药、泽泻、远志、臭椿、瓜蒌、鼠妇、刺蒺藜、菟丝、凌霄等30多种。由于目今尚未发现其时关于药物学方面的书籍或其他资料,所以,还不能断定当时是否已从妇产科的功效方面来认识这些药物(《毛诗正义》则谈到芣苢"其子治妇人生难")。

反映周代医事制度的《周礼·天官》中,记载当时的医师负责主管医药政令,下设食医、疾医、疡医和兽医。其中,"疾医掌养万民之疾病。四时皆有疠疾:春时有痟首疾,夏时有痒疥疾,秋时有疟寒疾,冬时有漱(嗽)上气疾。以五味、五谷、五药养其病。以五气、五声、五色视其死生……凡民之有疾病者,分而治之。"[18]从上述记载中,可以了解到周代医学上的大略分工。这种"掌养万民之疾病"的"疾医",也应该包括医治妇产科疾病的医生,当时的妇产科学并没有在临床上出现独立分科的迹象。

大约成书于战国至西汉之间的《山海经》中,已经出现关于妇产科功效的药物记载。其中《南山经》云:"杻阳之山……有兽焉,其状如马而白首,其文如虎而赤尾,其音如谣,其名曰鹿蜀,佩之宜子孙。"此段文字认为佩带鹿蜀有利于生育。《西山经》云:"又西三百二十里,曰嶓冢之山……有草焉,其叶如蕙,其本如桔梗,黑华而不实,名曰蓇蓉,食之使人无子。"《中山经》云:"又东十里,曰青要之山……是山也,宜女子。畛水出焉,而北流注于河。其中有鸟焉,名曰鴢,其状如凫,青身而朱目赤尾,食之宜子。"又说:"又东二十里,曰苦山……其上有木焉,名曰黄棘,黄华而员(圆)叶,服之不字。"[19]这些具有"宜子孙""使人无子""宜子""不字"(不妊娠)的药物依旧是围绕生育这一主题。

春秋时代,我国已具有比较发达的农业、手工业、文化、天文、历算。哲学思想和科学技

4

术的进步,势必会使得依靠天命鬼神起家的巫医受到挑战,医学终究要摆脱巫卜的困惑而得到发展。

春秋初年,《左传·隐公元年(公元前 722 年)》记载:"庄公寤生,惊姜氏,故名曰寤生,遂恶之。"[20]朱骏声《说文通训定声·豫部》说:"寤假借为牾,足先见,逆生也。"这是最早记录足先露的臀位分娩的资料,并认识到这是一种不正常的胎位分娩,故使姜氏受惊。

《左传·僖公十七年(公元前 643 年)》云:"惠公之在梁也,梁伯妻之,梁嬴孕过期,卜招父与其子卜之,其子曰,'将生一男一女'。"[20](《孔子家语》云:"人十月而生,故知过期过十月也。"[21])这是一则过期妊娠的例子,说明当时对妊娠期限已相当明确了,但由于缺乏对受孕的准确诊断方法,以致有可能将正常的妊娠期限误认为过期妊娠。

《左传·哀公元年(公元前 494 年)》记载:"后缗(人名)方娠。"[20]此句记录了妊娠以后胎儿在腹内微动的情况。

此外,《史记·楚世家》中说:"吴回生陆终。陆终生子六人,坼剖而产焉。"[10]《吴越春秋》中亦有女嬉剖胁而产高密的事情[22]。根据当时的妇产科技术水平,剖腹产是难以令人置信的,但正是这种想象,给以后的现实架起了桥梁。

第四节 有关妇产科学的其他文献资料

妇产科的产生,起源于人们对妇女孕、育的认识。婚姻和孕、育是一对孪生姊妹,因此,婚姻也同样受到人们的重视。《孔子家语》所说"大昏(婚)万世之嗣也"[21],就是这个意思。婚姻的方式和年龄,对于妇女的健康是至关重要的。在人们对妇产科学逐渐认识的同时,文明意识从朦胧中逐渐觉醒,才对婚姻也有了比较科学的认识。

在原始社会,人类的生殖繁衍是通过群婚的方式实现的,凡是不同的两性,皆可以随便结合分离,生育的子女,由母亲哺乳抚育。如《吕氏春秋·恃君览》所称:"其民聚生群处,知母不知父,无亲戚、兄弟、夫妇、男女之别。"[23]这种知母不知父的家庭成员,以后逐渐组成了血缘家族单位。继原始社会进入母系社会之后,婚姻的形式已从群婚制转为血缘家族群婚制,两性结合在同一个血缘家族中进行,但已有上下辈分之禁。如《礼记·曲礼》说:"夫唯禽兽无礼,故父子聚麀。是故圣人作礼以教人,使人以有礼,知自别于禽兽。"[16]这段记载反映了上述婚姻的变更。女娲氏和伏羲氏兄妹相婚繁衍人类的传说,即产生于该时期的婚姻制度。此后,这种落后的血缘家族群婚的制度,也遭到人类萌发的文明意识的否定,而转向亚血族群婚制。所谓亚血族群婚制,即某个氏族中的一群男人必须嫁到另一个氏族中去,不得与本氏族的女子结合;反之,某一个氏族的一群女子,必须从另一个氏族中招赘一群男子,而不得与本氏族的男子结合。据此,即使有血缘关系的男女结合,至少也隔了一代。恩格斯说过:"如果说家庭组织上的第一个进步在于排除了父母和子女之间相互的性交关系,那么,第二个进步就在于对姊妹和兄弟也排除了这种关系。"[24]这是一种族外婚姻的制度,是人类婚姻由愚昧转向文明的第一步。以后,人类由母系社会转向"男帅女,女从男"(《礼记》语)的父氏社会。从父氏社会到周代,人类的婚姻方式逐渐向对偶婚及一夫一妻制转化。对偶婚是一种向一夫一妻制过渡的中间婚姻形式,其时,一个男性在许多妻子中间有一个正妻,一个女性在许多丈夫中间,有一个正夫,诸妻或诸夫的地位平等,这是与纳妾制度不同的地方。据《李亚农史论集》考证,周太王古公亶父已开始我国历史上最早的一夫一妻制的婚姻[25]。

在婚姻文明进步的发展史上,《魏书·高祖记》中曾有这样的记载:"淳风行于上古,礼化用乎近叶。是以夏殷不嫌一族之婚,周世始绝同姓之娶。"[26]其实,周世的不娶同姓,源于亚血族群婚的族外婚姻制,只不过到了周代,这种同姓不婚才作为一种礼制提出,约束人们的婚姻。

《礼记·昏义》说:"昏(婚)礼者,将合二姓之好,上以事宗庙,而下以继后世也,故君子重之。是以昏礼、纳采、问名、纳吉、纳征、请期……"《礼记·坊记》说:"取妻不取同姓,以厚别也。故买妾不知其姓,则卜之。"[16]《春秋公羊传注疏》说:"礼,不娶同姓,买妾不知其姓,则卜之。为同宗共祖,乱人伦,与禽兽无别。"[27]开始,同姓不婚纯粹是从伦理的角度提出,表明人类已同禽兽的乱婚行为决裂,在周代,还没有从医学卫生的角度来认识。《左传·僖公廿三年(公元前637年)》记载,郑人叔詹言及"男女同姓,其生不蕃"[20]。《春秋左传正义》中注说:"内官(嫔御)不及同姓,其生不殖。"[28]《公羊传·哀公十二年(公元前483年)》说:"讳娶同姓。"《公羊传·哀公八年(公元前487年)》说:"讳同姓之灭也。"[29]这些记载说明当时对血缘近亲婚配所带来的遗传性疾病的严重恶果已有正确的认识,知道近亲结婚是人类繁衍的障碍。《左传·襄公二十五年(公元前548年)》记载:"齐棠公之妻,东郭偃之姊也。东郭偃臣崔武子。棠公死,偃御武子以吊焉,见棠姜而美之,使偃取之。偃曰:男女辨姓,今君出自丁(齐丁公崔杼之祖),臣出自桓(齐桓公小白东郭偃之祖),不可。"[20]这就是同姓不婚的最好的例子。

《大戴礼记》中说:"女有五不取(娶)……世有恶疾不取……"[30]这种世代所患的恶疾,就是一种具有遗传倾向的疾病。当时已经认定,女子患遗传倾向的疾病,是不应该结婚的。

与"同姓不婚"一样受到重视的是结婚的年龄。女子的婚龄与她们的身心健康有着密切的关系,早婚、早育是导致许多妇产科疾病的根源。因此,女子的婚龄和生育情况也是反映当时妇产科情况的一个侧面。

人类的两性结合,最初只是一种生命活动的自然现象,并没有强加意志的年龄限制。在《周礼》中才开始论及婚龄的限制,说明婚龄已成为周代婚姻的条件之一。唐代杜佑的《通典》亦说"周制,限男女之年",将婚龄的限制溯源于周代。《周礼》说:"令男三十而娶,女二十而嫁。"[18]《礼记》说:"女子……十有五年而笄,二十而嫁,有故(指父母之丧),二十三年而嫁。"[16]《周礼·地官司徒·媒氏》曰:"凡男女自成名以上,皆书年月日名焉。令男三十而娶,女二十而嫁。凡娶判妻入子者,皆书之。中春之月,令会男女。于是时也,奔者不禁。若无故而不用令者,罚之。"[18]《春秋谷梁传注疏》说:"《内则》云:'女子十五而笄。'说曰:'许嫁也。'是故男自二十以及三十,女自十五以及二十,皆得以嫁娶,先是则速,后是则晚……则三十而娶,二十而嫁,说嫁娶之限,盖不得复过此尔。故舜年三十无室《书》称曰鳏。……宁谓礼为夫之姊妹服长殇,年十九至十六,如此,男不必三十而娶,女不必二十而嫁明矣。"[31]遵奉周礼的孔子便是十九岁娶宋之亓官氏为妻。所以,陈顾远在《中国婚姻史》中肯定说:"男三十,女二十乃结婚之最高年龄,男年二十而冠,女年十五因许嫁而笄,同时亦即可以成婚。"[32]由此可见,周代女子的婚龄大都在15~20岁,特殊情况在23岁才结婚。

春秋时,左丘明在《国语·越语上》中说:越王勾践为雪国耻,"令壮者无取老妇,令老者无取壮妻。女子十七不嫁,其父母有罪;丈夫二十不娶,其父母有罪。将免(娩)者以告,公令医守之(韦昭注:'医,乳医也'),生丈夫,二壶酒,一犬;生女子,二壶酒,一豚;生三人,公与之母(保姆);生二人,公与之饩(食物)。"[33]这是最早运用法律的形式提倡男女早婚,并用奖励的方式提倡多育。当时产科的技术是十分落后的,为了保证顺利分娩,可"令医守之",这种"医"可以说是我国有文字记载的最早的产科医生。

《竹书纪年》记载:"二十五年(晋定公二十五年,即公元前487年),西山女子化为丈夫,与之妻,能生子。其年,郑一女而生四十人。"[34]这是假两性畸形和一人多产的记载,虽然后者近乎荒诞。

小　结

我国的妇产科学,起源于对妇女孕育的认识。商代甲骨文卜辞中,保留了大量有关妇女生育方面的内容。春秋以前,已经涉及产门破裂、逆生、过期妊娠、胎动不安、不孕、难产、胎教,以及有关妇产科的一些药物内容。当然,春秋时代以前的妇产科学,其内容远非仅这么多,这可以从战国时期丰富的妇产科学内容推溯而得到佐证。文字的落后和时间的久远,是春秋以前的妇产科学内容不能较好地保留下来的原因。

从我国人类的诞生到周代,完成了从群婚到一夫一妻制的过程。在对婚姻的认识过程中,提出了"男女同姓,其生不蕃"的科学结论。周代开始对结婚年龄实行限制。春秋时代由于战争对于人口数量的需求,人们的婚龄和生育受到社会政治因素的影响,产生早婚多育的现象。早婚、多育的风气,无疑是导致妇产科疾病的重要因素之一。

主要参考文献

[1] 韩非子.韩非子[M].长春:吉林人民出版社,1999.

[2] 姬昌.易经[M].苏勇,点校.北京:北京大学出版社,1989.

[3] 皇甫谧.帝王世纪[M].宋翔凤,集校.上海:上海古籍出版社,1996.

[4] 刘安,等.淮南子[M].长春:吉林人民出版社,1999.

[5] 孔子.尚书[M].周秉钧,注译.长沙:岳麓书社,2002.

[6] 无名氏.黄帝内经[M].呼和浩特:内蒙古文化出版社,2005.

[7] 詹鄞鑫.卜辞殷代医药卫生考[J].中华医史杂志,1986,16(1):16.

[8] 徐中舒.甲骨文字典[M].成都:四川辞书出版社,1989.

[9] 李时珍.本草纲目[M].北京:人民卫生出版社,1979.

[10] 司马迁.史记[M].裴骃,集解.司马贞,索隐.张守节,正义.北京:中华书局,1997.

[11] 胡厚宣.殷人疾病考[J].学思,1943,3(3-4).

[12] 郭沫若,等.甲骨文合集[M].北京:中华书局,1982.

[13] 皇甫谧.针灸甲乙经[M].北京:人民卫生出版社,1962.

[14] 李长之.诗经试译[M].上海:古典文学出版社,1956.

[15] 刘向,等.列女传[M].南京:江苏古籍出版社,2003.

[16] 戴圣.礼记[M].崔高维,校点.沈阳:辽宁教育出版社,1997.

[17] 郑玄,孔颖达,等.礼记正义[M].北京:中华书局,1957.

[18] 吕友仁.周礼译注[M].郑州:中州古籍出版社,2004.

[19] 袁珂.山海经校注[M].上海:上海古籍出版社,1980.

[20] 左丘明.左传[M].李维琦,陈建初,李运富,等注.长沙:岳麓书社,2001.

[21] 孔子.孔子家语[M].北京:中国文史出版社,2003.

[22] 薛耀天.吴越春秋译注[M].天津:天津古籍出版社,1992.

[23] 吕不韦.吕氏春秋[M].长春:吉林文史出版社,2004.

[24] 中共中央马克思、恩格斯、列宁、斯大林著作编译局.马克思恩格斯选集[M].北京:人民出版社,1972.

［25］李亚农.李亚农史论集[M].上海:上海人民出版社,1962.

［26］魏收.魏书[M].北京:商务印书馆,1958.

［27］徐彦.春秋公羊传注疏[M].黄侃,经文句读.上海:上海古籍出版社,1990.

［28］杜预.春秋左传正义[M].孔颖达,注.北京:中华书局,1957.

［29］公羊高.春秋公羊传[M].顾馨,徐明,校点.沈阳:辽宁教育出版社,1997.

［30］高明.大戴礼记今注今译[M].天津:天津古籍出版社,1988.

［31］范宁,等.春秋谷梁传注疏[M].长春:吉林出版集团有限责任公司,2005.

［32］陈顾远.中国婚姻史[M].台北:台湾商务印书馆,1983.

［33］邬国义,胡果文,李晓路.国语译注[M].上海:上海古籍出版社,1997.

［34］李民,杨择令,孙顺霖,等.古本竹书纪年译注[M].郑州:中州古籍出版社,1989.

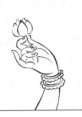

第二章
战国时代的妇产科学

（公元前 475—前 221 年）

第一节　妇产科发展的历史背景

经过春秋时代激烈的争霸之战，大诸侯鲸吞了小诸侯，形成了齐、楚、燕、韩、赵、魏、秦七国争雄的战国局面。为了发展实力，争雄的七国先后开展了变法，其中以秦国的商鞅变法比较彻底。秦国逐渐富强起来，经过多年的战争，终于先后消灭了其他六国，于公元前 221 年实现了统一，建立了第一个中央集权的封建国家——秦。

战国时代已经进入了封建社会。奴隶主与奴隶的关系已经转化为地主与农民的关系。生产关系的改变、生产工具的改进，使生产力获得极大解放。农业、手工业、商业和科学技术也都获得相应的发展。

战国时代是一个学术上百家争鸣的时代，这种气氛促使了学术的极大繁荣。其中道家、儒家、阴阳家、杂家诸家学说对整个医学理论产生了深刻的影响，尤其是道家崇尚自然，返璞归真，提倡养生的思想，对医学的影响尤大。科学技术的发展，文明意识的提高，动摇了鬼神的地位，医学逐步摆脱巫卜的主宰。《吕氏春秋》说："近世尚卜筮祷祠，故疾病愈来。"[1]《黄帝内经》也说："拘于鬼神者，不可与言至德。恶于针石者，不可与言至巧。病不许治者，病必不治，治之无功矣。"[2]标志着医学已摈弃巫卜，怀疑鬼神，走向实践。社会上已经出现像扁鹊一样医术高超的医生，可以治疗多种不同的疾病；总结历代医学经验编写而成的《黄帝内经》，代表了当时医学的最高水平，并初步具备了解剖学、生理学、病因学的理论医学和诊断、治疗、预防的临床医学的内容。生理学涉及的范围包括精神、气血和津液，以及五脏六腑、阴阳经络诸学说；病因学涉及的范围包括病因、病机等内容。妇产科学就是在这种良好的学术环境中走出巫卜的困惑而发展起来的。

第二节　妇产科的理论与临床

战国时期妇产科学的最大特点，是医学理论的形成与实践医学的进步。

1973 年，在湖南省长沙马王堆三号汉墓中，发掘出土了一批湮没两千多年的古医书。这些医书的成书年代，比过去公认的我国现存最早的《黄帝内经》还要早，因而成为一批现存成书年代最早的医书。其中，有一种称作《胎产书》的帛书。此书的发现，将过去认为唐代昝殷的《经效产宝》为我国现存最古老的妇产科专著的时间，推前了一千多年。与《胎产书》一同出土的，还有帛书《五十二病方》。在《五十二病方》中，亦有关于产科方面的内容。根据医史考证工作者的鉴定，认为这些著作应是战国时代的作品。

当今，我们所能见到的战国时代有关妇产科方面的论述，犹如凤毛麟角。马王堆汉墓帛书的发现，便成为十分珍贵的史料。

《胎产书》是一种有关胎产的方技书，整个帛书呈正方形，上半部为所谓的"人字"及"禹藏"两种图形，前者介绍依据胎儿产日来预卜命运，后者介绍埋藏胞衣的方位、方法。由于当时的医学科学很不发达，产妇与新生儿的死亡率均很高，在无法找出可以解释的原因时，将其归咎于胎儿的产日与胞衣的埋藏，"人字"与"禹藏"就是这种意识的产物。《胎产书》下半的前部为医论一篇，名为"禹问幼频"，论述妊娠十月胚胎形成的过程，下半的后部是胞埋与医方等。现存条款21条，内容除胞衣的埋藏之外，还包括择生男女的方法、养胎保产、求子等。估计原帛书1 000字左右，现仅存679字。

"禹问幼频"的全文（包括释字）如下：

"禹问幼频曰：我欲填（殖）人产子，何如而有？幼频合（答）曰：月朔（月经）已去汁□，三日中从之，有子。其一日南（男），其二日女殹（也）。故人之产殹（也），入于冥冥，出于冥冥，乃始为人。一月名曰留（流）刑（铸造物器的陶范），食饮必精，酸羹必[熟]，毋食辛星（腥），是谓财贞（财疑读为哉，意思是初。贞，定）。二月始膏，毋食辛臊，居处必静，男子勿劳，百节皆病，是胃（谓）始臧（藏）。三月始脂，果隋（即瓜蒌）宵效（宵通肖，肖效即形似），当是之时，未有定义（仪），见物而化，是故君公大人，毋使朱（侏）儒，不观木候（即沐猴，今名猕猴），不食茵（葱）姜，不食兔羹；□欲产男，置弧矢，□雄雉，乘牡马，观牡虎；欲产女，佩蚕耳（簪珥），呻（绅）朱（珠）子，是谓内象成子。[四月]而水受（授）之，乃始成血，其食稻麦，䰿（即黄鳝）鱼□□，[以]清血而明目。五月而火受（授）之，乃始成气，晏起□沐，厚衣居堂，朝吸天光，辟（避）寒央（殃），[其食稻]麦，其羹牛羊，和以茱臾（萸），毋食□，[以]养气。六月而金受（授）之，乃始成筋，劳□□□，[出]游[于野，数]观走犬马，必食□□殹（也），未□□□，是胃（谓）变奏（腠）□筋，□□□□。七[月而]木受（授）[之，乃始成骨]，居燥处，毋使[定止]，□□□□□□□□□□□，[饮食]辟（避）寒，□□□□□□□□□美齿。八月而土受（授）[之，乃始成肤革]，□□□□□□□□，[是]胃（谓）密[腠理。九月而石授之，乃始成]豪（毫）毛，□□□□□□□□□□□□□□□□□司（伺）之。十月气陈□□，以为□。"[3]

这种禹问、幼频答的医学文献记述形式，对以后的《黄帝内经》产生直接影响。从"禹问幼频"的内容之中可以说明，战国时代已经提出种子日期的问题了，认为月经净后三天，便是种子之时。选择胎儿性别，也是当时研究的内容，认为通过种子日期的选择，或佩置观乘某物，来决定胎儿的性别，这就是当时的"内象成子"理论。虽然上述内容并不合乎科学，但给妇产科学带来深远的影响，直至清代的妇产科著作中仍然可以见到此类的文字记载。十月胚胎发育，是"禹问幼频"的中心内容，认为胚胎第一个月只像个铸造器物用的陶范，第二个月像是膏，第三个月像是脂，第四个月产生血，第五个月产生气，第六个月形成筋，第七个月形成骨，第八个月形成皮肤，第九个月形成毫毛（第十个月文字缺）。当时对于胚胎发育的认识，虽然远不能与当今胚胎学相媲美，然而这些描述已经具备了一个动态的逐步进化完善的过程，确实非常难能可贵，它是我国胚胎学说最早期的资料之一。妊娠期间的饮食、生活起居，也是当时研究的重要内容，其中主张"食饮必精"、节欲（男子勿劳）、注意个人卫生（晏起

□沐)、讲究生活起居("居处必静""厚衣居堂，朝吸天光，辟寒央""居燥处")、六月以后适当参加活动("[出]游[于野]""毋使[定止]")，都是合乎科学道理的，并成为指导以后孕妇养生防病的重要理论。战国以后著名的十月养胎内容，都是脱胎于上述理论而有所发挥的。

《胎产书》下半的后部，是胞埋与医方内容。[条目编号系自加入，(1)~(4)系胞埋内容，删去不录]

(5)怀子者，为享(烹)白牡狗首，令独食之，其子美晳，有(又)易出。欲令子劲(强健)者，□时食母马肉。

(6)怀子未出三月者，呻(吞)爵瓮(即《神农本草经》雀瓮。《名医别录》云："生树枝间，蛄蟖房也。")二，其子男殴(也)。一曰：取爵瓮中虫青北(背)者三，产呻之，必产男，万全。

(7)一曰：以方直(咀)时(《管子·水地》云胎儿"三月如咀"，故有"方咀时"的称谓)，取蒿、牡(应该读杜，《尔雅·释草》："杜，土卤。"注："杜衡也，似葵而香。")、卑稍(即蜱蛸，《神农本草经》名桑螵蛸)三，冶，饮之，必产男，已试。一□曰：遗弱(溺)半升，□□坚而少汁。

(8)一曰：取逢(蜂)房中子、狗阴(《神农本草经》作牡狗阴茎)，干而冶之，以饮怀子，怀子产男。[一曰]：□鲜鱼□□食之。

(9)□□□□□□□□干，冶，殳(投)酒中，□□□怀子者产□□□三月不可以□。

(10)□□□□□□□令□□□□□□□□□产男。

(11)一曰：取乌□□□□男子独食肉潜(歠)，羹(汤)汁，女子席冕(疑读莞，《诗·斯干》笺："小蒲之席也。")☒

(12)欲产女，[取]乌雌鸡煮，令女子独食肉歠汁，席☒

(13)求子之道曰：求九宗之草，而夫妻共以为酒，饮之。

(14)字者，且垂字(临产)，先取市土濡请(请即清，濡清，即湿润清净之意)者，□方三四尺，高三四寸。子既产，置土上，勿庸□，令婴儿□上，其身尽得土，乃浴之，为劲有力。

(15)字者已，即燔其蓐，置水中，□□婴儿，不疟骚(瘙)。及取婴儿所已浴者水半栖(杯)饮母，母亦毋(无)余病。

(16)女子鲜子者产，令它人抱其□，以去□□濯其包(胞)，以新布裹之，为三约(即包束三周)以敛之，入□中，令其母自操，入溪谷□□之三，置去，归勿顾，即令它人善貍(埋)之。[3]

在胞埋与医方内容之中，第5条系一张介绍预防难产的方，服后其子"易出"；这还是一张养胎的方，可使"其子美晳"而"劲"。第9、13条在方药中已经运用了酒，这是已知妇科方药中最早运用酒的资料。第13条是一首求子助孕的方剂，它要求夫妇共同服药治疗，以求得子嗣，证明当时已经意识到求嗣是男女双方的事。第14条描述当时分娩的一些情况。第15条是介绍预防婴儿、产母患病的方法。第16条表明当时已有助产的措施("令它人抱其□")。在这些内容中，关于择生男婴的内容有四处，而择生女婴的内容仅一处，从产科领域的这一现象，反映当时重男轻女的社会问题。

与《胎产书》一同出土的，还有帛书《足臂十一脉灸经》与《五十二病方》。在《足臂十一脉灸经》中，有一条涉及妇科疾病的条文；在《五十二病方》中，有三条涉及妇产科疾病治疗的条文(编号系自加入)：

(1)厥阴脉：是动则……妇人则少腹种(肿)……

(2)索痉者，如(当)产时居湿地久，其肎(肎，肯骨间肉)直(强直)而口扣(口噤)，筋娈(挛)难以信(伸)。取封(蚁土)殖(即埋，黏土)土冶(碎)之，□□二，盐一，合挠而烝(蒸)，以扁(遍)熨直肎挛筋所。道(从，由)头始，稍□手足而已。熨寒□□复烝，熨干更为。令(良，善)。

（3）女子癃（癃），取三岁陈霍（藿），炁（炁）而取其汁，□而饮之。

（4）女子癃，煮隐夫木饮之。居一日，韰韭（齑）阳□，羹之。

（5）产痂：先善以水洒，而炙蛇膏，傅（涂）。[4]

第1条是介绍厥阴脉发生疾病时所出现的症状，其中之一是妇人少腹肿。

第2条是介绍产妇子痫的资料。认为"产时居湿地久"，是引起子痫的原因。肌肉强直、口噤、筋挛难以屈伸是其临床表现。主张用蚁土外熨来治疗，并肯定其疗效良好。这是有关子痫的最早的文字记载。第3、4条，是介绍女子小便癃闭的资料，主张用陈藿或隐夫木来治疗。第5条是关于产痂的资料。产痂应是分娩过程中留下的结痂，通过先用水清洁或软化，再外涂蛇膏的方法治疗。

在《五十二病方》的其他条文中，有以"女子初有布"（女童初潮的经衣）、"女子未尝丈夫者［布］"（未婚女子的经衣）、"女子月事布""女子布"[4]入药治病。虽然，这些内容未必科学（明代的《本草纲目》中仍有记载使用），但反映战国时代我国妇女已经有注意讲究经期卫生的习惯，像月经带样的布织物使用的历史，至少可以追溯到战国时代。

《胎产书》与《五十二病方》中，运用于妇产科临床的药物，数量极其有限，如白牡狗首、母马肉、爵瓮、蒿、牡、卑稍、逢房中子、狗阴、乌雌鸡、封殖土、藿、隐夫木、蛇膏等，已经有了简单的药物配伍，这些现象说明战国时期妇产科领域内药物知识的匮缺。

比《胎产书》成书年代稍晚的《黄帝内经》，是战国时代百家争鸣、学术昌明的产物，是一部奠定中医学理论的经典著作。它运用朴素的唯物主义观点阐述中医的基本理论，描述人体的生理、病理、疾病的诊断和治疗，以及养生等内容。书中分散地论述了妇女的生理、病理、疾病的诊断与鉴别诊断，对某些疾病，还提出了治疗。像如此系统、深刻的认识，应该还是史无前例的。

《黄帝内经》称子宫为"女子胞""胞"或"子处"。在《素问·五脏别论》中对子宫的性质作了分析，认为女子胞与脑、髓、骨、脉、胆一样，"此六者，地气之所生也，皆藏于阴而象于地，故藏而不泻，名曰奇恒之府。"[2]奇恒之府概念的提出，是对子宫具有孕育、娩出胎儿和排泻经血的似脏非脏、似腑非腑的特殊功能的最初始认识。

关于女子生理方面的讨论，《黄帝内经》中已谈得十分深刻。《素问·上古天真论》中，论述了女子一生的生长、发育与衰老的过程，以及随同年龄变化而出现的月经来潮、孕育、绝经等一系列的生理变化，具有很强的科学性。"女子七岁，肾气盛，齿更发长；二七而天癸至，任脉通，太冲脉盛，月事以时下，故有子；三七，肾气平均，故真牙生而长极；四七，筋骨坚，发长极，身体盛壮；五七，阳明脉衰，面始焦，发始堕；六七，三阳脉衰于上，面皆焦，发始白；七七，任脉虚，太冲脉衰少，天癸竭，地道不通，故形坏而无子也。""女不过尽七七，而天地之精气皆竭矣。"[2]上面论述女子初潮与绝经的时间，与客观情况十分相符，与当今的妇女生理变化仍然符合。它还揭示了中医妇科学中的一个非常重要的机理，即女子的月经和妊娠与肾气、天癸、太冲脉、任脉是密切相关的，只有当女子肾气充、天癸生、太冲脉盛、任脉通的情况下，月经方能正常而易受孕，而女子衰老经断无子，是任脉虚、太冲脉衰、天癸竭的原因。从而确立了肾气、天癸、任脉、太冲脉在妇女的整个生理过程中的轴向调节的重要地位，密切指导了临床实践。

在《灵枢·五音五味》中谈到妇女不生胡须的原因时说："冲脉、任脉，皆起于胞中，上循背里，为经络之海。其浮而外者，循腹右上行，会于咽喉，别而络唇口。血气盛则充肤热肉，血独盛则澹渗皮肤，生毫毛。今妇人之生，有余于气，不足于血，以其数脱血也，冲任之脉，不荣口唇,故须不生焉。"[2]这里,描述了冲脉、任脉与胞宫的关系,成为后世以冲任二脉分析阐述妇女生理、病理的理论依据,是奇经八脉理论运用于妇产科疾病之肇始。"今妇人之生,有余于气,不足于血,以其数脱血也"[2],是根据妇女经、孕、产、乳容易耗血的特殊生理现象得出的结论,成为妇产科的至理名言,是后世妇人"以血为本""以血为用"的滥觞,具有十分重要的临床价值。

在讨论闭经时,除上述生理性绝经之外,《素问·阴阳别论》说:"二阳之病发心脾,有不得隐曲,女子不月。其传为风消,其传为息贲,死不治。"[2]指出心脾疾病引起气血化生不足,或者精神情志抑郁,均可以导致闭经疾病的发生,如不加以治疗,其后果是十分严重的。《素问·评热病论》中说:"月事不来者,胞脉闭也。胞脉者,属心而络于胞中。今气上迫肺,心气不得下通,故月事不来也。"[2]还说:"有病肾风者,面胕痝然壅""虚不当刺。不当刺而刺",亦致"月事不来"[2]。认为月经的通调与否,同胞脉畅通有关,从胞脉的循行路线言,肺气上逆影响心气下降,可导致胞脉闭塞经水不通;某些疾病的误治,也可以引起医源性的闭经。在《素问·腹中论》中说:"病名血枯,此得之年少时,有所大脱血;若醉入房中,气竭肝伤,故月事衰少不来也。"[2]提出"以四乌鲗骨一藘茹二物并合之,丸以雀卵,大如小豆;以五丸为后饭,饮以鲍鱼汁,利肠中及伤肝也。"[2]说明失血伤肝,又是引起闭经的原因,可以运用养血活血的方药治疗。而四乌鲗骨一藘茹丸在妇科领域至今都有其临床应用价值。《灵枢·邪气脏腑病形》中,首次提出了闭经的脉象诊断,认为肾脉"微涩为不月"[2],成为妇科疾病最早的脉学论述。总结《黄帝内经》分析闭经的原因,涉及心、肝、脾、肺、肾五脏功能的失常,和情志抑郁、失血、误治诸因素,有时则是数脏功能失常导致的共同结果,在探讨闭经的复杂性方面,已具有一定的深度。

关于血崩,《素问·六元正纪大论》说:"凡此少阳司天之政……初之气,地气迁,风胜乃摇,寒乃去,候乃大温……温病乃起。其病……血崩。"[2]认为气候的变迁引起温热病的流行,从而导致血崩。这是《黄帝内经》天人相应思想在妇科领域中的反映。《素问·痿论》说:"悲哀太甚,则胞络绝,胞络绝,则阳气内动,发则心下崩。"[2]认为情志过极,也是产生血崩的原因。此外,《素问·阴阳别论》中还提出:"阴虚阳搏谓之崩。"[2]认为血崩的发病机理,关键在于阴虚阳盛,逼血妄行。

《黄帝内经》中已经对妇科的肿瘤提出了讨论。《素问·骨空论》说:"任脉为病……女子带下瘕聚。"[2]认为瘕聚的发生,与任脉有关。《灵枢·水胀》中说:"……肠覃(类似于卵巢肿瘤)、石瘕(类似于子宫肿瘤)……何以别之?""肠覃……寒气客于肠外,与卫气相搏,气不得荣,因有所系,癖而内著,恶气乃起,息肉乃生。其始生也,大如鸡卵,稍增益大,至其成如怀子之状,久者离岁,按之则坚,推之则移,月事以时下,此其候也。"[2]而"石瘕生于胞中,寒气客于子门,子门闭塞,气不得通,恶血当泻不泻,衃以留止,日以益大,状如怀子,月事不以时下。皆生于女子,可导而下。"[2]这是妇科领域中至今所知最早的鉴别诊断,因而具有十分重要的意义。由于二者均系寒气侵袭,气血瘀积所致,故应用温通攻积散结的药物"导而下"之,成为治疗妇科肿瘤的主要法则。

带下病的讨论,开始于《黄帝内经》。《灵枢·五癃津液别》中说:"五谷之津液和合而为膏者,内渗入于骨空,补益脑髓,而下流于阴股。阴阳不和则使液溢而下流于阴,髓液皆减而下,过度则虚,虚故腰背痛而胫酸。"[2]从描述的症状来看,该病若发生于女子,为带下病是毫无疑义的。其中揭示了带为阴津所化,带下病是由于阴阳不和所致,而带下过极,耗损阴津,就会使身体虚羸,腰背痛而胫酸。

孕育是胤嗣的根本大事,受到历朝历代的重视,因此在《黄帝内经》中有多处谈及孕育。《灵枢·邪客》中说:"地有四时不生草,人有无子。此人与天地相应者也。"[2]企图取自然界的现象来类比解释不孕的机理。《素问·骨空论》中说:"督脉者,起于少腹以下骨中央,女子入系廷孔。其孔,溺孔之端也。其络循阴器……此生病……其女子不孕。"[2]首次从督脉的循行分布来谈论督脉发病与不孕的关系。

脉象的变化,已是当时诊断妊娠的重要依据。《素问·平人气象论》说:"妇人手少阴脉动甚者,妊子也。"[2]《素问·阴阳别论》说:"阴搏阳别,谓之有子。"[2]《灵枢·论疾诊尺》中则说:"女子手少阴脉动甚者,妊子。"[2]这些脉象都说明,肾脉经气的充盛,是妊娠的重要征象之一。在《素问·腹中论》中还谈到:"何以知怀子之且生也?……身有病而无邪脉也。"[2]"身有病"是指早孕反应所产生的一系列类似疾病的症状,而脉象却并不表现出病脉来。《黄帝内经》的这些论述,一直成为诊断妊娠的主要依据,也是妇产科脉学的重要内容。

妊娠期间的疾病,已经引起当时医家的注意。《素问·奇病论》中说:"人有重身,九月而暗,此为何也?……胞之络脉绝也……胞络者,系于肾,少阴之脉,贯肾系舌本,故不能言……无治也,当十月复。"[2]认为胎儿长大压迫胞络,是导致孕母音暗的原因,待胎儿足月分娩后,胞络通畅,可以不治而愈。此一论述一直指导后世妇产科学的临床。此外,还讲:"人生而有病颠疾者……病名为胎病,此得之在母腹中时,其母有所大惊,气上而不下,精气并居,故令发为颠疾也。"[2]实际上这一条文揭示癫证存在着一种先天遗传的因素,是一种在母腹中就已罹患的"胎病"。《素问·六元正纪大论》中说:"妇人重身,毒之何如?……有故无殒,亦无殒也……大积大聚,其可犯也,衰其大半而止,过者死。"[2]首次提出处理治病与安胎这两个既矛盾又统一的问题,非常辩证地完满地解决了这一对矛盾,提出妊娠期间是允许遣药治病的,这便是后世"有病则病挡之"的用药理论。但用药的分寸在于"衰其大半而止",过此是要伤胎的。在该篇中还涉及不良气候通过对母体的影响而导致"孕乃死"的现象。

产后病是严重威胁产妇身体健康与生命安全的疾病。《素问·通评虚实论》中说:"乳子而病热……手足温则生,寒则死。""乳子中风热……喘鸣肩息者,脉实大也。缓则生,急则死。"[2]手足温,脉缓,为气血存,有胃气之象,故曰生,否则,气血竭,胃气绝,就要死亡。在《灵枢·五禁》中说:"新产及大血之后……此皆不可泻。"[2]这是因为彼时新产妇的元气尚未恢复,大量出血之后身体比较虚弱,治疗时就不能再用泻法,切莫犯"虚虚"之诫,首次提出产后病的治疗禁忌。

藏象学说,最早也产生于《黄帝内经》,在许多藏象学说的内容中,就有关于妇产科方面的内容。《灵枢·五色》中说:"面王(鼻尖部)以上者,小肠也。面王以下者,膀胱子处也。"[2]又说:"女子在于面王,为膀胱子处之病,散为痛,抟为聚,方员左右,各如其色形。"[2]认为面王、面王以下或左右,都可以作为观察妇女子宫病变的地方,可以根据这些部位的形色,对疾病进行推断。这也是中医妇科中最早的望诊。

第三节 有关妇产科的其他文献资料

战国时期,妇产科的内容比春秋以前已经丰富得多了,同时造就了具有这方面专业特长的医生。《史记·扁鹊仓公列传》记载:"扁鹊名闻天下。过邯郸,闻贵妇人,即为带下医;过洛阳,闻周人爱老人,即为耳目痹医;来入咸阳,闻秦人爱小儿,即为小儿医。随俗为变。"[5]王士雄说:"扁鹊之为带下医,犹今之幼科自称痘医也。"[6]据此可以推论,战国时期妇女的社会地位仍较高,因此妇科疾病受到相应的重视。当时的妇科医师称之为"带下医",是医学领域专业分工的开始。扁鹊只是一位医学方面的多面手,还不是一位专职的妇产科医生。《补辑肘后方》中,晋代葛洪记载一张治疗产后血晕的方:半夏末,冷水和,丸大豆大,纳鼻中即愈。此扁鹊法也。这是早期医学著作中为数极少提及的扁鹊处方[7]。

《礼记》中说:"饮食男女,人之大欲存焉。"[8]《孟子·告子章句上》云:"告子曰:食、色,性也。"[9]在春秋战国时期,人们并不避讳谈论性的问题,而是将其作为一个生理问题来看待。马王堆出土的竹木简医书(其时限上不超过战国晚期,下在秦汉之际)《十问》《合阴阳方》《天下至道谈》是讨论房中术的内容。出自战国(亦有人认为出自两汉期间)的《素女经》,是我国最著名的早期性学专著,是性学领域的经典之作,直接影响了以后历代的中国性学,譬如《采女经》《房内补益》《洞玄子》《玉房秘诀》《房中玄机中萃》等,都可以找到该书的印记。虽然当时已经属于男权社会,书中的论述也多以男性为中心,但从中依稀可以找到与女性相关的性学内容。性学无论对于任何性别,都是一个重要的课题,其中还包涵着医学的理念。《素女经》称:"能知阴阳之道,悉成五乐;不知主者,身命将夭,何得欢乐?可不慎哉!""交接之道,故有形状,男致不衰,女除百病。心意娱乐,气力强。欲知其道,在于定气、安心、和志……女快意,男盛不衰,以此为节。"上述论述认为需要懂得性交的规律、体态和心理调节,才可以从中获得各种乐趣,增强体力,消除女性疾病,女性获得快感后,便要节制,否则危害身体。《素女经》又云:"男欲接而女不乐,女欲接而男不欲,二心不和,精气不感……男欲求女,女欲求男,情意合同,俱有悦心……"此论指出了性生活和谐的重要意义。除此之外,《素女经》还认为通过良好的性生活可以治疗"女子漏血""女门寒""女闭血""女门辟""女子月经不利""女阴臭"[10](经研究证实,男性精液中含有一种可与青霉素相媲美的抗菌物质——精液胞浆素,它能阻止某些细菌核糖核酸的合成,从而抑制细菌生长,甚至能像青霉素那样杀灭葡萄球菌、链球菌等致病菌。对于那些有正常性生活且不使用安全套的妇女而言,每周一两次让精液有规律地进入阴道,经子宫颈到达子宫及输卵管,能对这些部位起到消毒、杀菌作用,从而降低其患妇科炎症的概率[11]),以及由于"阴阳不交,情欲深重"的"鬼交"诸病。"男有八节,女有九宫,用之失度,男发痈疽,女害月经,百病生长,寿命消亡。"[10]此论认为男女性交之时,都要遵守戒律。如果超越了戒律,男子发痈疽,女子患月经病,还会滋生许多其他疾病,影响寿命。这是首次出现妇科学中一个重要名词——月经,并一直沿用至今。(以下女性性医学的内容不另论述)

《汉书》记载:"魏襄王十三年(公元前306年),魏有女子化为丈夫。"[12]这是有关两性畸形的资料。

墨子是战国初期的思想家、政治家。他在《墨子·节用》中说:"昔者圣王之法曰:'丈夫年二十,毋敢不处家。女子年十五,毋敢不事人。'"[13]以此推断,当时女子结婚的年龄上限在15岁。

韩非是战国末期的哲学家、法家。他在《韩非子·五蠹》中提出:"古者丈夫不耕,草木之实足食也;妇人不织,禽兽之皮足衣也。不事力而养足,人民少而财有余,故民不争。是以厚赏不行,重罚不用,而民自治。今人有五子不为多,子又有五子,大父未死而有二十五孙。是以人民众而货财寡,事力劳而供养薄,故民争,虽倍赏累罚,而不免于乱。"[14]认为人口过度增长与资财不足,是造成社会不安定的因素。在当时生产力不可能很发达的时候,只有通过节制生育才能有效解决资源不足的问题,这是韩非的言外余音。而节育对于妇女的健康无疑是可取的。

小　结

战国时期刚刚从奴隶社会进入到封建社会,生产力有了很大的提高,百家争鸣的学术风气,成为妇产科学发展的良好环境。

从《胎产书》与《五十二病方》中,可以管窥战国早期的妇产科学术情况,包括妊娠胚胎发育的过程、十月妊娠养胎、预防难产、求嗣,以及子痫、小便癃闭、产痂的治疗等,是当时妇产科研究的内容。唯心主义色彩很浓的胞埋法和择生男女等,也是当时十分关注的问题。

《黄帝内经》中有关妇产科的论述,代表了战国时期的最高学术水准。对子宫特殊功能(奇恒之腑)和妇女生理变化的探讨,脏腑经络和妇女生理、病理关系的研究,都取得突破性的进展。对闭经、崩漏、妇科肿瘤、带下、孕育、产后病等,都有比较深刻的论述。在运用切诊判断妊娠,通过观察"面王"部位诊断子宫病变等方面,都取得斐然的成绩。性学的内容已经相当丰富,并诞生了性医学。所有这些内容,成为妇产科学的奠基理论,切实指导了以后妇产科学的发展。

主要参考文献

[1] 吕不韦.吕氏春秋[M].长春:吉林文史出版社,2004.

[2] 无名氏.黄帝内经[M].谢华,编.呼和浩特:内蒙古文化出版社,2005.

[3] 马王堆汉墓帛书整理小组.马王堆汉墓帛书[M].北京:文物出版社,1985.

[4] 马王堆汉墓帛书整理小组.五十二病方[M].北京:文物出版社,1979.

[5] 司马迁.史记(白话对照)[M].北京:中华书局,2008.

[6] 沈又彭.沈氏女科辑要[M].南京:江苏科学技术出版社,1983.

[7] 葛洪.补辑肘后方[M].陶弘景,增补.尚志钧,辑校.合肥:安徽科学技术出版社,1983.

[8] 杨天宇.礼记译注[M].上海:上海古籍出版社,2004.

[9] 孟子.孟子[M].武汉:崇文书局,2015.

[10] 无名氏.素女经[M].刘凝,翟飚,译注.北京:中央编译出版社,2008.

[11] 精液与女性健康.人人健康[J],2005(5):52.

[12] 班固.汉书[M].北京:中华书局,1962.

[13] 墨翟.墨子[M].上海:上海古籍出版社,1989.

[14] 韩非子.韩非子[M].长春:吉林人民出版社,1999.

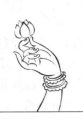

第三章
秦汉时代的妇产科学

（公元前 221—公元 220 年）

第一节　妇产科学发展的历史背景

经历了战争烽烟不息 200 多年的战国时代，最后，由势力日益强盛的秦国先后消灭了其余六国，于公元前 221 年完成了统一中国的大业，建立了第一个中央集权制的国家，形成了"天下为郡县，四海成一家"的局面。

秦的统一，是符合历史发展的需要与当时广大人民要求的。灭战乱，立郡县，筑长城，御外侮，扩疆域，修水利，发展农业，增加人口，制定文字，统一度量衡，这些措施，对秦的政治、经济、文化、科学的繁荣发展，带来很多好处。

然而，秦始皇的强权独裁政策，注定了他必败的命运。他转内战为外侵，大兴徭役，挥霍钱财，残酷压迫与剥削劳动人民。公元前 209 年爆发了大规模的农民起义。到了公元前 206 年，秦在风起云涌的贵族残余反叛力量的严厉打击下被推翻。

秦灭亡之后，刘邦击败项羽登上王位，建立了西汉。汉的制度，大抵采取秦制，略加变通。"清静无为"的政策，使人民得到休息。战国时代万户大邑到处都有，经秦及楚汉的战争摧残，迨汉初，万户存留不过两三千户，人口减耗惊人。朝廷采取一系列措施，用来恢复生产力，繁衍人口。西汉已有农具发明，冶铁工业也已发达，造纸术的发明，使文化科学的普及与发展十分迅速。然而西汉封建统治阶级以及强豪、地主、商人层层残酷盘剥百姓，农民生活日益贫困，阶级矛盾越发尖锐。公元 23 年，农民起义推翻了王莽篡夺的西汉政权。公元 25 年，刘秀自命皇帝，建立了东汉。东汉朝廷政策腐败，统治阶级内部的斗争非常剧烈，土地高度集中，赋税沉重。到了公元 220 年，东汉最终被农民起义所摧毁，取而代之的是战乱动荡的三国时期。

自秦一统，"悉六国礼仪择善从之"。对妇女开始宣扬"贞节"；汉代班昭注解《列女传》，又著《女诫》，以劝谕训导妇女守规。这是人们有意识地用礼仪来束缚妇女。虽则如此，秦汉时期的妇女不讳改嫁，可以接受教育，也可以参与交际活动，所以，还是比较自由的。妇女的地位可以作为一种间接的社会因素，对妇产科的发展产生作用，这是毋庸置疑的。

秦汉 400 多年的时间里，整个医学的发展比以往都迅速。首先是药物学方面的进步，出现了《神农本草》《蔡邕本草》《子仪本草》《吴普本草》一类的药学专著；其次是对疾病认识的深化，产生了像《伤寒论》中六经辨证的识病方法；其三是创制了许多疗效卓著的方剂，为药物与治疗之间架起了桥梁。作为整体医学一部分的妇产科学,在这种客观环境中获得了长足的进步。

第二节　有关妇产科的论著及医家

秦统一六国后的历史十分短促,留下的史料十分有限,至今尚未发现当时妇产科学的医著与医家的资料。据考查,流传于汉代的妇产科著作,原题张机撰的《疗妇人方》二卷、卫汛的《妇人胎藏经》一卷、亡名氏的《妇人婴儿方》十九卷[1],在《伤寒论》原序里,曾提及撰用《胎胪药录》一书,有人认为,"胎"指妊娠,"胪"指腹前的肉,也是一部妇产科专著。但由于年代悠远,未能有一本幸存,殊为可惜。至今,我们所能见到的,只是张仲景《金匮要略》一书中有关论述妇人疾病的三个专篇。

根据史书记载,汉代淳于衍和义姁是宫廷内专门从事妇产科医事活动的女侍医。淳于意与华佗也是汉代蜚声天下的医生,虽然他们没有妇产科的论著遗世,但在他们的医事活动范围中,所涉及的妇产科疾病,深为后人谙熟称颂,并留下了十分宝贵的最早妇产科医案(详见后)。

第三节　妇产科概况

一、秦代妇产科资料

1975 年在湖北省孝感地区云梦县睡虎地发掘了 12 座战国至秦代的墓葬,在其中的第 11 号墓中,出土了大量秦代竹简,在署有《封诊式》的竹简中,记叙了一则案件调查、检验的文书程式,题为《出子》。虽然这是一篇有关治狱的案例,却涉及妇产科方面的内容,因此,是非常难得的资料。现录其全文如下:

出子(流产)爰(于是)书:某里士五(伍)妻甲告曰:"甲怀子六月矣,自昼与同里大女子丙斗,甲与丙相捽(持头发),丙偾庰甲(偾,摔倒;庰,不详)。里人公士丁救,别(分开)丙甲。甲到室即病复(腹)痛,自宵(夜)子变出(变出,流产)。今甲裹把子来诣自告,告丙。"即令令史某往执丙。即诊婴儿男女、生发及保(胞衣)之状。有(又)令隶妾数(多次)字(生育)者,诊甲前(指前阴部)血出及痛(指创伤而言)状。有(又)讯甲室人(家人)甲到室居处及复(腹)痛子出状。丞乙爰书:令令史某、隶臣某诊甲所诣子(胎儿),已前以布巾裹,如衃(衃)血状,大如手,不可智(知,辨识)子。即置益(盆)水中摇(摇)之,衃(衃)血子殹(也)。其头、身、臂、手指、股以下到足、足指类人,而不可智(知)目、耳、鼻、男女状。出水中有殹(有,又;殹,衃)血状。其一式曰:令隶妾数字者某某诊甲,皆言甲前旁有干血,今尚血出而少,非朔事(朔事,月经)殹。某赏(尝)怀子而变(流产),其前及血出如甲□。[2]

这是一则斗殴外伤引起流产的案例。案中对自诉妊娠六个月在斗殴外伤后流产的人,通过了解她受伤后腹痛流产的经过,再要求曾经多次生育的人前往检验受伤者阴部出血与创伤的情况,以此与正常的月经相鉴别,要求受伤者家人复述妻子腹痛流产的情形,来印证事实。最难能可贵的是,将阴道排出的血块样物放在水里摇荡,来识别究竟是胎儿还是衃血,最后观察到胎儿的头、身、臂、手指、股以下到足以及足趾,但未能观察到目、耳、鼻和男女性别。从上面的记述可以看出,秦代已经掌握了外伤引起流产的发病原因、临床表现与诊断方法。尤其是对胚胎与血块的鉴别方法,具有很高的临床价值。

二、汉代妇产专科的雏形

根据历史文献的记载,我国女医生的出现,大约在汉代。义姁和淳于衍是西汉时期入宫专为皇后或皇太后等治病的侍从医生,在当时称之为"女侍医""女医"或"乳医"。《汉书》记载:义姁"以医幸王太后"[3]。可见,她是凭借医术而深得王太后宠爱的医生。关于淳于衍的文字记载较多:"女医淳于衍者,霍氏所爱,尝入宫侍后疾。""元延二年怀子,其十一月乳。诏使严持乳医及五种和药丸,三送美人所。""显爱小女成君,欲贵之,私使乳医淳于衍行毒药杀许后。""显前又使女侍医淳于衍进药杀共哀后,谋毒太子,欲危宗庙。"[3]这些史实,确切记录了女侍医的医事活动,反映了她们的职能。颜师古注释说:"乳医,视产乳之疾者。"[3]由此可见,她们是在宫廷内服侍皇后等少数极权人物的妇产科医生。颜师古还说:"视产乳之疾者,殆汉时又有此等女医,同隶于太医令,以备诸科之一,特史未详其制耳。"[3]虽然汉代朝廷尚未专门设置妇产科,但是已通过配备女侍医的方式以弥补该科的空缺,而使诸科齐备,只是没有在形式上定下其编制而已。因此说,这种宫廷女侍医或乳医,实际已是汉代妇产专科不成熟的雏形。这较之战国时期扁鹊"随俗为变",过邯郸为"带下医"的情况,已迥然有别,与妇产科专科更加接近。

三、秦汉时代妇产科的药与方

《神农本草经》成书于秦汉时期,是我国现存最早的一部中药学专著,收录药物总共有365味。经统计,标明具有治疗妇产科疾病功效的药物有85味,包括石钟乳、涅石、滑石、石胆、禹余粮、太乙余粮、紫石英、青石、牛膝、独活、泽泻、卷柏、芎䓖、黄连、肉苁蓉、续断、漏芦、营实、蛇床子、景天、淮木、槐实、蘗木、五加皮、桑寄生、龙骨、白胶、阿胶、丹雄鸡、牡蛎、龟甲、桑螵蛸、石硫黄、石膏、阳起石、孔公孽、当归、瞿麦、元参、贝母、白芷、黄芩、茅根、白鲜、酸酱、藁本、王瓜、地榆、泽兰、马先蒿、桑根白皮、紫葳、松萝、卫矛、鹿茸、牛角䚡、牡狗阴茎、猬皮、鳖甲、蛴螬、乌贼骨、鲍鱼甲、木虻、䗪廉、䗪虫、锡粉、代赭、白垩、大黄、白敛、羊蹄、鹿藿、蚤休、雷丸、鼺鼠、马刀、水蛭、石蚕、蝼蛄、地胆、鼠妇、衣鱼、桃核仁、水芹、杏核仁等,约占药物总数的1/5强。书中涉及的妇产科疾病有:乳汁不下、白沃、阴蚀、阴下湿痒、难产、崩中下血、血闭、宫寒不孕、堕胎、女子疝瘕、阴中寒热、阴中肿痛、癥瘕、漏下赤白、乳痈、子藏急痛、胎不安、腹痛无子、经闭寒热、乳痓痛、乳妇内衄、腰腹痛等。还发现某些药物有使人多子、养胎或绝子的功用;而某些药物则利丈夫,而不利女子,探明药物对于不同性别存在忌宜的差异。其中谈及漏芦下乳汁;蘗木、地榆、猬皮、乌贼骨治赤白带;太乙余粮、龙骨、阿胶、当归、鹿茸、猬皮、乌贼骨治崩漏;卷柏、芎䓖、瞿麦、紫葳、蛴螬、䗪虫、大黄、水蛭、鼠妇、桃仁治闭经;牛膝、瞿麦堕胎;黄连、蛇床子、槐实、白芷、白鲜治疗阴中肿痛;桑寄生、白胶、阿胶安胎等[4],都有十分可靠的临床疗效,成为指导历代妇产科用药的重要依据。

古代药物学的发展,是要经历一个日积月累的过程,至今我们未发现有关秦汉以前的药物学专著,也无从知道秦汉以前妇产科的用药情况,但是从《神农本草经》所收集的大量妇产科药物资料中,可以推测出秦汉以前应该已经具备丰富多彩的妇产科药物学方面的知识了。

继《神农本草经》之后的又一本药物学专著——《名医别录》,成书于汉代末期。梁代陶弘景在撰注《本草经集注》时,辑入了《名医别录》的内容,使原书的部分内容得以保存。《本草经集注》中辑入《名医别录》的药物共365种,其中140味药标明具有妇产科方面的功效[5]，比之于《神农本草经》中妇产科药物，已增加了60%多。这一事实充分说明汉代对于药物在妇产科方面功效的探讨，取得了令人瞩目的成就。

除了《神农本草经》所录的妇产科药物外，在《名医别录》中增补的妇产科药物有：大小蓟根、马鞭草、飞廉、干地黄、巴豆、天雄、白马蹄、艾叶、瓜蒌根、生地黄、半夏、石南草、芒硝、伏龙肝、羊肉、赤石脂、吴萸、防风、芸薹、苦参、细辛、虎杖根、附子、苎根、狗脊、败酱、柏叶、厚朴、秦皮、桑耳、通草、淫羊藿、蘼芜子、黄芪、萹蓄、斑猫、蛀虫、蟹爪等。这些药物的功效包括治疗赤白带下、赤白沃、阴蚀疮、阴痒、乳汁不出、乳痈、子脏风邪气、绝孕、妇人寒热、月水不通、月闭、血闭腹痛、月水不调、崩中漏下、疝瘕、产难、胞衣不出、伤身胎动、胞漏、女子伤中、产后腹痛、淋露下血、产后血上薄心闷绝、产后中寒、产后金疮内痉。如其中的"产后血上薄心闷绝"，就是后人称谓的产后血晕。"产后金疮内痉"，是指使用金属器械辅助分娩所导致的产后破伤风病，由此可以证明汉代产科中已有运用金属器械的历史。此外，还记载了某些药物具有堕胎、安胎、养胎、烂胎的功效。在"石南草"条中说："女子不可久服，令思男"，发现该药具有促使女子性功能亢奋的作用。其中论及的秦皮治疗带下；大小蓟根、白马蹄、柏叶治疗赤白沃；萹蓄、苦参、马鞭草等治疗阴疮；朴硝、牛膝、大黄、巴豆、蛀虫、瓜蒌根、蘼芜子、虎杖根、桃仁等治疗闭经；桑耳治疗月水不调；赤石脂、柏叶、地黄、续断、艾叶、伏龙肝等治疗崩中漏下；败酱治疗产后腹痛；泽兰、防风治疗产后金疮内痉；黄芩治疗淋露下血；大小蓟根、苎根治疗胎动不安等[6]，在今天看来都具有十分卓著的疗效。

在张仲景《金匮要略》的"禽兽鱼虫禁忌并治"及"果实菜谷禁忌并治"中，有产后不宜多食梨，否则令人寒中的记载[7]，是很合乎生活事实的。他还提出某些食物可导致胎儿青盲、无声、骈指等畸形现象，这些论述在今日看来固然多属无稽，但当时已经意识到某些食物可通过孕妇使胎儿致畸，仅就这一点，也无疑具有进步意义。

秦汉时代妇产科药物的研究成果，标志着妇产科已进入一个新的较高的水平。

汉代关于妇产科方面的医方，今日见到的确实很少，在张仲景的《金匮要略》中还保存了一些（详见后）。1972年，甘肃武威县柏树乡下五畦村旱滩坡地带挖掘出土的东汉早期墓葬中，有保存较为完整的30多个医方简牍《治百病方》，其中有妇科医方："治妇人膏药方，楼三升，当归十分，白芷四分，付子卅枚，甘草七分，弓大鄋十分，某草二束，凡七物以肦膆高舍之。"[8]这是一张外治法的复方膏方，至于它的治疗功效，至今也难以考定。

四、汉代妇产科的临床

东汉的华佗，在《中藏经》中留下了几张妇科方剂：治漏胎胎损方（川芎、艾叶炒、阿胶、茯苓）、治妇人血崩方（枳壳一钱，地黄二钱，烧醋，淬十四次。右为末，醋汤调下一钱匕，连三服）、治妇人血闭方（干漆二两，生地黄汁五升。右熬成膏，酒化枣大许，空心服）[9]。从这些方的药物组成来看，应该都具有相当疗效的。

219年，张仲景著成《金匮要略》一书，其中有三个篇幅讨论了许多妇产科疾病的治疗。经统计，有医论42条，医方40首（4首重复），针法3条，涉及妇产科疾病28种，内容之多，是前所未有的。从三篇的顺序来看，"妇人妊娠病脉证并治"在先，"妇人产后病脉证并治"次之，"妇人杂病脉证并治"又次之。胎产疾病的篇幅占了2/3，其余众疾仅为1/3，足以反映汉代独重胎产的特点。妇产科这一特点的形成，是有其深刻的历史渊源的。在人类发展的历史上，女性疾病首先被人们重视的，不是月经与带下的异常，而是宗族延续的妊娠和分娩带来的痛苦与死亡威胁。汉代《大戴礼记》中男子向妇女提出离婚的理由，名为"七出"。"无子"[10]

便是七出之一。《汉书》中霍光夫人显说："妇人免（娩）乳大故，十死一生。"[3]说明汉代产科死亡率是很高的。汉代独重胎产的现象，相沿持续了很长时间。

在《金匮要略·妇人妊娠病脉证并治》篇中，首先提出了妊娠的早期诊断，认为"妇人得平脉，阴脉小弱，其人渴，不能食，无寒热，名妊娠……于法六十日当有此症"，如违背医理，而"医治逆者，却一月，加吐下者，则绝之"。指出这种症状的加剧，是医源性的疾病，应该马上停止治疗。书中提出妇人漏下，或半产（小产）下血不绝，或胞阻（妊娠下血、腹痛），可用温经养血固冲的胶艾汤（川芎、阿胶、甘草、艾叶、当归、芍药、干地黄）治疗；妊娠腹中疼痛，用和血健脾渗湿的当归芍药散（当归、芍药、茯苓、白术、泽泻、川芎）治疗；要助养胎儿，促使发育，主张常服有养胎功效的当归散（当归、黄芩、芍药、川芎、白术）或健脾和血、散寒燥湿的白术散（白术、川芎、蜀椒、牡蛎），前方中的黄芩、白术配伍，成为后世安胎的最佳药对；妊娠呕吐不止，可用温中健脾降逆的干姜人参半夏丸（干姜、人参、半夏）治疗；妊娠小便难，饮食如故，用和血开郁、清泄湿热的当归贝母苦参丸和利水通淋的葵子茯苓散治疗。这些妇产科方剂，经过数千年临床实践的证明，都具有非常好的效果，是妇产科的名方。妊娠合并子宫肌瘤，常引起出血与自然流产，故张仲景说："妇人宿有癥病，经断未及三月，而得漏下不止，胎动在脐上者，为癥痼害。"为了安胎，必当止血，"所以血不止者，其癥不去故也，当下其癥，桂枝茯苓丸（桂枝、茯苓、牡丹、桃仁、芍药）主之"。这种治疗法则，是以《黄帝内经》"有故无殒亦无殒"的思想为指导的，桂枝茯苓丸也因此成为妇产科领域中一张活血消癥的代表方剂。通读此篇，就有6首方剂运用活血化瘀药物。可以确定，目前来看，张仲景是运用活血化瘀方法治疗妊娠疾病的开山鼻祖，对现今的妇产科学具有十分重要的意义。

在《金匮要略·妇人产后病脉证治》篇中，首先提出了，"新产妇人有三病，一者病痉，二者病郁冒，三者大便难"的论点，这是对产后疾病提出规律性总结探讨的开始。"新产血虚多出汗，喜中风，故令病痉；亡血复汗寒多，故令郁冒；亡津液、胃燥，故大便难。"所有这些论述，都围绕产妇的耗血伤津为中心议题，突出津血在妇女产褥过程中的重要性，从而确立了津血损伤在妇女产后发病中的机理。此外，还论及用大承气汤（大黄、枳实、厚朴、芒硝）治疗产后胃实的发热；用当归生姜羊肉汤（当归、生姜、羊肉）治疗产后虚寒的腹中疼痛；用枳实芍药散（枳实、芍药）治疗产后气血阻滞的腹痛；用下瘀血汤（大黄、桃仁、蟅虫）治疗产后瘀血着于脐下的腹痛；用大承气汤治疗热在里、结在膀胱的产后少腹坚痛，不大便，烦燥发热；用阳旦汤（有认为即是桂枝汤，有认为是桂枝汤加黄芩）治疗产后风，续之数十日不解，头微痛，恶寒，时时有热，心下闷，干呕汗出；用竹叶汤（竹叶、葛根、防风、桔梗、桂枝、人参、甘草、附子、大枣、生姜）治疗产后中风，发热，面正赤，喘而头痛；用竹皮大丸（生竹茹、石膏、桂枝、甘草、白薇、枣肉）治疗妇人乳中虚，烦乱，呕逆；用白头翁加甘草阿胶汤（白头翁、秦皮、黄连、柏皮、阿胶、甘草）治疗产后下利虚极。这些方剂经过临床验证，均具有很高的临床疗效。分析上述病证，有虚有实，虚实夹杂；斟酌遣方用药，治疗有攻有补，攻补兼施。这些体现了汉代治疗产后疾病树立的不忘乎产后，又不泥于产后的辩证思想。

在《金匮要略·妇人杂病脉证并治》篇中，提出了"妇人之病，因虚、积冷、结气"的病因观点。这是妇科中最早的病因学说，具有十分重大的意义。从中可以推导出汉代妇产科遣方用药的特点——温补、行气、攻导的治疗风格。这一论点对以后的妇产科学影响甚巨，乃至唐末宋初，历时八九百年，均奉此为圭臬。该篇用行气散结、降逆化痰的半夏厚朴汤（半夏、厚朴、茯苓、生姜、苏叶）治疗妇人咽中如有炙脔（梅核气或癔球）；用养心安神、和中缓急的甘草小麦大枣汤（甘草、小麦、大枣）治疗妇人脏躁（癔病），喜悲伤欲哭，象如神灵所作，数欠伸；

连同《血痹虚劳病脉证并治》篇中用调和阴阳、重镇安神的桂枝加龙骨牡蛎汤(桂枝、芍药、生姜、甘草、大枣、龙骨、牡蛎)治疗女子梦交,均有很高的疗效,开创妇女情志病治疗之先河。此外,《妇人杂病脉证并治》篇中用泻火清热的泻心汤(大黄、黄连、黄芩)治疗热痞;用温经散寒、祛瘀养血的温经汤(吴茱萸、当归、川芎、芍药、人参、桂枝、阿胶、牡丹皮、生姜、甘草、半夏、麦门冬)治疗冲任虚实寒热夹杂的崩漏下血;用活血化瘀的土瓜根散(土瓜根、芍药、桂枝、䗪虫)治疗瘀血内阻经水不利,少腹满痛,经一月再见。经一月再见,是月经先期的最早记载;用破血活血的抵当汤(水蛭、虻虫、桃仁、大黄)治疗经水不利;用攻逐瘀血、养血扶正的大黄甘遂汤(大黄、甘遂、阿胶)治疗水血互结的少腹满,小便微难;用和血健脾渗湿的当归芍药散、温中补虚的小建中汤(桂枝、芍药、炙甘草、饴糖、生姜、大枣)、活血化瘀的红蓝花酒(红蓝花、酒)等治疗腹中痛;用温补肾阳的肾气丸(干地黄、薯蓣、山茱萸、泽泻、茯苓、牡丹皮、桂枝、附子)治疗转胞;用膏发煎(猪膏、乱发)治疗阴吹。这些方剂的临床效果均十分理想,因而成为流传千古的妇产科代表方剂。该篇中还运用矾石丸(矾石、杏仁)"内脏中"以治"下白物",以蛇床子散(蛇床子、白粉)为"温阴中坐药",用狼牙汤(狼牙)"沥阴中"以治"阴中即生疮,阴中蚀烂者",这是我国现存最早的阴道用药资料,包括丸剂、散剂与洗剂。从剂型上看,较以前已经丰富多彩,在治疗方法上,局部直接用药治疗外阴或阴道疾病,比起传统的口服给药,疗效可以大大提高,这是治疗方法与疗效的一个飞跃。

在《金匮要略·水气病脉证并治》中,提出"经水前断,后病水,名曰血分,此病难治;先病水,后经水断,名曰水分,此病易治。何以故? 去水,其经自下。"[11]这是中医妇科领域"水血学说"之嚆矢,以后历代的妇产科学,均沿用该理论进行延续与发展的。

张仲景在《伤寒论》与《金匮要略》中提出经期前后或适值经期外邪侵袭而致的热入血室病,以针刺期门或投服小柴胡汤治疗。由于没有对血室的实质详加说明,因此引起后世医家的诸多争论。

《金匮要略》妇人病三篇,对妇产科学产生的影响十分深远,书中介绍的绝大多数妇产科疾病与治疗,从目今现存的资料来看,都是最早的。虽然其治疗方法,基本上尚属于辨病论治的方式,但作者是在辨别疾病的脉象与症状之后再提出治疗,因此其中仍隐含着一种辨证论治的思维。从书中涉及的内容看,已具备妇产科经、带、胎、产、杂病的基本内容,并在理论上有所建树。可以说,这三篇是妇产科治疗学的经典,为妇产科的发展,奠定了基础。

《难经》是中医的重要理论著作,成书约在东汉以前(一说在秦汉之际)。书中指出:"脉有逆顺,男女有恒……男得女脉为不足……女得男脉为太过……"还说:"命门者……男子以藏精,女子以系胞。"[12]男女脉象的差异、反常脉象的意义,命门对于不同性别生理功能的特异性,都是前所未及的内容。《难经》对奇经八脉的内涵有新的发挥,而奇经八脉中的冲、任、督、带与妇女的生理、病理关系尤为密切。《难经》关于奇经八脉的内容,对以后的妇产科发展,起到积极的推进作用。

五、汉代妇产科的医案

西汉名医淳于意在他创制的 25 个著名医案中,有 2 则妇产科医案,这就是当今见到最早的妇产科案例。

《史记·扁鹊仓公列传》记载:"菑川王美人怀子而不乳,来召臣意。臣意往,饮以莨菪药一撮,以酒饮之,旋乳。臣意复诊其脉,而脉躁。躁者有余病,即饮以消石一齐,出血,血如豆比五六枚。"[13]这是一则最早的治疗难产及产后瘀血停滞的医案。

另一则医案云:"济北王侍者韩女病要(腰)背痛,寒热,众医皆以为寒热也。臣意诊脉,曰:'内寒,月事不下也。'即窜以药(窜以药,谓以熏熏之),旋下,病已。病得之欲男子而不可得也。所以知韩女之病者,诊其脉时,切之,肾脉也,啬而不属。啬而不属者,其来难,坚,故曰月不下。肝脉弦,出左口,故曰欲男子不可得也。"[13]这是一则关于女子情志不遂引起经闭的医案。从误诊到正确的诊断,到采取有效的治疗措施(熏治法治疗闭经始见于此),主要是根据脉象加以判断的,由此可见汉代脉学的发展以及在妇产科疾病诊断中的重要作用。

东汉华佗,医名极隆,在他频繁的医事活动中,也曾留下极有价值的妇产科医案。

《三国志》记载:"故甘陵相夫人有娠六月,腹痛不安,佗视脉,曰:'胎已死矣。'使人手摸知所在,在左则男,在右则女。人云:'在左。'于是为汤下之,果下男形,即愈。"[14]汉代运用诊脉来测知胎儿的存亡,并用药物排下死胎,其技术已臻成熟。

《后汉书》记载:"有李将军者,妻病,呼佗视脉。佗曰:'伤身而胎不去。'将军言:'间实伤身,胎已去矣。'佗曰:'案脉,胎未去也。'将军以为不然。妻稍差,百余日复动,更呼佗。佗曰:'脉理如前,是两胎。先生者去,血多,故后儿不得出也。胎既已死,血脉不复归,必燥著母脊。'乃为下针,并令进汤。妇因欲产而不通。佗曰:'死胎枯燥,势不自生。'使人探之,果得死胎,人形可识,但其色已黑。佗之绝技,皆此类也。"[15]从这一则医案中可以表明,汉代已经可以运用脉诊诊断胎死不下,并运用针刺或服中药促使死胎排出。对于稽留日久不能排出的死胎,还可以用手从宫腔中取下胎儿,反映了汉代最高的产科技术水平。

第四节　有关妇产科学的其他文献资料

月经在汉代又称为"姅"。许慎《说文解字》说:"姅,妇人污也,从女半声。"[16]《汉书》记载:"长沙定王发,母唐姬,故程姬侍者。景帝召程姬,程姬有所避,不愿进,而饰侍者唐儿使夜进。"[3]颜师古认为"不愿进"是因"月事"之故,说明汉代已经有经期禁忌房事,讲究经期卫生的意识。《释名疏证补》说:"以丹注面曰旳。""此本天子诸侯群妾当以次进御,其有月事者止而不御,重(难)以口说,故注此丹于面灼然为识,女史见之,则不书其名于第录也。"[17]该法本为天子诸侯而设,却有意无意地保护了妇女的身体健康,妇女经期卫生意识或许萌发于此。

《汉书》记载:"拳夫人进为倢伃,居钩弋宫,大有宠,太始三年生昭帝,号钩弋子。任身十四月乃生。"[3]这是一例关于过期妊娠的史料。

《汉书》还记载:"掖庭中御幸生子者辄死,又饮药伤堕者无数。"[3]为了防止嫔妃育子得宠,宫廷内运用药物堕胎,可惜没有留下更翔实的内容。《汉书》中还有:"……汉兵深入穷追二十余年,匈奴孕重(妊娠)堕殰,罢极苦之。"[3]残酷的战争给妇女带来了深重的灾难,造成许多妇女堕胎伤亡。

在《太平御览》中记载:"沛国武标之妻林氏,玄嘉中(151—152)怀身得病而死。俗忌含胎入柩,柩中要须割。"[18]在汉代的安徽境内有一种死后剖腹产的风俗。

胎教在汉代很受重视,西汉贾谊的《新书》、刘向的《列女传》、戴德的《大戴礼记》中都提到了这类内容。刘向说:"古者妇人妊子,寝不侧,坐不边,立不跸,不食邪味。割不正不食,席不正不坐,目不视邪色,耳不听淫声,夜则令瞽诵诗道正事,如此则生子形容端正,才过人矣。"[19]其中虽有过分片面强调的唯心的东西,但也有其合理的一面。

《汉书》记载:惠帝六年(公元前189年)称,"女子年十五以上至三十不嫁,五算"[3]。

这是采用课税的方法强令女子早婚。《吕思勉读史札记》说:"汉时嫁娶之年可考者,班昭十四而适曹氏……陆绩女郁生,十三而适张白……皆较惠帝之令为早。盖时俗固尚早婚。"[20]对于早婚现象,《汉书》记载王吉上疏曰:"夫妇,人伦大纲,夭寿之萌也。世俗嫁娶太早,未知为人父母之道而有子,是以教化不明而民多夭。"[3]王吉对早婚提出异议,成为反对早婚的先声,非常合乎科学道理。

为了繁衍人口,鼓励生育,《后汉书》记载:元和二年(85)曾下诏,"令云:'人有产子者复(免役),勿算三岁';令诸怀妊者,赐胎养谷人三斛,复其夫,勿算一岁,著以为令。"[15]根据当时的政策,庶民多产多育的情况可想而知。为此,王充在《论衡》中说:"妇人疏字者子活,数乳者子死。何则?疏而气渥,子坚强;数而气薄,子软弱也。怀子而前已产之子死,则谓所怀不活。名之曰怀,其意以为已产之子死,故感伤之子失其性矣。所产子死,所怀子凶者,字乳亟数,气薄不能成也。虽成人形体,则易感伤,独先疾病,病独不活。"[21]王充从多产影响母子健康的角度反对当时鼓励多产的政策,具有深远的意义。

汉代对于畸形胎儿与两性畸形的现象作了记载。《汉书》称:"哀帝建平中(公元前6—前3年),豫章有男子化为女子,嫁为人妇,生一子。"[3]这是女性假两性畸形的报道。"六月,长安女子有生儿,两头异颈面相乡,四臂共匈(胸)俱前乡,尻上有目长二寸所。"[3]《后汉书》也记载:光和二年(179),"洛阳上西门外女子生儿,两头,异肩共胸,俱前向……";"中平元年(184)六月壬申,洛阳男子刘仓居上西门外,妻生男,两头共身";"建安七年(202)越巂有男化为女子。"[15]虽然当时尚无法运用医学科学的原理来解释人类变异的怪象,尽管受到汉代谶纬学说的影响,而将上述内容归属于"五行志",但作为发现与妇产科有关的人类变异现象,则是弥足珍贵的资料。

小　结

秦汉时代的妇产科学,较战国时期已有了迅速的发展,主要表现在汉代已经出现了妇产科的雏形,产生了妇产科的专著,发现并记载了许多具有治疗妇产科疾病功效的药物。张仲景《金匮要略》中的妇人病三篇,已经具备了经、带、胎、产、杂病内容的规模,高疗效的方剂与内服、外治方法的出现,使妇产科的治疗水平提高到一个新的阶段,妇产科医案的出现,成为当时妇产科进展的最好佐证。

主要参考文献

[1] 丹波元胤.中国医籍考[M].北京:人民卫生出版社,1983.

[2] 睡虎地秦墓竹简整理小组.睡虎地秦墓竹简[M].北京:文物出版社,1978.

[3] 班固.汉书[M].北京:中华书局,1962.

[4] 吴普,等.神农本草经[M].孙星衍,孙冯翼,辑.北京:人民卫生出版社,1963.

[5] 陶弘景.本草经集注[M].尚志钧,尚元胜,辑校.北京:人民卫生出版社,1994.

[6] 陶弘景.名医别录[M].尚志钧,辑校.北京:人民卫生出版社,1986.

[7] 张机.金匮要略方论[M].北京:人民卫生出版社,1963.

[8] 甘肃省博物馆,等.武威汉代医简[M].北京:文物出版社,1975.

[9] 华佗.中藏经[M].上海:上海古籍出版社,1996.

[10] 高明.大戴礼记今注今译[M].天津:天津古籍出版社,1988.

［11］ 马大正．中医妇科水血学说及其发挥［J］．中华中医药杂志,2017,32（2）:496-501.

［12］ 秦越人．难经［M］．于莉英,点校．南京:江苏科学技术出版社,2008.

［13］ 司马迁．史记（白话对照）［M］．北京:中华书局,2008.

［14］ 陈寿．三国志［M］．北京:中华书局,1982.

［15］ 范晔．后汉书［M］．北京:中华书局,2007.

［16］ 许慎．说文解字［M］．影印本．北京:中华书局,1963.

［17］ 王先谦．释名疏证补［M］．上海:上海古籍出版社,1984.

［18］ 李昉,等．太平御览［M］．上海:上海古籍出版社,1994.

［19］ 刘向,等．列女传［M］．南京:江苏古籍出版社,2003.

［20］ 吕思勉．吕思勉读史札记［M］．上海:上海古籍出版社,1982.

［21］ 王充．论衡［M］．陈蒲清,点校．长沙:岳麓书社,1991.

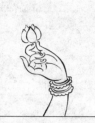

第四章
魏晋时代的妇产科学

（公元 220—420 年）

第一节　妇产科学发展的历史背景

东汉被农民起义推翻以后，随之而来的便是厮杀纷争、军阀割据的三国混战时代。魏、蜀、吴三雄争霸的战争，延绵持续了 40 多年，生民大量遭戮，家业毁坏，土地荒芜。据历史记载，杀人数目显著可见的，不下数百万人。当时最富庶的地方，往往是战争最激烈的地方，"出门无所见，白骨蔽平原"（出王粲《七哀诗》），户口骤减，全国精华所在均在战火中化为灰烬，生产力遭到极度破坏。自三国以后的三四百年，再也没有恢复到两汉时的盛况。战争的结局是 263 年曹魏消灭蜀国，265 年司马炎逼魏帝曹奂让位，晋立魏亡，280 年灭吴，国家得到了统一。

西晋的建立，开始采取一系列符合人民利益的措施，如罢州郡之兵，遣民归田生产，废屯田制，立占田制、课田制、赋税制、限王公官员田亩，改定律令，建立恢复人口政策。太康元年（280），晋人口已达 16 163 863 人，比三国时人口增加了一倍。

然而，统治阶级的腐朽本质是不会改变的。当时制定的士族制度与分封制度，以及官僚的贪污奢侈，荒淫放荡，提倡清谈，不务实事，成了酿制祸乱的根基。290 年，大乱从宫廷内部开始，以后又伸展到宗室诸王间，最后扩大到诸王间大混战，这就是历史上的"八王之乱"。如《晋书》所云，其时"人多饥乏，更相鬻卖，奔进流移，不可胜数"。由于统治阶级对人居诸族的残酷压迫与剥削，接着爆发了一场各族统治阶级之间的争夺战，这就是"五胡十六国"之乱。长期的战乱，使岌岌可危的西晋于 316 年被摧毁。

317 年，镇守南方的司马睿建立东晋。东晋的皇帝大都昏庸无能，依赖别人扶持维护政权。南迁的士族也将西晋全部的腐朽性带到了长江流域。人民大众与统治阶级的矛盾依然十分尖锐，要叛乱篡权的野心家与一些大族，最终形成了一股强大的推翻帝室的力量，在各派力量的长期抗衡纷争下，于 420 年，由刘裕废除晋帝，东晋宣告灭亡，建立了宋。

在这前后整整 200 年的时间里，兵燹战祸的摧残，玄学风气的侵蚀，宗教迷信的盛行，严重阻碍了医学的发展，并出现了养生炼丹、采药求仙的道教或佛教人物，"服石"便是这一时期的产物。炼丹与服石引发许多新的疾病的产生，也推动了化学与药物学的发展。魏晋时代的医学发展是缓慢的，这种发展，主要体现在对某些疾病的认识、医方的创制、新药的发掘等方面。特别是《小品方》《肘后方》等方书的出现，《脉经》脉学著作的产生，《针灸甲乙经》

等针灸专著的问世,标志了当时医学发展的水准。魏晋时代妇产科的发展,就是在这种客观环境中渐进。

魏晋时代妇女的社会地位并不比汉代的低,女子许嫁之后可以改嫁,元帝为丞相时不忌纳嫠妇郑氏为夫人也是佐证。而当时社会对妇女的健康摧残最严重的,是战乱使许多妇女遭到蹂躏或得不到及时婚嫁,妇女多采用早婚的方式保护自己免遭掠劫。朝廷为了繁衍人口,也推行早婚、多产的政策。因此,早婚、多产,在魏晋时代形成风气。所有这些,给当时妇女的身心健康带来极为不良的影响,并在这段妇产科史上留下印记。

第二节　有关妇产科学的医学文献

魏晋时代的妇产科,在整个历史发展的长河中,尚属于早期阶段。目前,除了从日本发现的《小品方》古卷子本残卷序文提及的参考书中,记载当时存有一种 13 卷的《治妇人方》[1],《隋书》中记载有范汪(晋代医家,生平不详)的《范氏疗妇人药方》11 卷[2],除此之外还未发现其他妇产科的专著。而《治妇人方》及《范氏疗妇人药方》的内容,亦不见于其他医籍,究竟能反映多少晋代妇产科学的概貌,也就无从可知了。虽然如此,晋代留存的另外一些医籍,还是可以提供有关妇产科学的资料,从而反映出当时妇产科所取得的进展。

这些书籍包括现存最早的针灸专著——皇甫谧的《针灸甲乙经》(约撰于 259 年)。在其卷十二中,有"妇人杂病"专篇[3]。这个专篇,代表了当时针灸治疗妇科疾病的最高水平。从这一点来讲,是可以与汉代张仲景《金匮要略》的妇人病三篇相媲美的。此外,还有影响极广,为唐代朝廷推崇备至,而作为学医者习诵必修的方书——陈延之的《小品方》,其中第七卷的目录有"治女子众病诸方""治妇人无儿诸方""治任胎诸方""治产后诸方""治妇人诸血崩下宿疾诸方"(该目录为日本尊经阁文库《国书分类目录》医学部所藏),书中保存了数量可观的关于妇产科疾病的治疗方剂[4];还有我国现存最早的脉学专著——王叔和的《脉经》,其中第九卷中列有"平妊娠分别男女将产诸证""平妊娠胎动血分水分吐下腹痛证""平产后诸病郁冒中风发热烦呕下利证""平带下绝产无子亡血居经证""平郁冒五崩漏下经闭不利腹中诸病证""平咽中如炙脔喜悲热入血室腹满证""平阴中寒转胞阴吹阴生疮脱下证""平妇人病生死证"等篇目[5],其中包含了大量妇产科的生理、病理以及妇女疾病在脉学中的表现等方面的内容,具有许多创新的见解。葛洪的《肘后备急方》虽然原本已经散佚,但梁代陶弘景补辑的《补阙肘后百一方》以及散见于其他著作的资料,保留了相当丰富的妇产科资料。查阅《三国两晋南北朝医学总集》,《补阙肘后百一方》卷四均系妇产科内容,包括"治妇人腹痛方""治妇人妊娠诸病方""治产难横生逆生胎死不出方""治产后诸色诸患方",卷七还有"治痈疽妒乳诸毒肿方"[6],内容极其丰富。日本丹波康赖辑的《医心方》(撰于 982 年)中保留了数量可观的葛洪(称为《葛氏方》)与陈延之(称为《短剧方》)有关妇产科的内容[7]。此外,以歌诀形式将王叔和《脉经》编成歌诀的高生阳的《王叔和脉诀》,目今遗留最早的外科书籍《刘涓子鬼遗方》[8],均记载了妇产科方面的内容。这些幸而得以保存的资料,成为研究晋代妇产科学的宝贵素材。

第三节　妇产科概况

汉代妇产科学的发展,主要体现在认识了多种妇产科疾病,总结了许多具有妇产科治疗功用的药物,探索了多种的治疗方法,创制了一些妇产科代表方剂,而在基础理论方面,并没有很大进展。

魏晋时代的妇产科学与汉代比较则大为不同,除了临床治疗方面的进步之外,妇产科理论的大量出现,极大丰富充实了当时妇产科学的内容,对后世的这门学科一直起着指导作用。理论上的迅速发展,则成为魏晋妇产科学的特点。

一、妇产科理论方面

关于月经的生理方面,《脉经》首先提出了"避年"与"居经"等新的概念,而这种新观念的提出,是基于长期的临床观察与对照才能得出来的。

《脉经》说:"有一妇人将一女子年十五所来诊,言女年十四时,经水自下,今经水反断,其母恐怖……师曰:'……夫人年十四,亦以经血下,所以断,此为避年,勿怪,后当自下。'"[5]通过对母亲的现身说法,讲明女子初潮之后出现暂时的停经是一种正常的现象,叫做"避年",以后月经是可以恢复,正常来潮的。

《脉经》又说:"妇人年五十所,一朝而清血二三日不止,何以治之?师曰:'此妇人前绝生经水不下,今反清血,此为居经,不须治,当自止,经水下,常五日止者,五日愈。'"[5]《脉经》还说:"脉微,血气俱虚,年少者亡血也,乳子下利为可,不者,此为居经,三月不来。"[5]前者讲的是更年期妇女经过一段时间的停经之后月经再来,再次来潮的月经与平常的经行日期不会有何区别,不需治疗。后者是对月经三月不来者,在排除了血气虚、亡血、分娩、下利诸因素之后,认为这也属于一种正常的居经现象。而居经的机理,则是"月禀一经,三月一来,阴盛则泻"。

"避年"与"居经"作为一种特殊的生理性月经提出,使之得以从传统的"月经病"中区分开来,表明人们对妇女月经多样性的生理现象已获得新的认识,具有十分重要的意义,这些学说一直受到历代医家的尊奉。

《脉经》除了论述生理现象的"居经"之外,还曾谈及一种病理性的"居经",认为"寸口脉微而涩,微则卫气不足,涩则血气无余。卫不足,其息短,其形燥,血不足,其形逆,荣卫俱虚,言语谬误。趺阳脉浮而涩,涩则胃气虚,虚则短气咽燥而口苦,胃气涩则失液,少阴脉微而迟,微则无精,迟则阴中寒,涩则血不来,此为居经,三月一来。"[5]但以后这种病理性居经最终由生理性居经所取代,人们所言的居经,均指生理性居经。

此外,《脉经》还首次讨论了月经与津液之间的关系。《脉经》说:"妇人尝呕吐而反胃,若常多唾,其经不断,设来者必少。"[5]又说:"问曰:'有一妇人来诊,言经水少不如前者,何也?'师曰:'曾更下利,若汗出小便利者可。''何以故?'师曰:'亡其津液,故令经水少,设经下反多于前者,当所苦困,当言恐大便难,身无复汗也。'"[5]又说:"妇人血下咽干而不渴,其经必断,此荣不足,本自有微寒,故不引饮。渴而引饮者,津液得通,荣卫自和,其经必复下。"[5]说明伤津者经量要减少,如果伤津而经量多,必导致大便难,因而不能用发汗的方法再伤其阴液;荣不足而经断者,必待津液足而经水自通。这些论述,反映王叔和的一个学术思想,阴津是形成经血的基本物质,阴津的盛衰,直接影响月经运行的正常与否。这一理论的确立,实为后世"经水为经络之余"的渊源,是妇科领域中津血同源观点的引进与发挥,为以后妇产科的水血学说增添了新的内容。这一理论的诞生,为有效指导临床诊断与治疗,提供了理论依据。

根据上述的理论,《脉经》提出了下利经闭与妊娠的病机鉴别与诊断,说:"妇人病经水断一二月而反经来,今脉反微涩,何也? 师曰:'此前月中若当下利,故令妨经,利止月经当自下,此非躯也。'"[5]这是中医妇科领域早期的病机鉴别与诊断。

《脉经》说,"激经"是怀孕后"妇人经月下,但为微少"[5],这是由于"阳多气溢,阴滑气盛,滑则多实,六经养成,所以月见"之故。这种生理性的妊娠初期按月少量子宫出血,与"胎漏"的机理完全不同,是一种气血充盛的表现,至今均有借鉴意义。

此外,《脉经》还谈到妊娠十月分经养胎的内容,特别提出"手太阳、少阴不养者,下主月水,上为乳汁,活儿养母"[5]。这些内容,对隋唐乃至宋代的妇产科都产生过深刻的影响。

二、妇产科临床方面

胎产疾病是魏晋时代妇产科学研究的重点,比之于妇产科的其他疾病来说,留下的资料亦相对较多。

关于妊娠的诊断,高生阳的《王叔和脉诀》提出"尺中不绝,胎脉方真"[9]。《脉经》中提出根据脉象的变化推测妊娠月份的大小,说:"妊娠初时,寸微小,呼吸五至;三月而尺数也;脉滑疾,重以手按之散者,胎已三月也。脉重手按之不散,但疾不滑者,五月也。"[5]《王叔和脉诀》还说:"月数断之,各依其部,假令中冲若动,此乃将及九旬。"[9]这种方法以后逐渐发展成为运用中冲脉测定妊娠月份及临产的中冲脉诊断方法。此外,根据左右两侧脉象的差异判定胎儿性别,也始见于《脉经》,如"妇人妊娠四月,欲知男女法,左疾为男,右疾为女"[5]等。该法历代靡不袭用,其影响之大,是不言而喻了。

陈延之的《小品方》认为:"心下有淡(痰)水……病阻……沉重、惯闷不用饮食,不知其患所在,脉理顺时平和,则是欲有胎也……如此经二月日后,便觉不适,即是结胎也。"[4]提出了早孕的拟诊与确诊。王叔和的《脉经》也涉及居经、月经不调与妊娠在脉象上的鉴别诊断。

《补辑肘后方》治妊妇心痛,刮取青竹皮,水煮服;治妊身腰背痛如折,用葱白煮汁服;治妊身卒下血,用白胶煮酒服。用竹茹、葱白、酒治疗妊娠疾病,最早见于葛洪之手[10]。这些治疗胎产病的遣药风格,延续到南北朝,并在唐代著名的《经效产宝》中,得到极大的体现。

"血下如同月水来,漏极胞干主杀胎。亦损妊母须忧虑,争遣神丹救得回。"[9]《王叔和脉诀》的这番话表明胎漏的危害性,已引起人们的极大关注。在治疗胎动不安方面,当时已产生了较多的效验之方。《葛氏方》治疗妊身猝胎动不安,或胎转抢心,或下血不止,用葱白一把,以水煮令葱熟,饮其汁[7]。《小品方》中的胶艾汤(阿胶、艾叶)、苎根汤(即《金匮要略》芎归胶艾汤去川芎、艾叶,易作凉血安胎的苎根,完全改变了原方的适应证)、安胎止痛汤(芎归胶艾汤去川芎、艾叶,加黄连、鸡子黄、秫米)、安胎桑寄生汤(桑寄生、白术、茯苓、甘草)治疗胎动不安[4],均具有极高的临床效果。《补辑肘后方》治频堕胎,或三四月即堕,用杜仲焙研,枣肉为丸,糯米饮下[10]。从其制方用药来看,颇具匠心,实可为后人效法。

子痫的症状与治疗,最早见于《小品方》中,在"葛根汤"条下云:"主痉冒,疗妊娠临月,因发风痉,忽闷惯不识人,吐逆眩倒,小醒复发,名为子痫方。"[4]葛根汤药有贝母、葛根、丹皮、木防己、防风、当归、川芎、桂肉、茯苓、泽泻、甘草、独活、石膏、人参。从这些药物看,当时是将子痫认作外风,这与那时对中风的认识并无二致。在"竹沥汁"条下云:"疗妊娠忽闷,眼不识人,须臾醒,醒复发,亦仍不醒者,名为痉病,亦号子痫病,亦号子冒。"这些子痫症状的描述,是十分准确的,将其作为痰壅的病机来治疗,较外风更加接近真理一步。

在治疗子淋方面,晋代较汉代已有很大进展。《小品方》中有淡渗利湿的猪苓散(猪苓)、清利湿热的地肤饮(地肤草)、清热泻腑通淋的地肤大黄汤(地肤草、大黄、知母、黄芩、茯苓、芍药、枳实、升麻、通草、甘草)和甘遂散(甘遂)、清利湿热安胎并用的黄柏寄生汤(药味缺)[4]。大批具有清热通淋功效药物的引用,无疑使子淋的疗效获得很大提高。

一些传染性热病会引起孕妇出血并损伤胎儿,这一事实在晋代已有明确的认识。《王叔和脉诀》说:"伤寒头痛连百节,气急冲心溺如血;上生斑点赤黑时,壮热不止致胎灭。"[9]这一论述,成为产科领域传染病学之端倪。《补阙肘后百一方》记载"妊娠伤寒头痛壮热方",方中有前胡、知母、栀子人各四两,石膏八两(碎),大青、黄芩各三两,葱白(切)一升;或患疟者,加常山五两[6]。清热泻火解毒疗疟药物的引用,在当时无疑是一种正确和有效的治疗方法。《补辑肘后方》取井底泥傅心下,治妊身时疫病令胎不伤[10]。这种外治退热保胎的方法,应该是早期、有效的物理降温法而别具一格。

妊娠衄血转筋,始见于《脉经》,说:"妇人怀躯,七月而不可知,时时衄血而转筋者,此为躯也。"[5]这种妊娠晚期的衄血或转筋现象,确与现实的临床相吻合。

妊娠期间乳汁因发生变化而不适宜再给已经出生的儿子哺乳,《脉经》认为这是由于"怀身阳气内养,乳中虚冷,故令儿利"[5]之故。对如此生理变化,能作出理论上的推演与分析,着实令人十分佩服。

此外,《脉经》认为妊娠时脉"浮者,必水坏为肿"[5],《葛氏方》最早对妊娠水肿、妊妇尿血提出了治疗[7],《小品方》用大豆酒煎服"治妊娠腰痛如折"[4],《葛氏方》末鹿角酒服等[7],都是对这些妇产科疾病的最早论述。《小品方》用甘草、当归、干姜、大枣治疗妊身腹中冷、胎不安;用生甘竹皮、当归、川芎、黄芩治疗母有劳热、胎动、胎不安、去血、手足烦等[4],也体现了比较明确的辨证观点。

《医心方》保留的《葛氏方》"治妊妇胎上迫"[7],《针灸甲乙经》用针刺气冲治疗子上抢心[3],这是关于子悬的最早期资料。《医心方》还记载"治妊妇心痛""治妊妇日月未至欲产"[7]的内容,也填补了妇产科的空缺。

《脉经》中首次提出妊娠临产的的候,认为"妇人怀妊离经,其脉浮,设腹痛引腰脊,为今欲生也。但离经者不病也。又法,妇人欲生,其脉离经,半夜觉,日中则生也"[5],为妊娠临产,提供了临床表现与脉学依据。

《脉经》还说:"妇人怀躯,六月、七月暴下斗余水,其胎必倚而堕。此非时,孤浆预下故也。"[5]这是描述羊膜早破引起堕胎的最早医学文献记载。还说:"妇人有胎腹痛,其人不安,若胎病不长,欲知生死,令人摸之……冷者为死,温者为生。"[5]根据孕妇腹壁温度的改变来诊断胎儿存活与否的方法,在当时应该是一大发明。

胎位不正是引起难产的重要原因,且常危及产妇与胎儿的生命安全。《针灸甲乙经》称难产为"乳难",主张针气冲、太冲、复溜、中封、昆仑等穴来治疗[3]。《小品方》对难产的研究比较深刻,书中除了笼统的"难产"之外,另有横位分娩的"横产""侧产"及臀位分娩的"足先出"(后世称为逆生)的称谓。其中"疗横产及侧,或手足先出方"称,"可持粗针,针儿手足,入二分许,儿得痛,惊转即缩,自当回顺",或"盐涂儿手足底,又可急搔爪之"[4],通过刺激胎儿手足,使之回缩,从而顺正胎位使之顺利分娩的方法,是有临床价值的。用盐涂抹胎儿手足,达到顺产,也是后世历用不衰的治疗方法。《小品方》还记载甘草散(甘草、黄芩、大豆黄卷、粳米、麻子仁、干姜、桂心、吴茱萸)"未生一月前预服,过三十日,步行动作如故,儿生堕地,皆不自觉……"[4]运用药物预防难产的方法,大概是从这个时候开始走向热潮,并影响以后历代,从而增衍出许多有效的方剂。《刘涓子鬼遗方》在"赤膏治百病方"条下说:"治葛皮一两,白芷一两,蜀椒二升(去目闭口、汗),大黄、芎𦼮各二两,巴豆三升(去皮心),附子十二枚,丹参一斤,猪脂六升。右九味㕮咀,以苦酒渍一宿,合微火煎三上下,白芷黄即膏成,绞去滓用……妇人产乳中风及难产,服如枣核大,并以膏摩腹立生。"[9]从中可见晋代末期已经有制膏内服外摩法治疗难产及产乳中风的历史了。《中国医学人名志》记载于法开治一产妇积日不堕,"令食肥羊十余脔,然后针之,须臾儿下"[11],先补后泻,则另有巧思。

《小品方》中记载了用瞿麦或川芎治疗死胎不下;用大豆紫汤(大豆炒热沃清酒,去豆取酒饮)治疗产后中风。大豆紫汤直至宋代,都是妇产科的名方;用皂荚末取嚏或服鹿角末治疗胞衣不下[4],前者,效法于战国扁鹊。此外,还有治疗产后漏血不息、产后身肿的资料,这些都是该病方药治疗的早期记录。《针灸甲乙经》提出用针刺气冲、太冲、复溜、中封、昆仑穴治疗胎死不下,针刺气冲、昆仑治疗胞衣不出[3],也是早期的治疗方法。

《补辑肘后方》用生姜或桑白皮治疗产后恶血不止,用艾叶、酒煮顿服治疗胎堕血露不尽,这些是治疗恶露不绝的早期资料;此外,还有用鲤鱼汤(鲤鱼肉、葱白、香豉)治疗产后虚羸,白汗出;用枳实、芍药等分炙末服,治疗产后虚烦不得眠的资料[10]。《补阙肘后百一方》治(产后)"若血气逆心烦满者,生竹皮一斤,水三升,煮取一升半,分为再服。又方:烧羚羊角,若水羊角末,服之""治产后肿满,乌豆一斗,水一斗五升,煮取五升"[6],这些都是临床疗效很高的治疗方法。《补辑肘后方》治疗产后血晕用苏方木煮服[10]。《肘后备急方》治卒中风、口噤不开,用大豆熬,酒渍灌服[12]。在《医心方》中有"治产后运闷方""治产后恶血不止方""治产后小便数方""产后遗溺不知出时方""治产后中风口噤方",还有葛洪关于"治产后腹痛方""治产后柔风方""治产后虚羸方""治产后不得眠方""治产后虚热方""治产后月水不通方""堕胎后心腹绞痛""产后烦热,若渴或身重痒方"[7]和陈延之治疗产后身肿[4]等内容。

《补辑肘后方》治疗产后胞衣不出,用皂角末纳鼻中取嚏与解发刺喉令呕的方法[10],可谓别出心裁,独具一格,而被世人传颂。

《补辑肘后方》有治疗产后阴道开不闭方[10],将产后阴开列为疾病,引发了以后治妇人阴大的一系列方法,这便是近代缩阴法的前身。

产褥感染在魏晋时代应有很高的发病率。《脉经》说:"诊妇人新生乳子,因得热病,喘鸣而肩息,脉实大浮缓者生,小急者死。"[5]这是依据脉象来判断产褥感染患者生死的最早文字记载。

《小品方》云:"古时妇人产,下地坐草,法如就死也。即得生产,谓之免难也。亲属将猪肝来庆之,以猪肝补养,五日内伤绝也,非庆其儿也。"[4]说明在产科技术并不发达的晋代,妇女分娩仍如出生入死般的危险,顺利分娩,是免于一难。当时还流行产后吃猪肝来补养和庆喜的风俗习气。

《小品方》中已明确提出产后妇女的保健问题,书中说:"妇人产后满月者,以其产生,身经暗秽,血露未净……满月者,非为数满三十日,是跨月故也。若是正月产,跨二月入三月,是跨月耳。"[4]又说:"妇人产时,骨分开解,是以子路开张,儿乃得出耳。满百日乃得合乎复也。妇人不自知,唯满月便云是平复,会合阴阳,动伤百脉,则为五劳七伤之疾。"[4]这一告诫,对保护产妇身体健康,减少产后发病,具有深远的意义。产妇的"骨分开解"与"子路开张",符合现代医学分娩时耻骨联合及骶髂关节松弛,活动度增大,便利分娩这一生理现象的。

汉代已经施行药物堕胎的方法,但并没有方药留传下来。《小品方》中保存了七张堕胎的方药。总结当时堕胎的目的,有"妊娠得病事须去胎",有"羸人欲去胎",有"妇人得温病,欲去腹中胎"[4]，可见当时堕胎方法主要是针对羸弱患病的孕妇施用，这应当是我国古代优生学的早期临床实践。先秦《山海经》只是从药物功效的角度提出某种药物"食之使人无子"，而在《小品方》中出现了"断产方"，称服后可使"终身不产"[4]，这是从无意识转向有意识运用药物达到绝孕的目的，也是古代对控制生育方面更深层次的探讨。

关于月经不调的原因，《脉经》除了提出津血不足的"居经"外，还有肝血虚（"左手关上脉阴虚者，足厥阴经也，妇人病苦月经不利，腰腹痛"）、伤堕瘀积（"……女人月事不来，时亡时有，得之少时有所坠堕"）及气壅血闭（"……血气实，妇人经脉不利"）。对于气壅血闭者，主张用朴硝煎大黄汤去壅以下经血，或用针刺关元穴来治疗。[5]

《脉经》首次从脉学角度对崩漏的预后提出判断，认为"诊妇人漏血、下赤白、日下血数升，脉急疾者死，迟者生"[5]。这是根据脉证符合与否来预测崩漏的结局，具有较高的临床价值。《补辑肘后方》治血内漏，用蒲黄水服方寸匕，或治下血不止，用菖蒲煮酒服[10]；《葛氏方》治妇人崩中漏下及月去青黄赤白使无子方，用鹿茸、当归、蒲黄捣筛酒服，或用赤石脂蜜丸服，或用露蜂房烧末酒服[7]。陈延之在《小品方》中，记载了用川芎，或生蓟根汁，或槐耳，或牡蛎、兔骨，或大枣、胶、甘草治疗崩漏的资料[4]，这是活血化瘀、凉血止血、益肾固涩、益气固冲诸法则在治疗崩漏中运用之肇始。

唐代《千金方》中保留了葛洪关于用"桃仁汤治月经不通方"，药有桃仁、当归、土瓜根、大黄、水蛭、芒硝、牛膝、麻子仁、桂心[12]。此方应该具有相当的临床疗效。晋代有用坐药治疗月经不通的文字记载，《脉经》中提及"妇人著坐药，强下其经"[5]便是。这是一条通过阴道用药治疗闭经的最初始的资料，可惜没有更详细的药物记录。

针灸疗治，在整个晋代的医学中，占有十分显要的地位。在皇甫谧的《针灸甲乙经》中，就记载了针灸治疗妇产科疾病的许多宝贵资料。回顾更早的《黄帝内经》，并没有针灸治疗妇产科疾病的具体内容，虽然彼时针灸疗法已非常流行。汉代的《金匮要略》，也仅有针刺治疗热入血室的几条文字，而像《针灸甲乙经》那样大量裒集针灸治疗妇产科疾病的资料，是史无先例的。在治疗月经病方面，书中谈到针刺阴交、中极、会阴、气穴、带脉、血海、照海、水泉等穴可治疗月水不通；针刺气冲、行间、临泣等穴治疗月水不利或暴闭塞；针刺天枢、血海、太冲、然谷、阴谷等穴治疗崩漏；针刺中髎穴治疗月事少；针刺天枢穴治疗月水不以时休止；针刺水道穴治疗月水至腰脊痛[3]。这些资料，具有相当高的临床价值，像经量过少、经期过长或过短（月水不以时休止）、经行腰痛的提出，均是对这些疾病最早期的认识。

《脉经》指出："经水来以合房室，移时过度，精感命门开，经下血虚，百脉皆张，中极感动阳胜，微风激成寒，因虚合荣卫，冷积于丹田……"[5]说明当时对妇女保持经期卫生的重要性有较充分的认识。

《脉经》是根据不同的颜色为带下定名的[5]。当时所谓的带下虽与现代带下的概念不完全相同，但这种分类法在以后的唐代仍盛行不衰，明末清初的《傅青主女科》中还沿用这种分类方法，足见其影响之深。当时方药治疗带下的资料很少保留下来，仅《小品方》有大枣汤（大枣百枚，黄芪三两，胶八两，甘草一尺）治疗"妇人五崩，下赤、白、青、黄、黑方"[4]的记载。以方测证，这当是治疗脾虚不摄带下的药方。在推断带下病的预后时，《脉经》指出"假令得鼠乳之病，剧易"[5]，已经认识到鼠乳（指生于皮肤之小疣赘。相当于西医的传染性软疣）引起的带下病比一般的带下病性质更加严重。还说："诊妇人漏血下赤白，日下血数升，脉急疾者死，迟者生。""诊妇人漏下赤白不止，脉小虚滑者生，大紧实数者死。""妇人带下，脉浮恶寒漏下者不治。"[5]从这些条文中可以看到，在对急性盆腔炎症尚未取得有效治疗方法的魏晋时代，"带下病"也是引起妇女死亡的原因之一。在《针灸甲乙经》中，保留了有关这方面的文献，如针刺腰俞穴治疗带下；针刺上髎、次髎、下髎穴治疗赤白沥、下苍汁；针刺中髎穴治疗赤淫时白；针刺曲骨、大赫、五枢、蠡沟穴治疗赤白沃等[3]。

对于不孕症或少子的临床诊断、治疗，晋代已经正式开始。《葛氏方》治妇人月水不利，结积无子方，用大黄、桃仁、桂心捣末服食，或至两三月、半年、一年不通者，用桃仁、麻子仁合捣，酒渍服[7]。《脉经》中说："妇人小腹冷，恶寒久，年少者得之，此为无子。年大者得之，绝产。""脉微弱而涩，年少得此为无子，中年得此为绝产。""肥人脉细，胞有寒，故令少子。"[5]总结不孕或少子的原因，是由于下焦虚寒、过于肥胖、气血虚弱引起的。这是后世研究胞寒、肥胖、气血虚弱不孕的先声。《针灸甲乙经》中有针灸上髎、脐中、石门、关元、中极、气冲、商丘、曲泉、阴廉、涌泉等穴治疗不孕症的资料[3]。

《脉经》云："设令宫中人，苦寡妇无夫，曾梦寐交通。"[5]说明梦交是一种情志因素的疾病，这是梦交的最早论述。

《小品方》中记载用下乳散治疗"产后无乳汁"，药有钟乳、通草、漏芦、桂心、栝楼、甘草，称其效"最验"。有内服妒乳方(黄芩、白蔹、芍药)、外敷鸡蛋清和赤小豆，或生地黄汁或大黄等药和醋治疗乳痈[4]。《葛氏方》用温石熨以治疗乳汁溢满急痛；用削取柳根皮熟捣，火温帛裹熨上，冷更易，治疗妇人妒乳肿痛。《龙门方》治乳热肿用冷石熨之。用局部药物热敷或冷敷的方法治疗乳腺炎，具有非常积极的意义，可惜没有留下区别使用的具体证候。《范汪方》中用烧鹿角与大黄筛以鸡蛋清和贴治疗乳痈[7]。《刘涓子鬼遗方》中，亦有治疗妇人妒乳、乳结肿等内容，这些外治方法确能达到相当高的临床效果。在"治妇人妒乳生疮雌黄膏方"中，用雌黄、白蔹、雄黄、漆头芦茹、乱发、猪脂煎成膏外涂。在治疗发乳(为乳痈严重者)"虚热大渴生地黄汤方"中，运用生地黄、竹叶、黄芩、黄芪、炙甘草、茯苓、麦冬、升麻、前胡、知母、芍药、栝楼、大枣、当归、人参煎服。在"乳大去脓后虚惙少气欲死"时，可服用远志方，药有远志、当归、炙甘草、桂心、川芎、黄芪、人参、麦冬、茯苓、干地黄、生姜、大枣[8]。外治、内服、清热、扶正诸法在乳痈的治疗中已经得到普遍应用。《范汪方》有治乳端生气出汁痛方：用鹿角、甘草冶合，和鸡子黄，置暖灰上，令温，日二敷之[7]。这是治疗乳头湿疹的早期报道。此外，《肘后备急方》中还说："发于胁者，名曰改訾。改訾者，女子之病也，久之其疾大痈脓，治之，其中乃有生肉大如赤小豆，锉陵翘草、陵根各一升，水六升煮之，竭为三升，即强饮，厚衣坐釜上令汗出至足，已。"[12]从文中看，改訾是一种生于妇女胁部的化脓性疾病，所提到的发汗治疗方法，也是别开生面的。《针灸甲乙经》的针刺膺窗、乳根、巨虚下廉、临泣等穴，亦是后人治疗乳痈的常用方法[3]。

子宫脱垂的记载最早见于晋代，《脉经》称其"白肠必挺核""妇人则脱下"[5]，《针灸甲乙经》称其"阴挺出""阴暴出"[3]。《补辑肘后方》治妇人阴脱出外方，用磁石、桂心、猬皮、鳖头研服，并提出"慎举重及急带衣，断房室周年，乃佳"，用"水煮生铁，令浓，以洗之。矾石亦良"[10]。这些是使用磁石和铁剂治疗阴脱的开端。为防止阴脱的复发，提出禁止举重、宽松衣带、减轻腹压、禁止性生活，无疑具有十分积极的意义。《范汪方》妇人阴疮方，用地榆、甘草水煮，适寒温洗[7]，应该也是一张外治良方。《小品方》和《针灸甲乙经》均提出相应的疗法。《针灸甲乙经》还最早提出了阴肿、阴中痛、子门不端、阴中干痛等疾病的治疗[3]；收录于《医心方》中的《葛氏方》有关于"治妇人阴中疮：末硫黄，傅疮上"和"治妇人阴中息肉突出者方：以苦酒三升渍乌喙五枚，三日，以洗之，日夜三四过"。《刘涓子方》治妇人阴蚀，用当归、甘草、芎䓖、芍药、地榆水煮洗[7]。《小品方》中提出了产后遗尿不知出的治疗[4]。《针灸甲乙经》对阴中痒痛、呖血不下、子脏恶血、胞中瘕、面尘黑的针刺治疗[3]，均属当代的治疗经验。

在魏晋时代，妇产科中开始羼杂了一些不科学的内容，如《脉经》中以"妊娠人面南行，还复呼之，左回首是男，右回首是女"[5]，就具有明显唯心主义的色彩。

道教医学产生于汉末，该教以医传教，借医弘道，推行服食、外丹、内丹、导引以及仙丹灵药和符咒等。葛洪便是晋代著名的道教学者，伟大的道教医药学家。此后，鲍姑、陶弘景、杨上善、王冰、孙思邈、王怀隐、马志、崔嘉彦、刘完素、赵宜真、周履靖等都是同时在道教史和中国医学史这两个领域上享有盛誉的道教医家。魏晋时道教医学流行炼丹与服石的风气，人们欲借助丹药以达到长生或成仙的目的。大概由于服石服丹药以求长生只是醉生梦死男子的事，致使妇女免遭此荼毒，妇产科学也没有受到这种无奈的干扰。今天从历史的长河来看，道教医学还是为妇产科学留下一笔宝贵的资料。譬如《道藏》称妇人月信初止后，一日、三日、五日，值男女旺相日，阳日阳时交合，有子多男。若男女禀受皆壮，则多子。一有怯弱，则少子。此说曾一度被妇科奉为圭皋。道教创制的震灵丹与济阴丹，是妇产科非常著名的两张方剂。前者出自《道藏》南岳魏夫人方，后者在宋代陈迁《妇科秘兰全书》（成书于绍兴三年，即 1133 年）中称为南岳魏夫人济阴丹。魏夫人是指魏华存(251—334)，字贤安，任城（今山东济宁）人，为道教上清派开祖，号紫虚元君，又称"南岳夫人"。此外，《藏外道书·金丹节要》中记录"五病"，实为明代万全《广嗣纪要·择配篇》中"五种不宜"和清代卢若腾《岛居随录》"五不女"之前身。其文如下："五病者，罗纹鼓交脉。罗者阴有横骨，不便采乐；纹者体气癸水腥膻；鼓者室女无阴，经自不来；交者声雄皮粗，面黑发黄，性燥心毒，气血不清；脉者多疟，月信不对。"[13]（以下道教与妇科相关的内容不作专题论述）

第四节　有关妇产科学的其他文献资料

早婚在魏晋时代严重流行，其程度已到了令人发指的地步。

在《晋书·惠贾皇后传》中叙及武帝为太子娶妻之事，云："始欲聘后妹午，午年十二，小太子一岁，短小未胜衣。更娶南风，时年十五，大太子二岁。"又云："惠帝在东宫，将纳妃，武帝虑太子尚幼，未知帷房之事，乃遣往东宫侍寝，由是得幸有身。"[14]《晋书·列女传》中，有婚龄记载的如杜有道妻严氏，"年十三，适于杜氏，十八而嫠居"；皮京妻龙氏，"年十三适京，未逾年而京卒"；王广女"时年十五芳纳之"；段丰妻慕容氏，"年十四适于丰"[14]。可见，当时的婚嫁年龄，一般在 13~15 岁。晋代的早婚，是由于魏晋期间连绵的战乱，使人口明显减少，生产力大幅度下降，为了增加人口发展生产力而采取的措施。《晋书·武帝纪》称："制女年十七父母不嫁者，使长吏配之。""家有五女者给复（免役）。"[14]《宋书·周朗传》称："女子十五不嫁，家人坐之。"[15]朝廷使用奖惩的方法使早婚实施。早婚给妇女的健康带来极大的害处，陈延之在《小品方》中明确指出："古时妇人，病易治者，嫁晚，肾气立，少病，不甚有伤故也。今时嫁早，肾根未立而产，伤肾故也。是以今世少妇有病，必难治也。早嫁、早经产，虽无病亦夭也。"[4]这是我国医学史上反对早婚早育的先声，有很强的科学性。

与提倡早婚早育相呼应的，便是提倡多产。《晋书》中武帝为太子选妻时说："卫公女有五可，贾公女有五不可。卫家种贤而多子，美而长白；贾家种妒而少子，丑而短黑。"[14]以某家庭的多子或少子来褒贬一个待嫁女子，这还是初见。朝廷规定对一胎多子者予以奖励，"黎阳人陈武妻一产三男一女,武携其妻子诣襄国上书自陈。勒下书以为二仪谐畅,和气所致,赐其乳婢一口,谷一百石,杂彩四十四"[14]。晋代妇女子宫脱垂疾病的发生,与风行早婚多产的陋习密切相关。

《太平御览》载:"《魏志》曰:黄初六年(225)三月,魏郡太守孔羡《表黎阳令程放书》言:据汝南屈雍妻王氏以去年十月十二日,在草生男儿,从右腋生,水腹下而出,其母自若,无他异痛,今疮已愈。母子安全无灾无害也。"[16]自然腹壁破裂的分娩是不可能的,而属于剖腹产的可能性则极大,如是这样,这就是我国第一例子母存活的剖腹产手术。《晋书》中还记载"安夫人獂胡之女,妊身十二月,剖胁生子"[14],这是过期妊娠剖腹产的例子。

胎儿畸形的现象,晋代已作了确切的记录。《晋书》中载:"愍帝建兴四年(316),新蔡县吏任侨妻产二女,腹与心相合,自胸以上,脐以下各分……"这是对连体婴儿的早期记载。"三年十二月……生女,堕地濎濎有声,须臾便死。鼻目皆在顶上,面处如项,口有齿,都连为一,胸如鳖,手足爪如鸟爪,皆下勾。"又:"怀帝永嘉元年(307),吴郡吴县万垟婢生子,鸟头,两足马蹄,一手,无毛,尾黄色,大如枕。"这是一例先天性脊椎裂合并脊膜膨出的报道。又如:"元帝大兴初(318),有女子其阴在腹,当脐下。"这是对女性外生殖器异位的记载,十分罕见。与此同时,对两性畸形的现象亦作了记载:"光熙元年(306),会稽谢真生子……有男女两体……经一日死。"又:"恭帝元熙元年(419),建安人阳道无头,正本下作女人形体。"这是对女性阴蒂过长的描述。又如:"孝武帝宁康初(373),南郡州女唐氏渐化为丈夫。"再如:"惠帝元康中(291—299),安丰有女子周世宁,年八岁,渐化为男,至十七八而气性成。"[14]

《五杂俎》记载:"颜之推赋(指《稽圣赋》,已佚)云:'魏妪何多?一孕四十。中山何夥?有子百廿。'妇人孕至四十,亦古今稀有之事也。"[17]妇女一次可以妊娠四十,固属神话,但可以反映彼时对于多产的推崇。

晋代妇女讲究容貌的美,因此,修容术也就问世了。《拾遗记》中说:"孙和舞水精如意,误伤邓夫人颊,医曰,得白獭髓,杂玉与琥珀屑,当灭此痕。"[18]这大概是女子修容术的最早史料。

张华《博物志》称:"交州夷名俚子,俚子弓长数尺,箭长尺余,以燋铜为镝,中人即死……治之,饮妇人月水及粪汁,时有差者。"[19]这是将经血作为药物使用的早期记载。

小　结

魏晋200余年间,由于战乱对文化科学的严重摧残,使得妇产科学与其他医学学科一样,发展受到了阻遏,与前后朝代相比较,当时妇产科书籍的产生与留存的数量亦最少。

晋代在妇产科基础理论的创建方面,却作出了较大的贡献,成为自战国以来阐发妇产科理论最繁荣的时代,这是魏晋时代妇产科的特点。许多妇产科的理论,具备经典著作的重要性,成为后世妇产科理论发展的渊薮,并切实指导了临床实践。

晋代妇产科的临床也有所突破,表现为对许多妇产科疾病的发现和治疗,创制了许多有相当效验的方剂,总结了妇产科疾病的针灸疗法。这些疗法,代表了当时妇产科临床的最高水平。

此外,魏晋时代的历史文献中,也留下了大量有关当时婚育的情况,以及分娩畸胎、两性畸形等方面的资料,这对于认识魏晋时代的妇产科学,是不可多得的宝贵资料。

主要参考文献

［1］李经纬,林昭庚.中国医学通史(古代卷)［M］.北京:人民卫生出版社,2000.

［2］魏征.隋书［M］.北京:中华书局,1973.

［3］皇甫谧.针灸甲乙经［M］.北京:人民卫生出版社,1962.

［4］陈延之.小品方［M］.高文柱,辑校.天津:天津科学技术出版社,1983.

［5］王叔和.脉经［M］.太原:山西科学技术出版社,2010.

［6］严世芸,李其忠.三国两晋南北朝医学总集［M］.北京:人民卫生出版社,2009.

［7］丹波康赖.医心方［M］.翟双庆,张瑞贤,等点校.北京:华夏出版社,1993.

［8］刘涓子.刘涓子鬼遗方［M］.龚庆宣,编.于文忠,点校.北京:人民卫生出版社,1986.

［9］陈梦雷,等.古今图书集成医部全录［M］.北京:人民卫生出版社,1963.

［10］葛洪.补辑肘后方［M］.陶弘景,增补.尚志钧,辑校.合肥:安徽科学技术出版社,1983.

［11］陈邦贤,严菱舟.中国医学人名志［M］.北京:人民卫生出版社,1955.

［12］葛洪.肘后备急方［M］.影印本.北京:人民卫生出版社,1956.

［13］胡道静,等.藏外道书［M］.成都:巴蜀书社,1994.

［14］房玄龄,等.晋书［M］.北京:中华书局,2000.

［15］沈约.宋书［M］.北京:中华书局,2000.

［16］李昉,等.太平御览［M］.上海:上海古籍出版社,1994.

［17］谢肇淛.五杂俎［M］.北京:中华书局,1959.

［18］王嘉.拾遗记校注［M］.齐治平,注.北京:中华书局,1981.

［19］祝鸿杰.博物志全译［M］.贵阳:贵州人民出版社,1992.

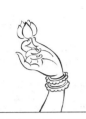

第五章
南北朝时代的妇产科学

（公元 420—589 年）

第一节　妇产科学发展的历史背景

420 年,刘裕篡晋废帝,建立宋。从宋起,短短的 170 年间,又经历了齐、梁、陈三个朝代,这一段历史,便称为"南朝"。南朝的整个历史充满了帝王家室内部争王夺位的残杀与下臣弑君谋位的争斗。虽然如此,除了东晋末和梁末祸乱外,其他战乱大多是局部的、短期的,破坏性并不很大,而新建的朝代开始大致总有一个比较安定的时期,大量北方移民带来先进的生产经验开发南方,使长江流域与黄河流域一样,成为中国经济文化的又一个重要基地。

鲜卑族的拓跋部在东晋时兴起,到了 386 年,拓跋珪即位,称国号为魏,史称"北魏"。经过多年的战争,北魏于 439 年统一了黄河流域,结束了十六国混战的局面。由于北魏朝廷采取班官俸、立三长,实行均田制、赋税制的措施,以及依靠汉族人辅政的办法,使北魏在经济上获得迅速的发展。然而,北魏太武帝的穷兵黩武,连年出征,使北魏重新走上由强至衰,由衰至乱的道路。长期的内乱与对外战争,又使北魏分裂成为分庭抗礼的东、西两魏。东、西两魏的内部倾轧,结果分别被北齐与北周取代,而北齐、北周之间的战争,延绵至 577 年,最终由北周灭北齐。北魏、东魏、北齐、西魏、北周在历史上又称为"北朝"。581 年,北周宣帝死,其后父杨坚掌握政权,废周立隋。589 年,隋发兵渡长江灭陈,南北朝分庭的局面由此结束,中国进入南北统一大业的隋。

南北朝时期,南朝对长江流域的开发,南北文化的交融,北朝实行均田制,发展了生产力,这些功绩,在历史上起到了重要的作用。当时手工业逐渐发达,造纸业的完善使纸张代替了竹帛,为医学科学的保存与交流传播提供了良好的条件。彼时许多士族多精医学,既能疗疾,又著医书,但理论性的医著匮缺,药物、医方之类的著作较多。在陶弘景《本草经集注》(撰于 5 世纪末)一书中,以及《僧深方》《集验方》等方书中,就收录了不少妇产科的内容。它们大体反映了南北朝妇产科的概貌。印度医学中的妇产科内容,也是以医方的形式保存下来,如《耆婆方》就是其中之一。然而,南北朝动荡战乱的环境,给生产力带来一定的破坏,也使医学发展受到障碍。西汉末年从印度传入的佛教,至梁武帝时已达到鼎盛并深入人心,逐渐渗透影响到各个领域。医学受到佛教思想的影响,大概也始于南北朝。佛教之中含有异域医学,佛教经典中有关医疗方面的记载不胜枚举,如《佛医经》《医喻经》《疗病痔经》等等。这些异域医学的传入,对中医学起到积极的作用。而佛教之中的消极作用,也成为南北朝医学乃至整个科学发展的阻力。频仍的战乱给妇女带来灾难,因人口减少而提出的早婚与多育成为风尚,像"童女交接……出血流不止",以及"妇人阴下脱"等疾病,都是早婚、多育给妇女带来的恶果。

第二节 妇产科的论著

南北朝在整个妇产科的发展史上,乃处于早期阶段,发展的速度并不很快,从目今留存的有关资料来看,当时妇产科的发展特点与魏晋时代十分相似。大量的内容表明,这种成就集中表现在妇产科方剂、药物的不断丰富。而魏晋与南北朝妇产科学的不同点,是前者对妇产科理论的创新方面,起到了较大的推进作用,而南北朝除了妇产科方剂的大量涌现外,妇产科专著纷呈,则是魏晋时期所远不能及的。

据丹波元胤的《中国医籍考》记载,南北朝妇产科医学书籍,有杨氏的《妆台宝鉴集》3卷(旁有"《宋志》注曰南阳公主"几字)、亡名氏的《杂汤丸散酒煎薄贴膏汤妇人少小方》9卷、徐文伯的《疗妇人瘕》3卷[1],但由于年代湮远,战乱纷沓,所有的书在很早以前就已散佚殆尽。这实在是不可弥补的憾事。此外,还有徐之材的《逐月养胎方》,收录于《备急千金要方》,而传播不衰。

第三节 妇产科概况

首先,从这些散佚的妇产科专著中,可以反映南北朝时期除了注重妇女的胎产疾病之外,已经十分重视对妇女"瘕"病的探讨治疗。465 年,南朝齐医家徐文伯撰成的《疗妇人瘕》一书,就是研究该病的专著。之后,隋代巢元方《诸病源候论》中"妇人杂病诸候"内设有"八瘕候",唐代王焘的《外台秘要》"妇人门"中设有"八瘕方",从这些内容出现的时间来分析,应该受到了专著《疗妇人瘕》的影响。从隋唐论述的瘕病看,除了气聚之外,还包括积结的癥病,由此可见,妇科肿瘤的探讨在南北朝时就已经比较深入了。《杂汤丸散酒煎薄贴膏汤妇人少小方》的出现,说明南北朝时对妇科疾病在药物治疗的剂型方面又取得突破性进展,妇科疾病除了运用汤剂、丸剂、散剂、酊剂、膏剂内治之外,还有药物敷贴皮肤的外治疗法,这是集当时妇产科疗法大成的著作。

虽然南北朝的妇产科著作已荡然无存,也很难从其他医籍中重新组合这些著作的内容,但从现存的南北朝许多其他医籍中,还是可以管窥南北朝妇产科学的大略概貌。

一、妇产科临床方面

南北朝妇产科的临床,今日所能目睹的,是收录于唐代孙思邈《备急千金要方》中北齐徐之才的《逐月养胎方》,南朝齐褚澄的《褚氏遗书》中也有关于妇产科方面的重要论述;在唐代王焘的《外台秘要》与日本丹波康赖的《医心方》中,辑录了宋齐间释门佛徒僧师撰的《僧深方》(撰于宋齐间)、北周姚僧垣(498—583)的《集验方》、从印度传入中国的《耆婆方》(耆婆便是佛陀弟子中的医圣,大约生活在公元前 6 世纪),其中大量的妇产科疾病与方剂,具有十分重要的参考价值。

徐之才的《逐月养胎方》,是南北朝时期谈论妊娠与妊娠疾病方面影响最深、流传最广的内容。书中以动态的观点逐月描述胚胎发生与发育过程中所能观察到的外观形态方面的变化,有:"妊娠一月始胚,二月始膏,三月始胞,四月形体成,五月能动,六月筋骨立,七月毛发生,八月藏腑具,九月谷气入胃,十月诸神备,日满即产矣。"这些描述虽然也存在不够确切完善的地方,但基本上符合人体胚胎生长发育的过程,这是非常难能可贵的。妇女在孕期间的饮食营养调配,是当时非常注重的问题,如书中所载妊娠四月要"节饮食""食宜稻粳,羹宜鱼雁";妊娠五月需"其食稻麦,其羹牛羊,和以茱萸,调以五味""无大饥,无甚饱";妊娠七月"常食稻粳""无寒饮";妊娠八月"无食燥物,无辄失食";妊娠九月应"饮醴食甘"等。妊娠期间的生活环境与起居将息,也是书中谈论的重要问题,如提出"寝必安静,无令恐畏""当静形体,和心志""卧必宴起""深居处,厚其衣裳""无自炙热,无劳倦""沐浴浣衣",主张环境幽静,神志舒恬,衣著适度,注意休息与孕期个人卫生。在妊娠六月时,提出"身欲微劳,无得静处,出游于野",提倡适量的户外活动。妊娠七月时,则"劳身摇肢,无使定止,动作屈伸,以运血气,居处必燥",认为应适当增加活动量,促使气血运行。妊娠八月时,应"和心静息,无使气极"。妊娠九月时,应"缓带自持而待之"[2],主张身穿宽松的衣服,等待分娩。其中,尤其是主张妊娠期间由静至动,由动返静的观点,对于预防流产、早产与难产,都具有十分重要的意义。书中还认为,在妊娠三个月内,由于胎儿未有定仪,"见物而化""外象而内感",主张通过孕妇的视听等行为来影响胎儿,这是中医妇产科中"胎教"的内容,有过分强调的地方,尤其提到能以此来改变胎儿的性别,就是十分不科学的。此外,还有谈到十条经脉配妊娠十月的脉养法,提出某月服用某汤药治病,因其机械刻板而失去临床意义,其中主张"预服"药物来防止伤胎,则具有积极的意义,成为妇产科中的预防医学。从时间上来看,徐之才逐月养胎方中胚胎发生变化的内容,是从马王堆汉墓出土的战国帛书——《胎产书》中脱胎而来的,但已有了更加丰富充实的内容。逐月养胎法其誉甚隆,被后世医家竞相传抄,盛行近千年之久,其影响之广,可想而知。

　　褚澄的《褚氏遗书》在妇产科领域,是一部重要的著作。《褚氏遗书·精血》中说:"男子为阳,阳中必有阴,阴之中数八,故一八而阳精升,二八而阳精溢。女子为阴,阴中必有阳,阳之中数七,故一七而阴血升,二七而阴血溢。"这是首次对男女属性以阴阳区分,并提出阳中有阴、阴中有阳的理论,对后世影响很大。《褚氏遗书·受形》称:"男女之合,二情交畅,阴血先至,阳精后冲,血开裹精,精入为骨,而男形成矣;阳精先入,阴血后参,精开裹血,血入居本,而女形成矣……精血散分,骈胎、品胎之兆。"这是最早关于生男、生女以及多胎的理论探讨,开启了历代探索此奥秘的兴趣。在《褚氏遗书·受形》中,首次提出了父母结婚的年龄及体质,可以通过遗传而影响下一代的观点,以及解决的办法,说:"父少母老,产女必羸;母壮父衰,生男必弱……补羸女则养血健脾,补弱男则壮脾节色。羸女宜及时而嫁,弱男宜待壮而婚,此疾外所务之本,不可不察也。"这一观点,具有一定的科学性。此外,《褚氏遗书·精血》说:"女人天癸既至,逾十年无男子合则不调,未逾十年思男子合亦不调,不调则旧血不出,新血误行,或渍而入骨,或变而之肿,或虽合而难子。"[3]提出女子性成熟而未能满足其性生理要求,以及性过早唤起,都会导致月经失调,甚至不孕。这是最早对女子的性生理与疾病之间关系的探讨。基于褚澄的观点,后人由此推导出尼、寡妇或妾的性生理要求经常处于饥渴的状态,所以在治疗妇科疾病时,应多从心理因素来考虑,区别对待,甄别治疗。褚澄的观点深受医家们的重视与推崇,清代《四库全书总目提要》称之为"发前人所未发"。《褚氏遗书·精血》中还提出"合男子多则沥枯虚人,产乳众则血枯杀人,观其精血思过半矣"[3]的观点,十分科学,主张妇女应该有正常的性生活,也要节制性生活,节制生育。这些都成为妇女保健养生方面的重要内容。

自东汉张仲景创制干姜人参半夏丸以来，温中健脾和胃降逆成了治疗妊娠恶阻的重要法则。《集验方》则另辟蹊径，制定出清胃健脾降逆的方剂来治疗，药用青竹茹、橘皮、生姜、茯苓、半夏等。《集验方》开始提出了"子烦""怀胎不长""任身心痛""妊妇疟""妊妇下利"等妊娠疾病的治疗。例如："时时服竹沥"化痰清热，可以治子烦；经常服食鲤鱼，可以治疗"怀胎不长"。还主张用葱白、阿胶、当归、续断、川芎、银，以益肾和血镇惊来治疗胎动不安；用旋覆花、厚朴、白术、枳实、黄芩、茯苓、半夏、芍药、生姜，健脾和气清热来安胎；以小豆、豉煮服治疗妊娠身肿；用干地黄捣末，以三指撮酒服，治疗妊身血下不止；以常山、甘草、黄芩、乌梅、石膏，治疗妊娠疟疾，这些都是很有治疗价值的方剂。《耆婆方》用高良姜、《僧深方》用吴茱萸治疗妊娠心痛，亦很有临床价值。此外，《耆婆方》《集验方》《僧深方》还用盐炒热外敷治疗妊娠腹痛、妊娠腰痛，亦是当时简易、安全、有效的治疗方法。《养生要集》有"勿饮冰浆，令胎不生"[4]的记载，这是从饮食角度讨论胎萎不长的早期记录。

《僧深方》中有"养胎易生丹参膏"的记载，方中药物有丹参、人参、当归、川芎、蜀椒、白术、猪膏，"凡六物切，从真苦酒渍之，夏天二三日，于炭火上煎，当著底搅之，手不得离，三上三下，药成绞去滓"，用温酒温服，治"伤胎见血""神良"，并称"任身七月便可服，至坐卧忽生不觉，又治生后余腹痛也"[4]。从养胎易生丹参膏的煎法，可以知道当时妇产科膏剂在制法上已臻成熟。从方剂的活血温中、补养气血的功效以及服法来看，其治疗妊娠因伤出血，辅助分娩，治疗产后腹痛，具有神良之效，决非虚语。

难产是危及母子生命安危的最大疾病。《集验方》中有关于难产发生时预测母子存亡的文字："产难死生候：若母面赤舌青者，儿死母活；唇口青，口两边沫出者，子母俱死；面赤舌青沫出者，母死儿活。"[4]这种预测方法，对以后的妇产科产生深远的影响。《僧深方》用"牛膝根两株，拍破以沸汤泼之饮汁"[4]，治疗子死腹中，应该是一张效验之方。

关于产后疾病的治疗，当时已开展广泛的研究。像"产后淋""产后烦闷""产后心痛""产后遗粪"等病名的提出，从现有的资料看，最早可以溯源于南北朝[4]。《耆婆方》合生姜、蒲黄散寒活血，治疗"产后恶露不尽"，称"得恶血出即差"[4]，这是从瘀血的角度认识恶露不绝的开端，具有特别重要的意义。《集验方》用榆白皮、石韦、黄芩、通草、大枣、葵子、白术清热通淋渗湿以"疗产后卒患淋"；用栝楼、麦冬、人参、干地黄、甘草、干枣、土瓜根益气养阴生津以"疗产后渴"；又用桑螵蛸、甘草、黄连、生姜、栝楼、人参、干枣益肾收敛，清火生津以治疗"产后小便数兼渴"[4]。《僧深方》以干姜、炙甘草、桂心、龙骨温中固涩来治疗"产后虚冷下血，及水谷下痢，昼夜无数"；用吴茱萸、干姜、当归、芍药、独活、甘草散寒和血治疗"产后余寒冷腹中绞痛并上下"；用牛膝或酒服蒲黄治疗子死腹中。《集验方》以牛膝、葵子治疗产后胞衣不下；取蛇床子布裹炙熨治疗"产后阴下脱""亦疗阴中痛"[4]。这些内容均较魏晋时代的遣方用药有长足的进步。

在治疗月经病方面，南北朝已经积累了比较丰富的内容。当时已经有了治疗痛经的资料，且有经前腹痛与经行腹痛的区分。如《耆婆方》遣血气方（防风、厚朴、枳实、桔梗、术、甘草、生姜）行滞气、散寒凝，以治疗"妇人月节来腹痛"[4]；《僧深方》用茯苓汤（茯苓、甘草、芍药、桂心）散寒渗湿，以治疗"月经至绞痛欲死"[4]。从这些治疗痛经的方剂来看，当时对痛经的治疗，是从气滞与寒凝湿阻的角度来认识的。在月经不调方面，月经周期的异常尚未作为月经病来讨论。《僧深方》以一味黄连治疗"月水不止"[4]，这是清热泻火法则在经期过长中的早期运用。《集验方》用鹿茸、当归、蒲黄、阿胶、乌贼骨攻补兼施，温补冲任，"治妇人漏下不止"；用小蓟根、阿胶、当归、川芎、续断、青竹茹、灶中黄土、地榆根、生地黄、赤马通温清并进,通涩兼施,治疗"忽暴崩中,血不断,或如鹅鸭肝者",若未愈,则服续断、甘草、鹿茸、小蓟根、丹参、干地黄、川芎、阿胶、赤石脂、当归、地榆、柏叶、牛角鰓、龟甲[4]。这种熔温、清、攻、补于一炉的兼治方法,是对崩漏复杂病机认识的结果,是妇科疾病治疗手段错综化的标志。

《集验方》载:"治妇人遗尿方:矾石二两(烧令沸,汗尽),牡蛎肉二两。下筛,为散,酒服方寸匕,日三。"[4]用枯矾、牡蛎肉治疗遗尿,一补一敛,确具创意。

南北朝对乳痈的治疗,在外治方药上与晋代相近。《僧深方》主张用芍药、通草、桂心、昆布、白蔹、附子、黄芪、人参、海藻、木占斯内服,以"疗乳痈肿,消核"[4],在补益气血的基础上运用软坚散结的药物,这是南北朝治疗乳痈的又一进步。《僧深方》还用末黄柏,鸡子白和,涂之[4]。《集验方》中记载:"始妒乳急灸两手鱼际各二七壮,断痛脉也。便可令小儿手助将之,则乳汁大出,皆如脓状,内服连翘汤(连翘、升麻、杏仁、射干、防己、黄芩、大黄、芒硝、柴胡、芍药、甘草)汁自下,外以小豆散薄涂之痈处,当差。"如无儿哺乳而已作痈者,"令大者子含水,使漱口中冷,为嘬取乳汁吐去之,不含水漱,含乳头作疮……"[4]还说:"柳根削上皮,捣熬令温,盛囊熨乳上。一宿则愈。"[4]当时在治疗乳痈方面,已积累了药物内服、外敷、热熨、灸法、手法挤乳法、吮吸乳汁等治疗方法。尤其是已经注意到吮吸者的口腔卫生与吮吸之后乳头是否作疮有关系,提出漱口使吮吸者保持口腔卫生,这是难能可贵的。《集验方》还说:如妇人"乳头生小浅热疮,搔之黄汁出,侵淫为长,百疗不差者,动经年月",用赤龙皮汤(槲皮)外洗,或以天麻草汤(天麻草)再傅飞鸟膏(用烧朱砂作水银上黑烟,矾石烧粉,右二味,以绢筛了以甲煎和之令如脂,以傅乳疮,日三,作散者不须和,有汁自著可用散),或用黄连胡粉膏散(黄连、胡粉、水银)[4]。这些方药,都是治疗乳头生疮疗效极高的外治方药。《僧深方》记载了乳头皲裂的治疗方法[4]。

《集验方》中记载了"疗妇人阴下脱散方",在服法之下注曰:"禁举重良。"说明举重与子宫脱垂的复发密切相关,对于防治该病,具有重要意义。此外,"治妇人脱肛若阴下脱方:蛇床子布裹,灸熨之,亦治产后阴中痛"[4],用热熨法治疗脱肛,应该也是十分有效的方法。《僧深方》用黄芩、矾石、甘草下筛,如枣核绵裹,纳阴中,治疗阴肿痛;用黄连、黄柏水煮温洗,治疗妇人阴痒[4]。《耆婆方》用蛇床子作末,和米粉,少少粉之,治妇人阴下痒湿[4]。这些均应属效验之方。

对于妇女盆腔内的肿瘤,当时有一种称作"肉癥"的,在《集验方》中得到了描述:"妇人脐下结坚,大如杯升,月经不通,寒热往来,下痢羸瘦,此为癥气,不可疗。"[4]可惜徐文伯的《疗妇人瘕》一书已经散佚,否则就会在这方面留下更多的资料。

自从晋代倡行早婚,这种风气延至南北朝时犹不得改观。早婚陋习给幼龄女童带来心灵和肉体上的创伤。《集验方》载"治童女始交接,阳道违理,及为他物所伤,血流离不止方:取釜底黑,断葫摩,以涂之。又方:烧发,并青布末,为粉,粉之,立愈"[4](至唐代则有"小户嫁痛"之称谓),并在"女人伤于丈夫,四肢沉重,嘘吸头痛方"下嘱咐"不得重作,慎房事",认为不当的性生活可以造成妇女患病,并提出避免再次发生的方法。《太清经》载:"若廿三四,阴气盛,欲得男子,不能自禁,食饮无味,百脉动体,候精脉实,汁出污衣裳……治之方:用面作玉茎,长短、大小随意,以酱清及二辨绵裹之,纳阴中,虫即着来出。出复纳,如得大夫。"[4]这些文字记载,是对性欲不能满足女性的病态记录,其治疗方式也十分别致,即用面做成阴茎状,以酱清及绵裹,"纳阴中""出复纳,如得大夫"("如得大夫"应该是"如得丈夫"之误),这可能是世界上早期的女性性慰式治疗的记录。

在晋代《针灸甲乙经》中,对妇女面部色素沉着的治疗,只简单提及(如"面尘黑……太冲主之"），南北朝时已出现了药物的外治方法。《僧深方》有"治妇人面野方""取茯苓冶苁蜜和以涂面，日四五"，或"取桃仁冶苁，鸡子白和以涂面，日四五"[4]的资料。

在南北朝时，还产生了诸如"变女为男"之类的荒诞内容，使当时妇产科学蒙上了唯心主义的色彩，这些内容竟然还在唐代一度风行流传。

二、南北朝妇产科的医案举例

南北朝时，根据脉象诊断妊娠与否，以及判别胎儿性别的医事记载较多。《北史·王显传》称："初文昭太后之怀宣武……后寝而惊悸，遂成心疾。文明太后敕徐謇及显等为后诊脉。謇云是微风入藏，宜进汤加针；显言：'案三部脉，非有心疾，将是怀孕生男之象。'果如显言。"[5]

针刺引产，在南北朝时已达到了相当纯熟的水平。《南史·张邵传》记载："宋后废帝出乐游苑门，逢一妇人有娠，帝亦善诊，诊之曰：'此腹是女也。'问文伯，曰：'腹有两子，一男一女，男左边，青黑，形小于女。'帝性急，便欲使剖。文伯恻然曰：'若刀斧恐其变异，请针之立落。'便写足太阴，补手阳明，胎便应针而落。两儿相续出，如其言。"[6]以后医家主张针刺泻足三阴交穴，补手合谷穴下胎的方法，即以此为滥觞。

佛教的传入，有众人皈依，致使佛教思想和佛教医学影响了传统的中医，在随后的每一个朝代都产生了带有佛教思想烙印的医家和医学著作。《佛说胞胎经》是西晋月氏国三藏竺法护翻译的书，《迦叶仙人说医女人经》是宋释法贤奉诏翻译的书，它们都与妇科有关。又《耆婆五脏论》中关于十月胎形的记载就在南宋陈自明的《妇人大全良方》卷十中出现："一月如珠露；二月如桃花；三月男女分；四月形象具；五月筋骨成；六月毛发生；七月游其魂，儿能动左手；八月游其魄，儿能动右手；九月三转身；十月受气足。"据统计，在汉文近万卷佛教《大藏经》中，专论医理或涉及医理的经书有400部左右，医药卫生名词、术语4 600多条。已经出版全套101册的《中国佛教医药全书》，更是佛教医学之集大成者。还有南京凤林寺僧传下《凤林女科秘宝》，从西安法门寺石碑中整理出《法门寺胎前产后良方评注》，以及对妇产科产生深度影响并留下诸多著作的如萧山竹林寺女科。萧山竹林寺建于南齐年间，天福八年（943）开创竹林寺女科至今，传一百零七世，留下女科著作38种（内容见附三：部分中医妇科世系图表）。清代一部影响极大，版本达百多种的《达生篇》，其作者便是亟斋居士。作者以居士为号的妇科专著甚多。（以下佛教与妇科相关的内容不作专题论述）

第四节　有关妇产科学的其他文献资料

《梁书》记载："齐初，安陆王缅又欲婚，郗氏并辞以女疾，乃止。"[7]说明当时已经知道有些妇女疾病，是不适宜结婚的。

预产期的推算，在产科中是一项比较重要的内容。南北朝时称产期为"产日"。《北史·许遵传》记载，许遵"唯授（其子）以妇人产法，豫言男女及产日，武成时（559—560）以此数获赏焉。"[5]可见当时对预产期的计算已有一套相当精确的方法。

《南史·徐孝嗣传》记载："……孝嗣在孕，母年少，欲更行，不愿有子，自床投地者无算，又以捣衣杵舂其腰，并服堕胎药，胎更坚。及生，故小字遗奴。"[6]虽然这是一则不成功的堕胎记录，但也反映了那时民间采取的堕胎方法。

《北史》中还记载："武成皇后胡氏……产后主日，有鸮鸣于产帐上。"[5]妇女分娩时要设置产帐,大概是为了给产妇一个比较安谧的环境,同时,又可以预防产妇感受外来的风邪。现在还不知道当时分娩的妇女还应备办哪些器具。

南北朝时期,因为战争的需要,要繁衍人口,增强兵力,恢复生产力,所以朝廷都鼓励早婚,提倡多育。《南齐书·明帝纪》载,建武四年(497)有诏云:"民产子者,蠲其父母调役一年,又赐米十斛。新婚者,蠲夫役一年。"[8]《北史·邢劭传》载:"生两男者,赏羊五口,不然则绢十匹。"[5]以免役或赏赐的方式鼓励婚育。《周书》记载,周武帝在建德三年(574)有诏云:"男年十五,女年十三已上,爰及鳏寡,所在军民,以时嫁娶,务从节俭,勿为财币稽留。"[9]指定女子13岁时便应结婚。《北齐书·后主本传》记载,武平七年(576)"括杂户女,年二十已下十四已上未嫁,悉集省,隐匿者,家长处死刑"[10],竟运用最残酷的法令强制实行早婚。

《宋书》中,陈贵妃13岁时入宫[11];《南齐书》中,刘皇后之女"年十余岁,归太祖"[8];《梁书》中,"贵嫔(丁令光)时年十四,高祖纳焉"[7];《陈书》中张贵妃年10岁,后主见而悦,得幸有娠[12]。《北史》中,入宫年龄13~18岁不等,但18岁入宫的毕竟少见[5]。

早婚、早育给妇女的身体健康带来极大损害,给婴儿的养育带来困难。《宋书》记载:孝穆赵皇后生高祖,"其日,后以产疾殂于丹徒官舍,时年二十一"[11]。《北史》中16岁结婚的乙费氏,就"生男女十二人,多早夭,唯太子成武都王戊存焉"[5]。褚澄在《褚氏遗书·问子》中就明确提出:"合男女必当其年,男虽十六而精通,必三十而娶,女虽十四而天癸至,必二十而嫁,皆欲阴阳充实而交合,则交而孕,孕而育,育而为子,坚壮强寿。今未笄之女,天癸始至,已近男色,阳气早泄,未完而伤,未实而动,是以交而不孕,孕而不育,育而子脆不寿。"[3]书中还说:"产乳众则血枯杀人。"[3]这是当时对早婚、早育、多产造成严重恶果的最深刻认识,为后人赞颂。

在《魏书·高祖纪》中记载:"淳风行于上古,礼化用乎近叶。是以夏殷不嫌一族之婚,周世始绝同姓之娶。"[13]在拓跋族入侵中原之后的第七代,约484年,才诏令禁止同姓通婚。这是我国运用强制性措施限制同姓通婚,为防止近亲结婚而带来的遗传性疾病提供了保障。

畸形胎儿的娩出,在南北朝史书中有相应的记载。《魏书》称:"庄帝永安三年(530)十一月丁卯,京师民家妻产男,一头二身,四手,四脚,三耳。"又称:保定三年(563)十二月,"有人生子,男而阴在背后,如尾,两足指如兽爪"[13]。《隋书》记载:"梁太清元年(547),丹阳有莫氏,生男,眼在顶上,大如两岁儿。"又称:"齐天保中(550—559),临漳有妇人产子,二头共体。"[14]《南齐书》中有连体婴儿的记载:"永明五年(487),吴兴东迁民吴休之家女人双生二儿,胸以下脐以上合。"[8]有关地方区域性遗传因素所致的胎儿畸形现象首次在史书中作了记载。《北史》中描述西域疏勒国(在新疆境内)人产子,"手足皆六指,产子非六指者即不育"[5]。因为,当时的疏勒国(在新疆境内)人口稀少,又不流通,长期的近亲婚配,造成了上述遗传性畸形现象。

此外,《魏书》还记载:"高祖延兴三年(473)秋,秀蓉郡妇人一产四男,四产十六男。"[13]这种多产多胎的现象,在产科史料中亦是十分罕见的。

小　结

南北朝的妇产科学,与晋代的特点有相似之处,即产生了大量有效的妇产科方剂,而在理论创新方面,则显得比较欠缺。与魏晋时代不同的是,南北朝时已经产生了相当数量的妇产科书籍,这些专著所反映的内容丰富多彩。从目前的资料看,许多妇产科疾病的提出与治疗,首先见于南北朝,作为某种疾病认识的开端,具有十分重要的意义。预产期的推算,在南北朝已有相当精确的计算方法,这在妇产科发展史上,占有重要的地位。南北朝对早婚多育给妇女婴儿带来的危害性,有很深刻的认识。关于畸形胎儿,尤其是地方性遗传性畸形的报道,更是一份珍贵的资料。

主要参考文献

[1] 丹波元胤.中国医籍考[M].北京:人民卫生出版社,1983.

[2] 孙思邈.备急千金要方[M].北京:人民卫生出版社,1955.

[3] 褚澄.褚氏遗书[M].卢祥之,张晋峰,张淑贤,等校补.北京:人民军医出版社,2012.

[4] 丹波康赖.医心方[M].翟双庆,张瑞贤,等点校.北京:华夏出版社,1993.

[5] 李延寿.北史[M].北京:中华书局,2014.

[6] 李延寿.南史[M].北京:中华书局,1975.

[7] 姚思廉.梁书[M].北京:中华书局,1973.

[8] 萧子显.南齐书[M].北京:中华书局,1972.

[9] 令狐德棻,等.周书[M].北京:中华书局,2000.

[10] 李百药.北齐书[M].北京:中华书局,1972.

[11] 沈约.宋书[M].北京:中华书局,2000.

[12] 姚思廉.陈书[M].北京:中华书局,2000.

[13] 魏收.魏书[M].北京:商务印书馆,1958.

[14] 魏征.隋书[M].北京:中华书局,1973.

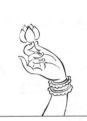

第六章
隋代的妇产科学

（公元581—618年）

第一节　妇产科学发展的历史背景

隋文帝于581年统一了南北,结束了东汉末年以来一直封建割据的局面,建立了巩固繁荣的统一国家。

隋建立以后,文帝着手建立汉族政权,厉行节俭政治,实行奖励良吏,严惩不法官吏,减轻徭役,宽待民众的改良政策,厘定隋制,区别对待敌国,使国内安定,百姓安居乐业,发展生产。均田制的贯彻,促进了经济的繁荣。到了606年,全国有户8 907 536户,有口46 019 956人,大体恢复了东汉时期的户口数。文帝在位24年,"人物殷阜,朝野欢娱",一片升平气象。这种强盛安定的环境,给妇产科学的发展创造了良好的条件。

604年,隋炀帝即位,开始了他奢侈的生活与残虐的政治统治。他征发丁男数十万迁都洛阳,发丁数十万开凿运河游玩江南,人民徭役沉重。又接连三次发动大规模征伐高丽的战争,使人民辛勤积累的财富耗竭。

隋炀帝的腐败统治,引起了全国上下连续不断的农民起义。农民起义大大地消耗了隋朝廷的统治实力,并促使隋官的割据分裂,在这两种力量的严重打击下,隋很快灭亡,胜利的果实终于落到李渊的手里,改国号为唐。

佛教兴起于齐梁之际,到了隋文帝时,渐成风气,致使当时的文学艺术、哲学思想等上层建筑逐渐受到佛教的影响。虽则如此,在医学乃至妇产科方面,还是以符箓禁咒的道教影响占统治地位,这是妇产科发展的障碍。

第二节　妇产科的论著

虽然隋只有短暂的38年时间,然而这短暂的历史对于整个中国历史,具有与秦相似的重大意义。中国走向一统天下并开始出现了比两汉更加强盛的局面。在这种历史背景下,妇产科学获得了巨大的生命力,产生了许多妇产科著作。

据丹波元胤著的《中国医籍考》记载,隋代妇产科的书籍有《黄帝素问女胎》1卷、《黄帝养胎经》1卷、《疗妇人产后杂方》3卷、《产经》1卷、《杂产书》6卷、《生产符仪》1卷、《产图》2卷、《张仲景疗妇人方》2卷、《素女方》1卷、《杂产图》4卷(上述书籍作者未详)、刘祐的《产乳书》2卷、王琛的《推产妇何时产法》1卷、宇文士及的《妆台记》6卷(或作1卷)、杨氏的《妆台宝鉴集》3卷[1]。十分遗憾的是,所有这些书籍均已散佚,唯有《产经》(隋无名氏撰,成书年代不详)的部分内容被收录于日本丹波康赖的《医心方》中,借此我们只能管窥这部书的概貌,以反映当时产科的水准。

以上胪列的隋代妇产科书名中,大致可以说明如下几个问题:当时论述胎产内容的书籍占了绝大多数,其中有谈论养胎的书,有介绍助产分娩的书,有专议产后疾病治疗的书。《北史·许遵传》只记载许遵可以精确推算预产期,而隋代的王琛已经写出了推算预产期的专著,可见预产期的推算已备受重视与流行。像《妆台记》《妆台宝鉴集》一类的书,可能涉及指导妇女生活的内容。道教在我国具有悠久的历史。据史书记载,魏太武帝以后的魏诸帝,在即位时总要隆重举行受符箓的仪式。在隋代,分娩是一件生命攸关的重大事情,为了驱辟鬼邪,顺利分娩,当时大概也要举行一种受符仪式,《生产符仪》可能就是这样性质的一部书籍。《产图》与《杂产图》的性质大概相类,我们从《产经》现存的资料推测,这些书是专门介绍产妇的向地坐法、反支法、借地法、安庐法、藏胞衣择日吉地法等附以一些指示方位示意图的书。这些内容,与战国时期《胎产书》的"禹藏"等内容一脉相承,而且,轰轰烈烈地将其推向高潮。

第三节　妇产科病因病机学说的产生与临床

从妇产科的整个发展历史来看,隋代妇产科学的特点与重大成就,集中表现在对妇产科疾病病因病机的研究和阐发方面。在初步认识妇女的生理与掌握一些妇产科疾病的治法方药的基础上,提出妇产科疾病的病因与病机,这将对以前的妇产科学产生重大的修正与充实作用,并使之成为一门比较完整的学科。可以说,隋代妇产科病因病机学的出现,标志着妇产科的发展渐趋成熟。

关于妇产科病因病机方面的内容,集中反映在巢元方所著的《诸病源候论》(撰于610年)中。《诸病源候论》是我国最早讨论病因病机、证候的专书,共50卷。从第三十七卷开始至四十四卷,以8卷的篇幅,讨论了妇产科的内容。其中,妇女经带杂病4卷、141论;妊娠病2卷、61论;产后病2卷、81论,共计283论[2]。从我国现存的资料看,这是第一次将经、带等内容安排于胎、产之前的一种编排方法。虽然这种编排体例究竟属于偶然或是有意识的,现在已很难推断,但它对于以后妇产科经、带、胎、产体例的确立,产生深远影响。

有关妇产科临床方面的内容,在《产经》中保存得较多。此外,在宋侠(隋唐间人)的《经心录》(或称《经心方》)、崔禹锡(隋代医家)的《食经》、谢士泰的《删繁方》、梅深师(隋代僧人、医学家)的《梅师方》、无名氏的《如意方》中,均有涉及妇产科的内容,因散佚于其他方书之中,才得以保存。

一、妇产科的病因病机学说

关于月经病的病因病机学说,《诸病源候论》将其置于《妇人杂病诸候》中讨论,说明月经病应该作为妇产科独立的一大内容的意识,该时尚未确立。虽则如此,其中论述月经病病因病机的内容,还是相当丰富的。

"月水是经络之余"[2],这是巢元方首先提出的一大论点。换而言之,月经是全身经络余气泻溢积蓄于胞宫的结果,是脏腑、经络正常生理功能的产物。这一论点的提出,将月经这一生理现象与人体全身的功能密切联系起来，使人们认识到，通过调整腑脏经络的功能，可以达到治疗月经病的目的。在《月水不调候》中，谈到了"月水乍多乍少""居经""经水一月再来"[2]。由于当时的居经也包括了病理性的月经延期，故月经不调已经包含了经量多少的失常与月经先期、后期的改变，这就是现代月经不调概念的前身。在分析月经不调的原因时，巢元方说："由劳伤气血，致体虚受风冷，风冷之气客于胞内，伤冲脉任脉，损手太阳少阴之经也。"况且，"冲任之脉皆起于胞内，为经络之海，手太阳小肠之经，手少阴心之经此二经为表里，主上为乳汁，下为月水"[2]。该议论析理允当。巢元方还说："月水是经络之余，若冷热调和，则冲脉任脉气盛，太阳少阴所主之血宣流，以时而下。若寒温乖适，经脉则虚，有风冷乘之，邪搏于血，或寒或温，寒则血结，温则血消，故月水乍多乍少，为不调也。"[2]巢元方运用冲脉、任脉的功能来阐释月经病的机理，充实了奇经八脉的内容，确立了冲脉、任脉在妇科方面的重要地位。自汉以降，治疗月经病大多遣用温药，偶尔也有药用寒凉者。然而，以"热"为病因来讨论月经病，并明确提出热则流通经多，这还是第一次。月经不调还因"得之房内月事不来，来而并"，或由于"乳子下利""居经"之故。还说："病忧恚泣哭，以令阴阳结气不和，故令月水时少时多，内热苦渴，色恶，体肌枯，身重。"[2]认为忧恚悲伤的情志变化是通过影响气机的调畅而导致月经失调的，深刻阐明了情志致病的内蕴。

在讨论经水不利或闭经时，巢元方除了认为风冷"搏于血，则血涩壅，亦令经水不利，断绝不通"之外，"虚汗不止，则变短气，柴瘦而羸瘠也，亦令血脉减损，经水否涩，甚者，闭断不通也""又利血，经水亦断，所以尔者，津液减耗故也"[2]，运用《脉经》提出的津血同源的机理加以阐释。他认为，闭经"病本于胃……胃气虚，不能分别水谷，使津液不生，血气不成故也"[2]。巢元方以后天脾胃为本，提出胃气虚，化源不足而引起闭经的观点，为后世健脾益气法治疗闭经提供了理论依据，具有深远的意义。巢元方还说："先经唾血及吐血下血，谓之脱血，使血枯，亦月事不来也。"[2]这是最早谈论逆经这种代偿性的月经现象。当时已能将这种异常的出血与月经联系起来认识，确实具有非凡的洞察能力。巢元方还从瘀血癥瘕的病因病机来揭示闭经的原因。他说："得之少时有所堕坠也，月水不通，久则血结于内生块，变为血瘕，亦作血癥，血水相并，壅涩不宣通。"[2]还说："醉以入房，则内气竭绝伤肝，使月事衰少不来也，所以尔者，肝藏于血，劳伤过度，血气枯竭于内也。"[2]从当时讨论经水不利与闭经的病因病机看，内容之宏富，立论之正确，令人服膺，并能切实指导临床实践。

在《月水来腹痛候》中，巢元方首次将痛经作为单独的疾病提出讨论，使痛经在妇科疾病中的重要性得到了充分的肯定。他说："妇人月水来腹痛者，由劳伤血气，以致体虚受风冷之气，客于胞络，损冲任之脉……故月水将下之际，血气动于风冷，风冷与血气相击，故令痛也。"[2]巢元方提及的，确实是痛经中最重要的病因与病机之一，它的阐明，对于温经散寒法治疗痛经治则的确立，无疑具有重要意义。

在《经水不断候》(经期延长)中，巢元方说："劳伤任脉、冲脉之气虚损，故不能制其经血，故令月水不断也。"[2]他还告诫说："凡月水不止，而合阴阳，冷气上入藏，令人身体面目痿黄，亦令绝子不产也。"[2]指出经水未净时房事所带来的严重恶果。这种认识，比之晋代《脉经》的论述，更加深刻。

"血非时而下，淋沥不断，谓之漏下也。"[2]这是巢元方给漏下提出最早的定义，根据下血的按时或非时，与经期延长作出鉴别。当今我们诊断漏下，仍旧遵奉这一定义。总结巢元方对崩漏病因病机的认识："有怀娠未满三月，服药自伤下血，下血未止而合阴阳，邪气结，因漏治不止，状如腐肉，在于子脏，令内虚"；有因"夫妇自共诤讼，讼意未和平，强从子脏闭塞，留结为病,遂成漏下";有因"劳动过度,致腑脏俱伤,而冲任气虚,不能约制其经血,故忽然暴下,谓之崩中";有因"崩而内有瘀血,故时崩时止,淋沥不断,名曰崩中漏下"。认为下血未止而合阴阳导致的漏下,是由于"邪气结""在于子脏",使漏下"状如腐肉"[2],这种邪气搏结于子宫所致的漏下,与现代医学中子宫内膜炎所致的出血,有着非常相似的描写,这是高出前人一筹的见解。情志郁结及气虚不摄的病因病机,也同样具有它们崭新的内容。而瘀血引起崩漏病因的提出,更具有特别重要的意义。运用瘀血病因去解释与其相矛盾的出血现象,这本身就需要对疾病机理具有十分透彻的了解。瘀血病因的提出,从理论上解决了瘀血崩漏的现象,开始了妇科领域运用活血化瘀法治疗瘀血血证的新篇章。巢元方还谈到"漏血脉浮,不可治也""日下血数斗,脉急疾者死,迟者生"[2]。这种根据脉证相符与否来判断崩漏预后的方法,在临床上具有一定的指导意义。

此外,巢元方在《瘀血候》中说:"此或月经否涩不通,或产后余秽未尽,因而乘风取凉,为风冷所乘,血得冷则结成瘀也。瘀血在内,则时时体热面黄,瘀久不消,则变成积聚癥瘕也。"[2]指出瘀血是引起发热、癥瘕的原因。

在隋代之前,"带下"的概念并非专指病理性带下病,它还是"妇产科"的代名词与"带脉以下部位"的意思。而病理性带下概念的提出,最早见于《诸病源候论》中。巢元方说:"秽液与血相兼连带而下,冷则多白,热则多赤,故名带下。"[2]以带下的颜色来判别带下的寒热性质,这是一种认识上的飞跃,对于临床治疗起着直接的指导作用。此外,巢元方还用"阴阳过度""阴中痒痛生疮"等病因来揭示带下机理,亦颇具意义。当时对于带下病危害性的认识已比较深刻,巢元方说:"带下输泻,则脏虚,而重被风冷乘之",即患"月水不利"或"月水不通";还说:"带下无子者,由劳伤于经血,经血受风邪则成带下……病在子脏,胞内受邪,故令无子也"[2]。提出带下的病位在子宫,带下病具有导致脏虚、月水不利、月水不通、令人无子的危害性。对带下病危害性认识的提高,无疑又促使人们对带下病开展更广泛更深入的研究。虽则如此,隋代以五色带下归属五脏分论的方法,依旧承袭晋代的论述。

无子断嗣,是妇产科治疗的重要内容,向来为古人所重。巢元方在总结其病因时说:"风冷入于子脏,则令脏冷,致使无儿。"[2]这是沿用汉代宫寒不孕的病因。他还说:"妇人病积,经久则令无子。"[2]认为妇科肿瘤也是导致不孕的原因之一。他又说:"经血未尽而合阴阳,即令妇人血脉挛急,小腹重急支满,胸胁腰背相引,四肢酸痛,饮食不调,结牢恶血不除,月水不时,或月前月后,因生积聚,如怀胎状,邪气甚盛者,令人恍惚多梦,寒热四肢不欲动,阴中生气,肿内生风,甚者害小便涩涩而痛淋漓,面黄黑成病,则不复生子。"[2]从其描述的症状来看,与盆腔炎症或肿瘤引起不孕症的描述十分相似。巢元方还说:"夫病妇疹,皆使无子。""若夫病妇疹,须将饵,故得有效也。然妇人挟疾无子,皆由劳伤血气……或月经涩闭,或崩血带下,致阴阳之气不和,经血之行乖候,故无子也。"[2]提出不孕症应责之于男女双方的见解,一改过去只知道"妇人无子"的弊病,这在不孕症的认识上是一长足的进步,从而开辟了不孕症治疗上男女同治的新篇章。而巢元方"妇人经脉俞络合调,则月水以时来至,故能生子而无病"[2]的论点,则成为后世种子必先调经的理论渊源。

在《妊娠候》中,隋代十分重视"外象而变"的胎教方法,主张运用逐月养胎的理论,与北齐医家徐之才提出的理论一脉相承。

在分析恶阻的病因时,巢元方认为:"此由妇人元本虚羸,血气不足,肾气又弱,兼当风饮冷太过,心下有痰水挟之而有娠也。"[2]用内、外两种因素来分析恶阻的病因,这是对恶阻病因的最早认识。

巢元方说:"四时之间,忽有非节之气。如春时应暖而反寒,夏时应热而反冷,秋时应凉而反热,冬时应寒而反温,非其节而有其气,一气之至,无人不伤,长少虽殊,病皆相似者,多挟于毒,言此时普行此气,故云时气也,妊娠遇之,重者伤胎。"[2]他给流行性传染性疾病作了十分确切的定义和描述,并提出这种"多挟于毒"的流行性疾病常引起伤害胎儿的恶果,还指出妊娠患伤寒、温病、温疫、寒疟、厉毒之气,也可导致伤胎,甚至堕胎。这比之晋代高阳生《王叔和脉诀》的论述,深刻了许多。

在论及子淋的病因时,巢元方说:"肾虚不能制水,则小便数也,膀胱热则水行涩,涩而且数,淋漓不宣,妊娠之人,胞系于肾,肾患虚热成淋,故谓子淋也。"[2]这是对子淋最早的也是最切中病机的解释,也是妇科领域最早引用"虚热"病机来解释的疾病。

子肿,在隋代称为"任娠胎间水气子满体肿"。巢元方说:"此由脾胃虚弱,腑脏之间,有停水而挟以任娠故也。任娠之人,经血壅闭,以养于胎,若挟有水气,则水血相搏,水渍于胎,兼伤腑脏,脾胃主身之肌肉,故气虚弱,肌肉则虚,水气流溢于肌,故令体肿。"[2]这是对脾虚型子肿病因病机的最完满解释。他还说:"任娠临将产之月,而脚微肿者,其产易,所以尔者,胞藏水血俱多,故令易产,而水乘于外,故微肿,但须将产之月耳。若初任而肿者,是水气过多,儿未成具,故坏胎也。"[2]对产前下肢轻微水肿与妊娠早期严重水肿的预后并不一样,已有确切的认识,后者常可伴羊水过多并发胎儿宫内死亡。巢元方还说:"胎之在胞,血气资养,若血气虚损,胞藏冷者,胎则黯燥委伏不长,其状儿在胎,都不转动,日月虽满,亦不能生,是其候也。而胎在内痿燥,其胎多死。"[2]这是对羊水过少导致胎儿发育不良,活动受限,或与羊膜粘连,甚至胎儿死亡的非常具体细致的描述。

子烦的病因,首先见于《诸病源候论》中。巢元方云:"脏虚而热,气乘于心,则令心烦。停痰积饮在于心胸,其冷冲心者,亦令烦也。若虚热而烦者,但烦热而已,若有痰热而烦者,则呕吐涎沫。任娠之人,既血饮停积,或虚热相搏,故亦烦,以其任娠而烦,故谓之子烦也。"[2]将子烦分作痰饮、痰火、虚热的病因来讨论,内容既丰富又准确。

滑胎,当时称为"数失子"。巢元方说:"妇人数失子者,或由乖阴阳之理,或由触犯禁忌,既产之后,而数失儿,乃非腑脏生病,故可以方术防断之也。"还说:"妇人肾以系胞,任娠而腰痛甚者,多堕胎也。"[2]揭示了肾虚、房事失度等是导致滑胎的常见原因,为益肾固胎、孕期调摄提供了理论依据,同时揭示了妊娠失子与曾经分娩之后的失子机理有所不同。

巢元方说:"任娠之人,有宿挟痼疹,因而有娠,或有娠之时节适乖理,致生疾病,并令腑脏衰损,气力虚羸,令胎不长,故须服药去其疾病,益其气血,以扶养胎也。"[2]他认为先患病后妊娠,或妊娠之后患病,如果该病会影响胎儿健康的,就应该首先祛除疾病。与此同时,他已认识到"任娠之人羸瘦或挟疾病,既不能养胎,兼害任妇,故去之"[2],提出不健康的妇女妊娠,或带病妊娠,如果胎儿不能继续妊娠的,应该去儿保母。他总结出"若其母有疾以动胎,治母则胎安;若其胎有不牢固,致动以病母者,治胎则母瘥"[2]的理论,对于妊娠疾病选择治母抑或治子理论的确立,具有划时代的意义。

此外,巢元方还谈到了妊娠期间的心痛、腰腹痛、卒下血、吐血、尿血、伤寒、时气、温病、热病、寒热、寒疟、滞利、胸胁支满、霍乱、中恶、腹满、咳嗽、胸痹、咽喉身体著毒肿、大小便不通、惊胎、中风、鬼胎、过年久不产、堕胎后血不出、堕胎衣不出、堕胎后腹痛虚乏、堕胎后著风等疾病的病因病机[2],具有重要的意义。

在总结难产的原因时,巢元方认为:"产难者,或先因漏胎去血脏燥,或子脏宿挟疹病,或触禁忌,或始觉腹痛,产时未到,便即惊动,秽露早下,致子道干涩,产妇力疲,皆令难也。"若

"产时未到,秽露已尽,而胎枯燥,故子死腹中。"[2]认为胎前或分娩时的某些因素常可导致难产,尤其确认羊水在分娩过程中具有润滑产道,以利胎儿娩出的作用,羊膜早破(巢元方或称"孤浆预下")是导致难产,甚至胎儿宫内死亡的原因,这些都是非常科学的内容。

巢元方还以大量的篇幅,论述产后病的病因和证候。他说:"有产儿下,苦胞衣不落者,世谓之息胞。"[2]这是对胞衣不下所下的最早定义。"由产妇初时用力,比产儿出而体已疲顿,不能更用气,产胞经停之间,外冷乘之,则血道否涩,故胞久不出,弥须急以方药救治。"[2]指出不择时的分娩用力,产房温度太低,均可导致胞衣不下。

产后血运,是产后病中的危急之症,巢元方称其"心烦气欲绝是也。亦有去血过多,亦有下血极少,皆令运。若产去血过多,血虚气极,如此而运闷者,但烦闷而已。若下血过少而气逆者,则血随气,上掩于心,亦令运闷,则烦闷而心满急,二者为异,亦当候其产妇血下多少,则知其产后应运与不运也。然烦闷不止,则毙人"[2]。在隋代,已能对产后血晕虚实两种迥然不同的病机进行鉴别诊断,达到了如此精准的地步,体现出妇产科领域已经萌发了辨证析理的思想意识,这是非常难能可贵的,对于启迪妇产科辨证论治的应用,产生深远的影响。

根据目今的资料,《诸病源候论》是最早文字记载产妇分娩体位的书。巢元方说:"妇人产有坐有卧,若坐产者,须正坐,傍人扶抱胁腰,持捉之勿使倾斜,故儿得顺其理。卧产者,亦待卧定,背平著席,体不伛曲,儿身转动匆遽强嘎,气暴冲击,则令儿趋后孔,或横或逆。"[2]从这些论述中可以明白当时妇女分娩采用的姿势有坐式分娩与卧式分娩两种。在我国,究竟哪一种分娩体位为主导,以及产生较早,现在还没有文字上的证据,但不恰当的分娩体位是引起难产的原因之一,这一点在隋代已十分明确。

在论述产后恶露不绝时,巢元方指出:"凡崩中,若小腹急满,为内有瘀血,不可断之,断之终不断,而加小腹胀满,为难愈,若无瘀血,则可断,易治也。"[2]认为产后恶露不绝可断不可断的关键,在于有瘀与否,并对瘀血所致恶露不绝的诊断、治疗及误治出现的症状作了介绍,因此具有特别重要的价值,对于不能见血止血的深刻告诫,尤足可取。

巢元方在分析产后腹痛时提出:"产后脏虚,或宿挟风寒,或新触冷,与气相击搏,故腹痛。"还说:"此由产时恶露下少,胞络之间有余血者,与气相击搏,令小腹痛也。"[2]提出了因虚、风冷、瘀血的病因,在认识上已经相当全面。

巢元方认为,产后烦渴,是因产"水血俱下,腑脏血燥,津液不足,宿挟虚热者,燥竭则甚,故令渴";"产后赤利"则"皆是多热,热血不止,蕴瘀成脓血利也";"产后大小便血"是由于"血得热则妄行"之故;产后口疮,是由于"心藏虚热,心开窍于口,而主血脉,产则血虚,脏有客热,气上冲胸膈,重发于口,故生疮也"[2]。从这些疾病病因的立论中,"热"作为一种重要的病因已经确立。尽管如此,清热法则在妇产科临床的广泛运用并不在隋代,而是远在隋代以后,这可能与汉代以降崇尚温热的风气有关,也说明理论的提出,有时只是临床的先导。

巢元方说:"因产用力过度,其气下冲,则阴下脱也。"[2]补充了南北朝关于子宫脱垂的病因内容。

产后调摄很早就为人们所重视。巢元方说:"夫产损动腑脏,劳伤气血,轻者节养将摄,满月便得平复,重者其日月虽满,气血犹未调和,故虚羸也,然产后虚羸,将养失所,多沉滞劳瘠。乍起乍卧,风冷多则辟瘕,颜色枯黑,食饮不消,风热多则胝腿虚乏,颜色无异于常,食亦无味,甚伤损者,皆著床,此劳瘠也。"[2]为了预防产后蓐劳的发生,巢元方还提出了"产后内极七病"。他说:"一者害食,二者害气,三者害冷,四者害劳,五者害房,六者害任,七者害睡……犯此七条,而生诸病。"[2]这些病因的提出,对于预防产后病的发生,具有很高的价值。

在论及转胞时,巢元方说:"转胞之病,由胞为热所迫,或忍小便,俱令水气还逼于胞,屈辟不得充张,外水应入不得入,内溲应出不得出,内外壅胀不通,故为胞转。"[2]这是巢元方自张仲景首创转胞病名以来对其病因病机最完满的解释。

巢元方说:"夫脏虚者喜梦,妇人梦与鬼交,亦由腑脏气弱,神守虚衰,故乘虚因梦,与鬼交通也。"[2]认为梦交并非因为鬼神,而是脏腑虚弱,神不守舍之故。巢元方又说:"面黑皯者,或脏腑有痰饮,或皮肤受风邪,皆令血气不调,致生黑皯。五藏六腑十二经血,皆上于面,夫血之行,俱荣表里,人或痰饮渍藏,或腠理受风……故变生黑皯。若皮肤受风,外治则瘥;腑脏有饮,内疗方愈也。"[2]这种由外见内分析病机,内外分治的见解,非真知灼见者不能语,是中医整体观的充分体现。巢元方还首次提出了"阴中生息肉"的病因,认为系"邪气乘于阴,搏于血气变而生息肉也。其状如鼠乳"。这些内容,都是对妇产科学的贡献。

此外,巢元方还论及了"产已死而子不出""恶露不尽腹痛""血上抢心痛""血瘕痛""风虚肿""两胁腹满痛""腰痛""虚烦短气""上气""心虚""虚烦""虚热""汗出不止""汗血""中风""风虚癫狂""月水不利""带下""滞利""阴道痛肿""小便不通""呕""咳嗽""时气热病""疟""积聚""目瞑""耳聋""身生疮""乳汁溢"等产后疾病的病因病机[2],均能发前人所未发,因而亦颇受后人重视。

巢元方的《诸病源候论》是隋代医学科学的经验结晶,它所取得的成就具有跨时代的意义,它几乎是一次性完成了妇产科的病因病机学说的架构,成为对以后历代妇产科学最具影响力的书籍之一。

二、妇产科的临床

隋代妇产科的医籍散佚十分严重,目前所能见到的,只有收录于《医心方》中的《产经》为我们提供较多的妇产科临床资料。

《产经》究竟是一本什么样的书,我们从它所涉及的内容可以看出。在妊娠方面,它讨论了妊妇脉图月禁法、修身法、禁食法、治恶阻方、治胎动不安方、治数落胎方、治漏胞方、治卒走高堕方、治为男所动欲死方、治胸烦吐食方、治心腹痛方、治腹痛方、治胀满方、治下利方、治尿血方、治淋病方、治遗溺方、治霍乱方、治疟方、治温病方、治中恶方、治咳嗽方、治胎死不出方、治欲去胎方。在产后方面,《产经》讨论了产妇向坐地方、反支月忌法、用意法、安产庐法、禁坐草法、易产方、治产难方、治逆产方、治横生方、治子死腹中方、治胞衣不出方、藏胞衣断埋法、藏胞衣吉凶日法、藏胞恶处法、藏胞衣吉方、治产后运闷方、治恶血不止方、治产后腹痛方、治产后心腹痛方、治产后身肿方、治产后中风口噤方、治产后柔风方、治乳汁溢满方、治产后阴脱方、治产后阴痒方、治产后遗尿方、治产后淋方等[3]。此外,还有关于辨子及乳房疾病方面的内容。从这些内容来看,《产经》是隋代产科方面一部内容极为丰富的著作,是毫无疑问的。

在《产经》中,记述了当时妊娠用药禁忌的内容(《医心方》云:"今案任妇不可服药八十二种,其名目在《产经》"[3])。妊娠用药禁忌的研究,标志着人们对妊娠这一特殊生理时期的认识,这种认识,是通过长期临床观察得出来的结论,成为妇产科治疗学中不可或缺的内容。可惜这些妊娠禁忌药物的内容未能得以留存,然而,从这些妊娠禁忌药物的数量来说,已是十分可观的了。

在介绍治疗数落胎方中,《产经》称:"取母衣带三寸,烧末,酒服即安。"[3]这是最早将脐带运用于产科疾病的记载。由于脐带中含有许多孕妇所必需的激素成分,所以这种治疗方法既是一大发明,也具有相当的疗效。

在治疗孕妇严重恶阻时,《产经》云:"胸中烦热,呕吐血,不欲食,食辄吐出,用诸药无利,唯服牛乳则愈方:牛乳微微煎,如酪煎法,适寒温服之,多少任意,初服少少,若减之,良验。"[3]这是一种简便廉验的食疗方法。牛乳具有补虚和胃润燥的作用,经"微微煎,如酪煎法",则与巴氏消毒法相似,既达到饮用的清洁度,又不使其营养成分遭到过多的破坏,加之服用时"适寒温""多少任意,初服少少",这些对于妊娠恶阻的治疗,都是非常科学合理,具有借鉴意义的。

《产经》中较早提出了妊娠遗尿的治疗,称"龙骨冶末"或"白薇十分、芍药十分冶",酒服可效[3]。

《产经》治疗"任身猝心腹拘急痛胀满,气从少腹起上冲,心烦,起欲死,是水饮,食冷气所为。茯苓汤方(略)……服一升,当下水或吐便解。"[3]使用下法、吐法治疗妇科疾病,开创治法之先河。治妊身妇人猝贲起,从高堕下暴大去血数斗。用马通汁、干地黄、当归、阿胶、艾叶煮服,或取其爪甲及发烧作末,酒服,治妊身尿血,都应该有良好的疗效。治妊身为夫所伤动欲死,取竹沥汁,与饮一升;治妊身温病不可服药,取竹沥二升,煎之减半,适寒温服;治疗妊妇腹痛用葱白、当归切,酒煎服。若"任身中恶,心腹暴痛,逐动胎,少腹急",用当归葱白汤方(当归、人参、厚朴、葱白、胶、川芎)[3],重用温通阳气的葱白一虎口,确实可以提高治疗妊娠腹痛的疗效。唐代《经效产宝》屡用葱白治疗胎病,无疑是受到隋代妇科用药的影响。

在治疗"任身小便不利方"中,有用"滑石,以水和,泥于脐中,厚二寸,良"[3]的记载,这是脐疗外治法治疗妊娠病的例子,对后人有很大的启迪作用,且经常被援用。

关于其他妊娠疾病的治疗,由于受前朝的影响束缚较多,未能有较大的突破。

对于产后病的论述,《经心方》称:"治产后忽闷冒汗出不识人者,是暴虚故也。取验醋以涂口鼻,仍置醋于前,使闻其气,兼细细饮之。此为上法。"[3]取醋驱除产后晕闷,大概起始于隋代,这种相当于西方使用阿摩尼亚(氨)令患者催醒复苏的方法,是一大创举,并为世代妇产科传承袭用。书中用羚羊角烧为末,以冷水服,治疗产后胸胁及腹壮热烦满[3]。使用羚羊角治疗产后热病,这应该还是首次。《产经》称"治产后腹中虚冷,心腹痛不思饮食,呕吐厥逆,补虚除风冷,理中当归汤方",药用甘草、当归、人参、白术、干姜[3],熔温中补脾、和血理冲于一炉,是很有卓识的。治产后腹中绞痛,脐下坠满,以清酒煮白饴,令如浓白酒,顿服[3],和血与补虚兼顾,也是很有见地的。

在治疗产后身肿时,《产经》云"治产后诸大风中缓急,肿气百病,独活汤方",药有独活、当归、商陆、白术,煎服取汗[3],寓祛风和血、健脾利水于一方,用取汗法治疗产后水肿,也是具有创造性的。

《产经》还说:"凡产后妇人,宜勤泄去乳汁,不令畜积。畜积不时泄,内结掣痛发渴,因成脓也。"[3]这是预防产后乳痈发生的重要措施,足以引起人们的重视。《诸病源候论》引《养生方》称:"热食汗出,露乳伤风,喜发乳肿,名吹乳,因喜作痈。"[2]吹乳的病名,由此一直沿用至清代。

《产经》中还有"儿生颅破者死""儿生头四破开亘不成"的文字[3],这是妇产科史中关于无脑儿的最早文字记载。

当时妇产科的临床,除了《产经》的内容之外,崔禹锡的《食经》中称"海髑髅子刮服"可治疗崩中漏下。《如意方》记载:"乌贼鱼骨、细辛、栝楼、干姜、蜀椒、瓜蒂等分,苦酒渍三日,牛髓一斤,煎黄色,绞,以装(妆)面,令白悦,去黑子(痣)。"表明当时妇女运用药物美容,已比较流行。还说："以守宫若蛇肝醢和涂齐(脐),有子即下,永无复有。又煮桃根令极浓以浴及渍膝,胎下。"记载了药物中止妊娠以及绝育的外治方法。宋侠的《经心录》中记载,用吴茱萸、蜀椒等分为末,蜜丸和如弹子大,纳阴道中,"疗妇人阴寒,十年无子"。这种阴道外用药物治疗不孕症,对唐代产生过较大的影响,并研制出许多类似的药剂。谢士泰的《删繁方》以补益气血的黄芪散(黄芪、吴茱萸、干姜、人参、炙甘草、川芎、白术、当归、干地黄)治疗"妇人怀胎数落而不结实";用凉血破血的生地黄煎破血丸(生地黄汁、生牛膝汁、干漆捣熬为丸),治疗"血聚腹中生肉癥,筑筑如物";用温中益气固涩的芍药散(芍药、牡蛎、干地黄、白术、干姜、乌贼鱼骨、附子、桂心、黄芪、龙骨)治疗"妇人崩中,泄血不断,淋漓连年不绝"。梅深师的《梅师方》中以厚朴"治月水不通",以丁香疗"妇人崩中,昼夜不止",以鸡苏救"漏血欲死",用蒲黄攻治堕胎血瘀不下、狂闷寒热,遣鳖甲拯救产难,取猪肾为臛疗"产后虚劳",捣蒲公草敷治乳痈[3]。这些方剂,对于妇产科的临床治疗,都有很高的参考价值。

此外,值得一提的是,杨上善撰注的《黄帝内经太素》中对天癸的注释。他说:"天癸,精气也。"[4]对于历来莫衷一是的天癸作出解释。精是一种物质,气属于功能。将天癸认作物质与功能的结合体,颇引起后人的重视与争议。

隋代的妇产科受到道、佛二教思想的影响极深,大量祈禳禁咒、报应的内容充斥于产科的书籍之中。以《产经》为例,其内有产妇向坐地法(选择方向以避恶神)、产妇反支月忌法(分娩时适值反支月如何应付)、产妇用意法(初产妇不得自视或旁人不得问胎儿男女)、产妇安产庐法(某月某日应定向安置产庐)、产妇禁草法(铺草席时念咒)、治难产方(触犯神灵等可致难产,难产时要揭开一切有盖器皿,口念祝祷之词,画符烧饮)、治逆产方(吞逆产符文)、治子死腹中方(吞子死腹中符文)、治胞衣不出方(吞胞衣不出符文)、藏胞衣断埋法(洗胞衣、瓮藏、按图掩埋利子长生长寿)、藏胞衣吉凶日法(藏胞衣应择日避日)、藏胞恶处法(藏胞地处不佳使生儿病厄)、藏胞衣吉方(藏胞衣吉日使子寿)等内容[3]。这些内容给隋代的妇产科学蒙上一层浓厚的宗教色彩,给妇产科的发展带来极大的阻力。

第四节　有关妇产科学的其他文献资料

隋代崇尚早婚之风,这是直接受到两晋南北朝的影响。《隋书》记载,有确切婚龄记录的文献有独孤皇后十四岁嫁高祖,南阳公主十四岁嫁宇文士及,韩觊妻于氏十四岁适于觊,而郑善果母十三岁适于郑诚[5]。

《隋书》记载:大业"四年(608),雁门宋谷村,有妇生一肉卵,大如斗,埋之";又称大业"六年(610),赵郡李来王家婢,产一物,大如卵"[5]。这些是当时有关分娩畸形胚胎的史料。

《隋书》中还记载,隋代后妃的医生管司医三人,掌方药卜筮[5]。这是当时宫廷中的妇产科医生,沿用方药卜筮治病,仍是她们治病的主要手段。

小　结

隋代妇产科学的成就,集中表现在对妇产科疾病病因病机以及证候认识方面的突破,开辟了妇产科领域崭新的病因病机学说,使得这门古老的妇产科学,成为具有生理、病因病机、诊断、药物、方剂、治疗、医案等内容齐备的一门学科。病因病机学说的创立,是揭示疾病本质的重大开端,是妇产科学通向辨证论治的津梁。所以说,隋代妇产科病因病机学说的诞生,对妇产科学的逐步成熟起着转关作用。当然,隋代妇产科的病因病机学说也并非完美无缺,它将在以后的妇产科发展中得到逐步的充实。

由于隋代的妇产科学受到了道、佛二教的严重影响,致使符咒报应之说充斥于产科书籍之中,成为妇产科发展的一股逆流。隋代时间非常短暂,妇产科临床的进展尚不十分显著。

主要参考文献

[1] 丹波元胤.中国医籍考[M].北京:人民卫生出版社,1983.

[2] 巢元方.诸病源候论[M].北京:人民卫生出版社,1955.

[3] 丹波康赖.医心方[M].翟双庆,张瑞贤,等点校.北京:华夏出版社,1993.

[4] 杨上善.黄帝内经太素[M].北京:中国书店,1994.

[5] 魏征.隋书[M].北京:中华书局,1973.

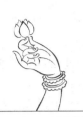

第七章
唐五代的妇产科学

（公元 618—960 年）

第一节 妇产科学发展的历史背景

唐代统治者目睹了隋代被推翻的经过，从中吸取了教训。唐太宗即位时，就非常注意纳谏与用人，并建立起唐制度，采取加强中央集权，发展社会生产力的政治经济措施，放宽对人民的剥削政策，实施"均田法"与"租庸调法"，使劳动人民有了安居乐业、发展生产的机会，出现了历史上著名的"贞观之治"。武则天在位期间，巩固与维持了唐代的政权。唐玄宗掌权时，也曾出现过"开元盛世"的黄金时代，经过长期开发的南北二方，为朝廷的强盛提供了大量的物资财富，唐代成为自汉以来最繁荣强大的朝代。

在唐玄宗统治的后期，他开始了高度奢侈的生活，朝廷的腐朽势力逐渐滋长并压倒了进步势力。为求边功，他放弃睦邻政策，在边境上设置藩镇，发动侵侮邻国的战争。由于朝廷的昏庸腐败与藩镇势力的增强，755 年发生了"安史之乱"，此后出现的藩镇割据与中央政府内部的"朋党之争"，以及一连几次的战乱，使农业生产与人民生活遭受很大的损失，唐代经济走向下坡路。

唐代后期，皇室、贵族、官僚和地主大量兼并土地，苛捐杂税十分繁重，加上发生灾荒，875 年便爆发了王仙芝、黄巢领导的农民起义，动摇了唐代政权。907 年，节度使朱全忠废掉了唐昭宣帝，受禅称帝，国号大梁。

从后梁起的 50 多年时间里，割据混战连绵不绝，这就是五代十国时期。末期，后周的周世宗开始进行统一的战争，并为结束分裂割据的局面奠定了基础。960 年后周大将赵匡胤发动兵变夺取政权，为宋的历史揭开了篇章。

在近 300 年的唐代历史上，太平盛世就达 200 年之久。社会的安定，经济的繁荣，是当时妇产科学发展的根本条件。此外，当时妇女的地位相当高，受到社会的承认与尊重，也是妇产科学得到重视与发展的重要原因之一。南北朝颜之推在《颜氏家训》中说："邺下风俗，专以妇持门户，争讼曲直，造请逢迎，车乘填街衢，绮罗盈府寺，代子求官，为夫诉屈……"[1] 这遗风对唐代一直产生影响。武则天之所以能被推颂称帝，也是因受到这种客观环境的庇荫。唐朝廷设立从事医疗与教育的太医署，编写修订第一部药典《新修本草》。印刷业的产生与发展，同睦邻国家频繁的经济贸易及医学交流，引进了许多国外医学和药物，这一切，对当时的妇产科学，乃至整个医学，都产生过巨大的影响。

据史籍记载,从 627 年至 740 年的短短 100 多年期间,人口户数竟从 300 万户激增至 841 万户之多。这里,除了战乱减少,流散户复业,边境居民内附之外,人口增加是一个主要因素。而妇产科学的发展对于唐代人口的繁衍,肯定作出过重大的贡献。

第二节　妇产科的论著

唐代是我国历史上十分文明强盛的时期,随着社会的繁荣与进步,产生过光辉灿烂的文化,也产生了盛况空前的妇产科学。

唐代妇产科的论著十分丰富,这些书籍对当时乃至现今的妇产科学,都产生过或正在继续产生深远的影响。

据记载,唐代的妇产科书籍有《妇人方》10 卷、《小女方》10 卷、《小女杂方》20 卷。这批书籍的作者,均已无从考查。还有俞宝的《小女节疗方》1 卷、崔知悌的《产图》1 卷、孙思邈的《崔氏产鉴图》1 卷、许仁则的《子母秘录》(撰年不详)10 卷、咎殷的《经效产宝》(撰于 852 年)3 卷、杨归厚(约 776—831)的《产乳集验方》3 卷、德贞常的《产经》(撰年不详)12 卷、时贤的《产经》(撰年不详)1 卷(或作 2 卷),以及王岳的《产书》1 卷。五代的妇产科书籍有周挺的《产保方》。从这些书籍的书名以及部分留存的书籍内容看,除了讲求坐草时依图择向分娩外,其余的书籍都属于妇产科领域的方书。所有这些方书,仅《经效产宝》得以完整保存外,《产经》也保存了大部分的内容,《产书》《子母秘录》也有一部分内容分别散载于其他医籍之中。

此外,还有许多类书,如孙思邈的《备急千金要方》《千金翼方》(撰于 7 世纪中期)、王焘的《外台秘要》(撰于 752 年)、日本丹波康赖的《医心方》(撰于 982 年)中,收录了唐代大量的方药书籍。在这些方药书籍之中,涉及大量有关妇产科方面的内容。据查核,这些方书有崔知悌(约 620—？)的《崔氏纂要方》,苏游(唐代医家)的《玄感传尸方》,孟诜(约 621—713)的《必效方》《食疗本草》(撰于 713 年之前),甄立言(7 世纪)的《古今录验方》,李谏议的《近效方》(成书于 724—733 年),唐玄宗组织编纂的《开元广济方》(成书于 723 年),唐德宗御纂并题序的《贞元集要广利方》(约成书于 796 年),还有亡名氏的《延年秘录》等。此外,还有苏敬的《新修本草》(撰于 659 年),陈藏器的《本草拾遗》(撰于 739 年)等。

从上述书籍看,唐代妇产科学的发展,并不是理论方面的探讨与创新,而是属于临床经验的总结与积累。因为,理论方面的飞跃,常常需要长期的、大量的临床实践和积累作为基础的。

第三节　妇产科临床实践的进步

唐代妇产科学的进展,首先体现在能从妇产科的功效来分类认识药物,药物具备的妇产科方面的功效已经具有十分显要的地位;其次是大量妇产科方剂的出现,表明妇产科学已具有广泛的临床实践。唐代妇产科的临床之所以能取得上述进步,最根本的原因是对妇产科学的重视。这里首先谈谈唐代重视妇产科学的情况。

一、唐代对妇产科学的重视

唐代,妇产科学的独特性与重要性开始被人们认识。孙思邈在《备急千金要方》中说:"夫妇人之别有方者,以其胎妊生产崩伤之异故也。是以妇人之病比之男子十倍难疗。经言,妇人者,众阴所集,常与湿居。十四已上,阴气浮溢,百想经心,内伤五藏,外损姿颜,月水去留,前后交互,瘀血停凝,中道断绝,其中伤堕,不可具论,生熟二藏,虚实交错,恶血内漏,气脉损竭。或饮食无度,损伤非一,或疮痍未愈,便合阴阳,或便利于悬厕之上,风从下入,便成十二痼疾,所以妇人别立方也。"[2]妇人疾病需要"别立方"论,而这种"别立方"的必要性,正是妇产科的特殊性,是妇产科正式走向独立分科的前奏。

孙思邈在《备急千金要方》中,特意将妇产科的内容冠于众疾之首,以3卷的篇幅作了专题讨论[2]。他在《千金翼方》中,同样将妇产科疾病的治疗列于诸疾之先,用4卷的篇幅来讨论[3]。在综合性临床医著中这样的编排体例与篇幅,是唐代之前任何一个朝代都不曾有过的,可见妇产科学的重要性已经确立。这是促使妇产科学走向独立分科的动力。

二、妇产科的药物与方剂

在唐代之前,如《神农本草经》《名医别录》等药物著作,往往采取药名之下罗列所有功效的方式。到了唐代,首次出现以功效作为药物分类的依据,依次介绍具有相同功效药物的方法。妇产科的功效就是其中的分类依据之一。

苏敬等撰的《新修本草》,是世界上第一部由国家颁布的药典,在其例卷第二中,将药物根据功效分类罗列。其中设有"妇人崩中",其下有石胆、赤石脂、龙骨、白僵蚕、乌贼鱼骨、桑耳、檗木、艾叶、鳖甲、白胶、阿胶、鹿茸、禹余粮、牡蛎、蒲黄、牛角䚡、紫葳、生地黄、白茅根、鮀甲、马蹄、丹雄鸡、鬼箭、大小蓟根、马通、干地黄、伏龙肝、代赭,计29味药。在"月闭"之下有鼠妇、虻虫、蛴螬、狸阴茎、牡丹、占斯、阳起石、白垩、䗪虫、水蛭、桃仁、土瓜根、牛膝、虎杖、桃毛、铜镜鼻,计16味。在"无子"之下有紫石英、阳起石、桑螵蛸、秦皮、石钟乳、紫葳、艾叶、卷柏,计8味。在"安胎"之下有紫葳、桑上寄生、乌雌鸡、阿胶、白胶、鲤鱼、葱白、生地黄,计8味。在"堕胎"之下有雄黄、雌黄、水银、朴硝、溲疏、巴豆、牛黄、牡丹、桂心、菌茹、鬼箭、薏苡仁、附子、乌头、侧子、地胆、芫青、水蛭、䗪虫、蜥蜴、蟹爪、粉锡、飞生虫、大戟、野葛、藜芦、牛膝、皂荚、羊踯躅、槐子、瞿麦、天雄、乌喙、蜈蚣、斑猫、葛上亭长、虻虫、蝼蛄、猬皮、蛇蜕、芒硝,计42味。在"难产"之下有槐子、滑石、桂心、贝母、蒺藜、酸浆、蝼蛄、生鼠肝、弓弩弦、败酱、蛇蜕、皂荚、蚱蝉、鼺鼠、乌雄鸡冠血、马衔、榆皮,计17味。在"产后病"之下有干地黄、败酱、地榆、秦椒、泽兰、大豆,计6味。在"下乳汁"之下有石钟乳、蛴螬、土瓜根、猫四足、漏芦、栝楼、狗四足,计7味。共8类133味药(个别药味重复出现)[4]。《本草拾遗》第二卷收录具有治疗妇产科经、带、胎、产、杂病功效的药物106种,补充了先前本草的不足[5],因而具有重要的意义。

孙思邈在《千金翼方》的首卷中也分设"下部䘌""崩中下血""女人血闭""女人寒热疝瘕漏下""产难胞衣不出""女人阴冷肿痛""阴蚀疮"7类共74味药物[3]。除"崩中下血药品"与"女人血闭药品"部分内容与《新修本草》中相同外,其余为前者所无。二者合参,根据妇产科临床的功效总结药物分类的内容,就颇为可观了。

虽然《周礼·天官》中早已有食医的记载,其职责是"掌和王之六食、六饮、六膳、百羞、百酱、八珍之齐"[6],仅为帝王服务,尚未惠泽百姓。及至唐代孟诜写成的《食疗本草》,则是一部较为全面的营养学和食疗专著,广泛运用于临床。书中收录227条(辑佚得260味)食药,凡可供食用且又兼药用之物,均予收录,包括瓜果、菜蔬、米谷、鸟兽、虫鱼以及加工制品。其内容丰富、大都切合实用,在本草史上占有一定的地位。经查,对妇产科疾病具有功效或禁忌的食药，达 44 种之多。譬如：蒲桃（葡萄）：女人有娠，往往子上冲心。细细饮之即止。其子便下，胎安好。藕：凡产后诸忌，生冷物不食。唯藕不同生类也。为能散血故。野猪脂：主妇人无乳者，服之即乳下，本来无乳者，服之亦有；产后血不止，以鸡子三枚，醋半升，好酒二升，煎取一升，分为四服，如人行三二里，微暖进之。淡菜：产后血结，腹内冷痛……崩中带下。醋：能治妇人产后血气运。取美清醋，热煎，稍稍含之即愈。韭：初生孩子，可捣根汁灌之，即吐出胸中恶血，永无诸病。书中涉及的疾病还包括崩中、漏下、月候伤过、胎不安、胎漏、产后泻血、产后痢、产后虚损、产后血结、胞衣不出、胞中余血不尽、产难、赤带、风血虚闷、中风、梦与鬼交、绝产、妒乳肿、石痈、阴痒、阴蚀、阴隐疮、阴中生疮、阴肿等[7]。昝殷的《食医心鉴》（约成书于 853 年）是一部记录使用食物治疗疾病的医书，其中设"论妇人妊娠诸病及产后食治诸方"，目录载方 26 首。昝殷称："夫百日之内，犹尚虚羸，时人将为一月，便云平复，岂不谬乎！饮食失节，冷热乖衷，血气虚损，因此成疾，药饵不知，更增诸疾，且以饮食调理，庶为良工耳。"书中使用的食物包括鲤鱼、葱白、糯米、鸡、红米、面、黑豆、豉、冬麻子、酒、生姜、粳米、羊肉、猪心、盐、胡椒、藕汁、蜜、猪肝、鲫鱼、猪肾、猪蹄、白米、酱、野鸡等，做成的剂型包括饼、汤、粥、馄饨、药酒、羹、汁等。可以治疗恶阻、胎动不安、胎漏、风寒湿痹腰脚痛、子烦、妊娠腰痛、妊娠咳嗽、妊娠伤寒头痛、妊娠胀满、初产腹中瘀血及瘕痛、恶露不多、产后血气不调，不能下食、虚损无力、产后积血风肿、产后中风，血气拥、惊邪忧患、儿枕痛、手足顽痹，头旋目眩、血晕昏愦心烦躁、产后百病，昏愦口干、产后赤白痢、产后伤中，消渴小便数、产后蓐劳、乳汁不下、产后血气不调，积聚结痛等[8]。所有这些内容，至今可以借鉴应用。（以下关于妇科食疗的相关内容不专门讨论）

在唐代，已经有大量的外域药物引进，《食疗本草》中提及的就已经不少。《海药本草》是五代李珣写的介绍海外及南方药物的专著。书中记载许多治疗妇产科疾病的舶来药物。如波斯白矾，主赤白漏下；乳头香，是波斯松树脂，善治妇人血气；芜荑，是波斯芜荑，主妇人子宫风虚；没药，生波斯国，主堕胎，产后血气痛；桐木，生安南，主产后恶露冲心等等[9]。正如《册府元龟》记载，791 年，黑衣大食遣使来朝，献大食所产药材乳香、麒麟竭等入朝，茴香、诃子、阿魏、郁金、胡椒亦是那时从国外传入我国的[10]。这些药物对于充实妇产科临床的治疗，是很有价值的。（以下关于妇科外来药物的相关内容不专门讨论）

与妇产科临床发展相适应的，是妇产科方剂的大量涌现。经统计，《备急千金要方》收载妇产科方剂 540 余首，灸法 30 余条（《千金翼方》所载方剂与《备急千金要方》重复选出，不计）[2]；《外台秘要》收载妇产科方剂 480 余首[11]；《经效产宝》收载妇产科方剂 260 首（周颋序称有方剂 371 首，赵希弁称 278 首）[12]；《产乳集验方》收载妇产科方剂 911 首[13]。这些方剂除一部分出自唐代以前之外，大多出自唐代。就该四书收录的妇产科方剂数量而言，与唐代以前任何一个朝代的妇产科方剂比较，实不啻是嵩岱之于抔土了。

三、妇产科的临床

唐代之前，对妊娠恶阻的临床症状只有比较简单的描述。孙思邈在《备急千金要方》"妊娠恶阻"篇中，作了确切的描述。他说："凡妇人虚羸，血气不足，肾气又弱，或当风饮冷太过，心下有淡（痰）水者，欲有胎而喜病阻……病阻者，患心中愦愦，头重眼眩，四肢沉重，懈堕不欲执作，恶闻食气，欲啖咸酸果实，多卧少起，世谓恶食。其至三四月已上，皆大剧吐逆，不能自胜举也。此由经血既闭，水渍于藏，藏气不宣通，故心烦愦闷，气逆而呕吐也。血脉不通，经络否涩，则四肢沉重。挟风则头目眩也……淡（痰）水消除，便欲食也。既得食力，体强气盛,力足养胎,母便健矣。"[2]对于妊娠恶阻的症状作如此贴切的描写,是前所未有的。在病因病机的分析方面,也较隋代巢元方之说更胜一筹。同时,治疗恶阻旨在养胎健母,这种认识也是十分全面的。《备急千金要方》还说:"古今治阻病方,有十数首,不问虚实冷热长少,殆死者活于此方(指半夏茯苓汤)。"[2]说明唐代还没有根据患者"虚实冷热长少"进行辨证施治的方法。除了沿用过去的温中化痰、和胃降逆的方剂之外,《近效方》有"疗妊娠恶食,心中烦愦热闷呕吐"的方剂,药用"青竹茹、麦门冬、前胡、陈橘皮、芦根",若"四肢烦蒸者,加地骨皮"[11],开辟了养阴清热、和胃降逆治疗恶阻的新方法。

在讨论胎动不安时,《经效产宝》说:"安胎有二法,因母病以动胎,但疗母疾,其胎自安。又缘胎有不坚,故致动以病母,但疗胎则母瘥。其理甚效,不可违也。胎不动,不知子死生者,但看母唇口青者,儿死母活。口中青沫出者,子母俱死。口舌赤青沫者,母死子活也。"[12]这种以母病或子病来分析胎动不安的原因,与现代医学根据孕卵、胚胎方面的因素和母体方面的因素来分析流产的缘由,是吻合一致的。这是一种最辩证、最科学的认识。根据母病子病而分别采取治母或治子的措施,完全摈弃了过去为安胎而安胎的简单治法,故"其理甚效",决非过誉之辞。根据胎动与否来判定胎儿是否存活,观察母体的颜面唇舌色泽的变化,来推断胎儿的存亡及母体的安危,这是唐代妇产科的一个创举,并为以后历代妇产科书籍转载引用。在论及胎动不安的原因时,《经效产宝》还说有"妊娠冷热,腹内不调,致胎不安"者、有"由劳动惊胎之所致"者、有"因夫所动困绝"者、有"被惊恼,胎向下不安,小腹痛连腰下血"者[12],以及《子母秘录》有"因惊、举重,胎动出血"者[14],《产书》称"误有失堕,忽有筑著疼痛"者[14]。治疗时温经和血、补气调气、益肾凉血为通用法则,常众法兼用。如《广济方》"疗妇人妊娠动胎,腰腹痛及血下方",药有当归、葱白、川芎、艾叶、鹿角胶、苎根[11],就是一张具备上述特点的效验代表方;再如《经效产宝》中的"治妊娠无故胎动不安,腹内绞痛",药用葱白、阿胶、当归、川芎、桑寄生、银水[12],也是一张疗效很高的方剂。特别值得一提的是,《经效产宝》用当归、川芎二味(后人亦称之为佛手散)"治胎动下血,心腹绞痛,儿在腹死活未分,服此药,死即下,活即安"[12]。佛手散是一张活血化瘀的方剂,是既可以安胎,又可以去死胎的具有双向作用的药方,也是已知妇产科领域中具有诊断性治疗功效的第一张药方。它出自唐代张文仲(620—700)之手,在《外台秘要》中,称为"文仲徐王效神验胎动方"[11]。

妊娠腰腹疼痛常引起滑胎,这一临床现象在隋代《诸病源候论》中已得到阐述。唐代的妇产科临床就十分重视这一疾病的治疗。《经效产宝》专设"妊娠心腹腰痛方论",运用续断、杜仲、川芎、独活、狗脊、五加皮、萆薢、芍药、薯蓣、诃子为丸,"治妊娠三两月,腰痛不可忍者"[12],确立了益肾治疗妊娠腰痛的一大法则,较之两晋南北朝的治疗,已有霄壤之别了。

在疫病流行较难控制的唐代,针对某些传染性热病通过孕妇影响胎儿,导致出血堕胎的恶果,增设了相应的预防救疗方法。《经效产宝》说:"非即之气,伤折妊妇,热毒之气,侵损胞胎,遂有堕胎漏血,俱害子母之命。"还说:"妊娠伤寒,苦热不止,身上斑出,忽赤忽黑,小便如赤血,气欲绝,胎欲落。"提出了"妊娠伤寒热病防损胎"的措施,以预防胎之未病,药用栀子仁、升麻、青黛、石膏、葱白、生地黄、黄芩为伍治疗[12],这是目前已知运用清热泻火、凉血和营法预防妇产科领域传染性出血性热病的第一首方剂。在传染病方面,重视防范未然,这是具有特殊重要意义的。若"妊娠妇六七月,伤寒热入腹,大小便秘结不通,蒸热",主张用前胡、大黄、石膏、栀子仁、知母、黄芩、茯苓、生姜清热泻火攻导之法来治疗[12],不失为有效的治疗方法。

晋代《小品方》中有妊娠去胎的方药,说明人工有意识地控制生育,已从民间的摸索走向临床的研究。然而,观察当时运用的方剂,尚难以推断其疗效。《产乳集验方》中有"疗母困笃,恐不济,去胎方",用酒下虻虫堕胎[14]。在《广济方》中,"取牛膝六七茎,绵缠捶头令碎,深内(纳)至子宫头"[11],以达到引产的目的。选用引血下行的牛膝,"绵缠"是保证一定的清洁度与预防插入时损伤,"捶头令碎"是为了使药汁渗出,"深内至子宫头"指插入深度达到子宫颈口。这是一张疗效很高的经阴道用药引产的方剂,并被现代临床实践所证实。唐代的药物引产已达到如此高的水平,是十分令人钦佩的。

妊娠水肿的危害性,在隋代已被深刻认识。唐代对该病的治疗已有一定的成绩。《经效产宝》说:"脏气本弱,因产重虚,土不克水,血散入四肢,遂致腹胀,手足面目皆浮肿,小便秘涩",甚或"遍身洪肿"[12]。总结当时所用的方剂,大致有淡渗利水方剂,如《子母秘录》用猪苓末服[14];有健脾降气利湿方剂,如《崔氏纂要方》用茯苓、白术、旋覆花、杏仁、黄芩煎服[2];有健脾渗湿、前后分消的方剂,如《经效产宝》用葶苈子、白术、茯苓、桑白皮、郁李仁煎服[12];有健脾和血渗湿方剂,如《备急千金要方》的鲤鱼汤,药用鲤鱼、白术、生姜、芍药、当归、茯苓[2]。千金鲤鱼汤的创立,成为治疗妊娠水肿的代表方剂。此外,《备急千金要方》还有妊娠水肿的外治方,用"芜菁根净洗去皮捣,醋和如薄泥,勿令有汁,猛火煮之二沸,适性薄(敷)肿,以帛急裹之,日再易。非根时用子"[2]。这也是极有效验的治疗方法。

《产乳集验方》云:"治妊娠因服药致胎气不安,有似虚烦不得卧,巢氏谓之子烦也。"用知母为丸人参汤下治疗虚热子烦[14];《备急千金要方》用竹沥汤(竹沥、防风、黄芩、麦门冬)治疗痰热型的子烦[2],使子烦的治疗达到了相当高的水平。

唐代,对于妊娠期间的生活调养谈论得十分详细,而且都比较有意义。如《产书》中说:"且今之女郎,多是不闻片善,唯恣娇矜性,罕柔和,故昧调理,致多诸疾,少遇良医,药饵之间,尤宜慎选。偿不相投于胎脏,则乖和之误益深……凡妊娠脏腑拳,筋脉皆滞,关节不利,切不宜多睡卧,勿食粘陈臭难销物,最忌食乳饼(食乳饼长胎令难产),仍戒食无鳞鱼,不宜等闲服药,兼大忌针灸,唯须数步行,宽慢心神,不得悲忧愁思惊恐振动。怀妊五月已后,日行三千步,九个月及未产前,行步宜更倍于数,能如此者,保无诸疾,必易分娩。又宜数数洗脚,水不得太热,时时澡浴,不得入浴盆内,又不得食大冷大热物。入月后,宜数食软滑粥三二日,一食葵,未临月又不得食葵也,切忌恣意睡卧。其有未曾养小,初有妊娠,倍要温存,无令惊恐,但安神和气,勿恣慵堕,顺理保养,自然无诸所苦,此要法也。"[15]上面谈及妊娠期间的忌宜摄养,乃至今天都有它的价值。

在唐代以前,关于妇女分娩过程的详细记载,未曾发现过。《外台秘要》中却保存了一段内容非常翔实的记录:峦公北平阳道庆,日晡时其"儿妇腹痛,似是产候。余便教屏除床案,遍一房地,布草三四处,悬绳系木作衡,度高下,令得蹲当腋得凭,当衡下敷幔毡,恐儿落草误伤之,如此布置讫,令产者入位,语之坐卧任意,为其说方法,各有分理,顺之则全,逆之则死,安心气,勿怖强,此产亦解人语。语讫闭户,户外安床,余共庆坐,不令一人得入,时时隔户问之何似,答言小痛可忍。至一更,令烂煮自死牝鸡,取汁作粳米粥,粥热,急手搅,使浑浑适寒温,劝令食三升许,至五更将末,便自产,闻儿啼声,始听人入,产者自若,安稳不异,云小小痛来,便放体长吐气,痛即止,盖任分和气之故也。庆问:'何故须食鸡肉汁粥?'答云:'牝鸡性滑而濡,庶使气滑故耳。'问:'何不与肉?'答云:'气将下,恐肉不卒消为妨。'问:'何故与粥?'答云:'若饥则气上,气下则速产,理不欲令气上故耳!'庆以此为产术之妙,所传之处,无不安也"[11]。

从上面的记录中,我们可以发现唐代曾流行一种蹲式分娩的方式,这是继隋代的坐式、卧式分娩的第三种分娩方式。而且,这是当时所流行的不施任何助产手段的自然分娩方式。

《外台秘要》中还曾记载："产死者,多是富贵家,聚居女妇辈,当由儿始转时觉痛,便相告报,傍人扰之,令其惊怖,惊怖畜结,生理不和,和气一乱,痛切唯甚,傍人见其痛甚,便谓至时,或有约髻者,或有力腹者,或有冷水噀面者,努力强推,儿便暴出,畜聚之气,一时奔下不止,便致运绝,更非他缘。"[11]这里论及的"约髻""力腹""噀面""努力强推",则是当时运用的助产手段,尽管它是多么的粗糙与不成熟,但毕竟成为助产的先声。

难产导致产妇死亡,根据唐代产科的水平,其发生率绝不会很低,正因为如此,许多医家都致力于产科临床的探讨。如周颋在《经效产宝》序中所说:"医之中唯产难为急,子母命,悬在片时,颋勤志方书,常思救疗,每览名医著述,皆志于心。"[12]《备急千金要方》中亦说:"产育者,妇人性命之长务,若不通明于此,则何以免于夭枉者哉!"[2]医家们对产科的重视与探求,使唐代产科的内容得到很大的充实。

产妇情志的安定,分娩环境的安谧,是保证顺利分娩的必要条件。《备急千金要方》中说:"凡欲产时,特忌多人瞻视,唯得三二人在傍待总,产讫乃可告语诸人也,若人众看之,无不难产耳。"还说:"凡产妇,第一不得匆匆忙怕,傍人极须稳审,皆不得预缓预急及忧悒,忧悒则难产,若腹痛,眼中火生,此儿迴转,未即生也。儿出讫,一切人及母皆忌问是男女。"[2]此外,唐代还很注意通过饮食的补给,促使产妇体力恢复而达到顺利分娩的支持疗法。《产书》引崔氏说:"夫产妇气顺下则易产,不得令气逆上,气上则违产理而难产也。产妇初觉腹内小痛之时,取雌鸡一只,煮要烂,只取其汁,以粳米粥令熟,候温,和与产妇食,食宜稍饱,则气顺下而易产矣。此为产理之要妙,必获平安也。多是临产之时,互相惊忙,产妇吃食却不在意,以至饥渴力乏劣,产理不和而难分兑。"[15]这些方法显然是受到晋代医家于法开令产妇食羊肉治疗难产的启示,而能够赋予科学的解释与广泛的临床应用,这应该是唐代的进步。胎儿过大也是引起难产的原因,这一论点的提出,首见于唐代。《产书》中说:"最忌食乳饼",因为"食乳饼长胎令难产"之故[15]。这成为后世创制许多"瘦胎""缩胎"方剂的先导思想。《产书》还说:"凡怀妊将欲临月,常宜凉加摄理,切在体候,不得令胎脏积热,若胎热则难产。"[15]总结上面所论及的内容,环境干扰,情志不安,过分安逸,胎儿过大,分娩过程中体力过分消耗,不正确的助产,以及胎热,都是导致难产的原因。

为了预防难产,唐代开始创制了许多方剂,如《产书》中就有"滑胎令易产方",称"投月可服"[15]。杨归厚认为,产前偶尔轻微腹痛,称为"试痛",而子宫有规律地收缩所致的"痛作阵来",才是正式分娩的的候[15]。《备急千金要方》则称其"离经其脉浮""腹痛引腰脊"[2],为分娩的开始。崔知悌说:"妊娠临产,已觉腹痛,切宜熟忍,不得强力逼迫,及至产时已自气乏,初觉腹痛,及至渐加,不得便将产妇令坐,殆至损伤,及诸般所苦,皆因坐早也,切戒之。"[15]杨归厚也说:"大体所忌,只是不欲才痛,便将产妇早坐,及浪用力气逼迫也。"[15]掌握分娩发动的时间对于防止难产的重要性,已经得到充分的认识。

《产书》记载:"孙真人《千金方》、大唐贞元集《广利方》所载,及《子母秘录》诸家产乳中,备述催产术并所用药物……"[15]由此可见,催产术已成为唐代产科的热门话题。关于催产药物运用的时机问题,《产书》说:催产药"凡用时,看妊妇腹痛逾时,觉其产难及经日者,则以意消息,选取其方用之。又不得才觉腹痛便自强力逼迫,不候痛熟而取其用",待痛熟时,令服"催产走马散子方",以马齿苋、常食者苋等分为散,"候腹痛作阵来,以井花水一盏,调二钱匕,立产"[15]。据近代临床报道,马齿苋注射液对子宫平滑肌有收缩作用。对动物离体子宫或在体子宫收缩比用垂体后叶素10U为弱,比用麦角新碱0.2mg为强(见《中草药通讯》1972年1期)。因此,用"走马"的速度形容该方的速效,应该是有科学根据的。

《经效产宝》说："产难坐草数日,困乏不能生,此为母先有病,经络俱闭所然。"还说："夫难产者,内宜用药,外宜用法,盖多门救疗,以取其安也。"[12]内宜用药,如《母子秘录》用烧龟甲末酒服[14],《经效产宝》调服麝香[12],都是颇具影响的方子。外宜用法,如张文仲灸右脚小趾尖头,《备急千金要方》针刺肩井穴等[2],均为后人所推崇。

横生、倒产是导致产妇死亡的主要原因,在此方面,唐代却没有总结出更有效的方法。也就是说,在产科方面,唐代还没有取得重大突破。

产后调护在唐代已作为一个重要课题,研究得比较多。《备急千金要方》说："凡妇人非止临产须忧,至于产后,大须将慎,危笃之至,其在于斯,勿以产时无他,乃纵心恣意,无所不犯。犯时微若秋毫,感病广于嵩岱,何则? 产后之病,难治于余病也。妇人产讫,五藏虚羸,唯得将补,不可转泻,若其有病,不须快药,若行快药,转更增虚,就中更虚,向生路远。所以妇人产后百日已来,极须殷勤,忧畏勿纵心犯触及即便行房,若有所犯,心身反强直,犹如角弓反张,名曰蓐风,则是其犯候也。若似角弓,命同转烛。凡百女人,宜好思之,苟或在微不慎,戏笑作病,一朝困卧,控告无所,纵多出财宝,遍处求医,医者未必解此,纵得医来,大命已出,何处追寻。"[2]其语重而情切,推重产后调护之意,跃然纸上。此处所谓的蓐风,与产蓐期的痉病相类似。《备急千金要方》还提出："特忌上厕便利,宜室中盆上佳。"防止产妇外出上厕时感受风寒之邪。还说："凡产后满百日,乃可会合,不尔至死,虚羸百病滋长,慎之。凡产妇皆患风气,脐下虚冷,莫不由此早行房故也。"提出产后过早行房的危害性。又说："凡产后七日内,恶血未尽,不可服汤,候脐下块散,乃进羊肉汤。有痛甚切,不在此例。"[2]当时认为产后一周内恶露未尽,属于正常的现象,不可用汤药去止恶露,如腹痛较剧烈,则应该加以治疗。又说:"凡妇人因暑月产乳取凉太多,得风冷,腹中积聚,百病竞起,迄至于老。"[2]谈到暑月产妇的摄养,以及产蓐得病的延绵难愈。《经效产宝》中亦有关于产后摄养的论述,其中说:"妇人产后,复乳其子,既产损气已甚,乳又伤血至深,蠹命耗神,莫极于此,稍失常理,便合急医。"[12]提出分娩与哺乳均由耗损产妇的精血而易罹疾,一旦患病,就应当早期治疗。还说:"有病生,宜须审疗,医若不子(仔)细,疾使危治(殆),此医杀之。"[12]提出产后引起的医源性疾病。杨归厚说,产后"常要烧安悉(息)香、白术、皂荚等"。安息香是唐代从国外舶来的药物,燃烧之后可以洁净空气。他还说:"初产十日之内,唯宜吃粥,贵易化,切不得便食硬饭及难消之物,稍有留滞,积久成疾,终为大患""不得多语多坐""切戒喜、怒、忧、恚、悲、愁""要避风冷湿荫之气""澡洗沐头,亦须出三月外方可,今人纵不能依此,亦须六十日后,方可大段使水沐浴""凡产后一月之内,不得多啜茶"[15],从饮食、起居、情志方面谈论了产后的调护。《产书》中甚至还提出:"产后齿脚尚虚,不宜用齿刷。揩齿散方:猪牙皂荚、夜合枝、槐枝、皂荚枝、寒水石、石膏、升麻、芎䓖、甘松、藿香、丁香。右件升麻等锉,熬,捣细罗相滚合,每依常揩齿,后用盐汤漱口。"[15]可见唐代已经非常讲究产后的口腔卫生和牙齿保护,所有这些内容,形成了唐代丰富的产后护理摄生学。

唐代时候,已经非常重视运用药物来预防产后疾病的发生。《子母秘录》记载:"凡妇人分娩产,进药须有次第,若药病相投,即应时疾愈,如不相应,乃反倒其疴也。才产了,不论胞衣下与未下,寻便服青麻饮子一盏(方见下),次余蒲黄小便一盏,亦须候服饮子了,吃小便了,心中稍空,即吃白粥。一顿粥了,良久服地黄、生姜、小便一盏。若觉热,则不用著姜汁,冷则用姜汁,投小便时,看其寒温,勿使放冷,相次后顿吃粥了,却以蒲黄小便间服之,产后三二日内,只服此,更不须别服诸药。凡产妇自初产了,常通赤烧江石十余颗,轮次取之,于产妇前淬醋,令其醋气猛烈,兼令产妇以头面就醋气,及开口含之甚妙。"[15]这些措施都是为治疗产后胞衣不下和预防产后血晕而设。这些防病措施,对后世的影响十分深远,以后历代妇产科书籍中均见沿用。

产后胞衣不下,是产科的一大险症。《经效产宝》说:"胞衣久不出,腹满即杀人。"还说:"胞衣不损儿者,依法截脐,而以物系其带一头,所有产时看生人,不用意谨护而率挽胞系,断其胞,上掩心而夭命也。"[12]除了用物系住脐带之外,《产书》则主张"若产了才觉衣未出,便须令人于产妇后立,当心前以两手交指抱心勒定,切防其胞衣奔上……宜速吃青麻饮子一盏",药有青麻子枝、荷叶、当归、甘草、橘皮、生姜,称"服之立下"[15]。《母子秘录》用雀麦或墨同酒服,治"妊娠胎死腹中,若胞衣不下,上迫心"[14];《产乳集验方》用酒煮红花或姜汤调下鹿角屑治疗[14];《必效方》认为牛膝汤(药有牛膝、瞿麦、滑石、当归、葵子、通草)具有"疗胞衣不出,令胞烂"的功效,可使胞衣成为碎片的形式排出[11]。《经效产宝》则以灶突土吞鸡子,"解发刺喉中令呕。若因热,以水煮蝼蛄一枚三四沸,泻口中,汁下即出"[12]。这是妇产科领域中最早运用吐法治疗胞衣不下的论述,对以后的医家有很大启迪。明代医家薛己"以产妇头发入口作呕,胎衣自出",并称"前法甚效",证明该方法疗效确切。

产后血晕,是产科的急症之一。唐代对该病的治疗研究已比较深入。《经效产宝》说:"产后血晕者,其状心烦,气欲绝是也,亦有用心过多而晕,亦有下血极少亦晕,若下血多晕者,但烦而已,下血少而气逆者,则血随气上撩,心下满急。此二者,难并为晕,而状候各异,常问其产妇,血下多少即知,须速投方药,若不急疗,即危其命也。"[12]认为出血过多与出血过少导致的血晕,病机是截然不同的,可以通过问诊加以区别。《经效产宝》还说:"但才分解了,烧称锤、江石令赤,置器中,向产母床前帐里,投醋淬之。得醋气,可除血晕之法也。"[12]《崔氏纂要方》也谈到:"凡晕者,皆是虚热血气奔进,腹中空所致,欲分娩者,第一须先取酽醋以涂口鼻,仍置醋于旁,使闻其气,兼细细饮之,此为上法,如觉晕,即以醋喷面,苏来即饮醋,仍少与解之。凡产后忽闷冒,汗出不识人者,是暴虚故也……因产血气暴虚,风行脉中故也。若产后去血多者,尤增此疾,与鸡子不醒者,可急与竹沥汁,一服五合,须臾不定,复与五合,频得三五服立瘥。"[11]当时已经认识到产后血晕可以由于虚或痰壅引起,可以使用鸡子或竹沥治疗,而治标的方法,便是用闻醋法醒神。用醋预防、治疗产后血晕,从此成为一种传统的方法。在内服药物中,《经效产宝》用生益母草汁、地黄汁、小便、鸡蛋煎服[12];《广济方》用荷叶、蒲黄、甘草、白蜜、地黄汁煎服[11];《近效方》用红兰花、无灰酒、童便煮服[11];《产书》用延胡索捣末酒服,或刘寄奴、甘草煎服[15];张文仲主张以苏木煎服[11]。从这些方中,可以看出唐代运用活血化瘀法治疗产后血晕的法则已经确立。《子母秘录》用红花酒煎服,"如口噤,斡开灌之,或入小便尤妙"[14]。启齿灌药,为抢救产后血晕开辟了新的给药途径,明显提高了临床疗效。

产后恶露不下,是产科的常见病之一。《产书》中有一则类似医案的记载:"蜀公主产后无血,结为块后,攻心痛,四肢烦热,时乃腹中如刺,手足沉重,口干舌急,不生肌肉,欲成劳疾,服此方后获安。鬼箭、当归、甘草、牛膝、干地黄、乌梅、白薇、白术、虎杖、芍药、牡丹皮、蒲黄。右件锉,熬,捣罗,炼蜜为丸,空心,热酒下三十丸,日进四服。有块坚硬,加大黄、鳖甲各十铢;血不下,加干漆二分。"[15]这是一例十分典型的恶露不下造成严重恶果的医案,很有借鉴意义。《产乳集验方》说:"芸薹散治产后恶露不下,血结冲心刺痛,(恶露)将来,才遇冒寒踏冷,其血必往来心腹间,刺痛不可忍,谓之'血母'。用芸薹子(炒)、当归、桂心、赤芍等分,每酒服二钱,赶下恶物。"又说:"紫金圆,治产后恶露不快,腰痛,小腹如刺,时作寒热,头痛,不思饮食……以好米醋调五灵脂末,慢火熬成膏子,次以蒲黄末搜和圆如樱桃大,每服一圆,水与童子小便各半盏,煎至七分,令药化,温服之。少顷再一服,恶露即下。"[14]从中可以证实,唐代已经认识到产后恶露不下可以引起小腹刺痛,腰痛,头痛,不思饮食,发热,腹中结块日久可以积疾成劳。致病的原因是寒邪内侵,瘀血结滞,散寒与活血是治疗大法。紫金圆的药物组成,就是宋代妇科圣药失笑散。可以肯定,唐代对产后恶露不下的治疗,应该是卓有成效的。

关于产后恶露不绝的治疗,唐代之前已经积累了丰富的治疗经验。唐代对该病的治疗法则,仍以补冲任,下瘀血,收敛固涩为主。如《备急千金要方》用干地黄、川芎、桂心、防风、黄芪、当归、人参、茯苓、细辛、芍药、甘草"治产后恶露不尽,除诸疾,补不足";用泽兰汤(药有泽兰、当归、生地黄、甘草、生姜、芍药、大枣)"治产后恶露不尽,腹痛不除,小腹急痛,痛引腰背,少气力"[2]。《广济方》则用乱发(烧灰)、阿胶、代赭石、干姜、马蹄、干地黄、牛角鰓"疗妇人产后血露不绝,崩血不可禁止,腹中绞痛,气息急"[11]。这些都是当时治疗恶露不绝比较具有代表性的方剂。

产后按摩产妇下腹,帮助子宫缩复,这是唐代产科的一大发明。《经效产宝》记载:"余血奔心,盖是分解了不便与童子小便并擽心下,及卧太疾,兼食不相宜之物所致,但能依方疗之,无不痊可。"[12]这里的"擽心下"就是按摩子宫的方法。可见,唐代主张产后立即按摩子宫的措施,对于收缩子宫,控制出血与腹痛,都具有十分积极的意义。

产后精神病,首见于隋代的《诸病源候论》中,设有"产后风虚癫狂候"。《经效产宝》认为,"心松惊悸,言语错乱""狂语,志意不定,精神昏乱""卒惊强语,或歌哭嗔笑,性气不定",系心气虚所致,用茯苓、人参、甘草、芍药、当归、生姜、远志、桂心、门冬、大枣之类的药物来治疗[12]。

汉代张仲景提出"新产血虚,多汗出"的见解,至唐代,才出现专门治疗产后出汗的方剂。《经效产宝》说:"产后汗出不止,夫汗由阴虚而得,加之衰虚表实,阳气发于外,故汗出为阴虚,是令汗出,为阴气虚弱未平复也。凡产后皆血气虚,故多汗,因遇风邪则变为疾也。"主张用温阳调和营卫(大枣、附子、桂心、芍药、生姜)和养阴益气固表的方法(干地黄、麦门冬、黄芪、白术、牡蛎、茯苓、防风、大枣)来治疗[12],这些方法,都具有颇高的疗效。

《产书》说:"治产后血虚,齿龈宣露,摇动疼痛,宜含地骨皮汤"(药有地骨皮、柳枝、细辛、防风、杏仁、生地黄、盐、蔓荆子),"滤过,热含,就疼处浸良久吐之"[15]。对产后牙宣的治疗,提供了宝贵的资料。

产后乳汁自出,在隋代《诸病源候论》中已有论述,称"其经血盛者,则津液有余,故乳汁多而溢出也"。《经效产宝》补充了前人认识的不足:"产后乳汁自出,盖是身虚所致,宜服补药以止之。"[12]该书用炼蜜成栓纳肛门中治疗产后便秘,也是十分灵验方便的方法。

此外,唐代还对产后呕吐、水泻、遗粪、虚肿、腰痛、羸瘦、不语、虚热、虚烦、阴不闭等疾病,进行了治疗。

唐代产科方中酒的运用已很普遍。酒的入药,已成为唐代治疗产后病的特色。

唐代对于妇女经带等疾病的研究,与当时蓬勃兴起的对胎、产病的研究相比较,是要逊色得多了,这是一种疾病研究的不平衡现象。

月经作为脏腑经络正常功能的产物,这个概念在唐代已经确立。而对于引起月经不调的原因,仍归结于风冷、寒湿、外伤、癥瘕及情志不遂,承袭前人之说。当时已经发现月经不调可导致不孕、腹痛、癥瘕、发热、肌肤甲错、消瘦诸疾。因而,《外台秘要》指出:"妇人之病,皆由于月病生产所致。"[11]这种将月经不调、分娩看做疾病的原因,表明了对月经病的重视与认识的深化。

唐代对经闭、月经先期、月经后期、经量过多、经量过少、崩漏、痛经等疾病提出了治疗。《备急千金要方》称干地黄当归圆(药有干地黄、当归、甘草、牛膝、芍药、干姜、泽兰、人参、牡丹、丹参、蜀椒、白芷、黄芩、桑耳、桂心、䗪虫、川芎、桃仁、水蛭、虻虫、蒲黄)可以治"月水不通,或一月再来,或隔月不至,或多或少,或淋沥不断,或来而腰腹刺痛不可忍"等疾[2]。《广济方》用龙骨、赤石脂、乌贼鱼骨、牡蛎粉、肉苁蓉、龟甲、芍药、续断、干地黄等药固冲收敛治"崩中去血日数升"[11]。《备急千金要方》说:"治漏血不止……经逾日月不止者,未可以诸断血汤。宜且与牡丹丸散等,待血坚消便停也。坚血消者,所去淋漓便自止。"[2]《广利方》亦用凌霄花末温酒服治崩中漏下[16]。这些治疗,已经脱离了治崩见血止血的窠臼,而具有真知灼见,是对隋代《诸病源候论》创建的瘀血崩漏病因学说的最好临床印证。

　　对其余月经病当时虽然作了探讨,但治疗上大多集活血化瘀、温经散寒、补益气血于一方,这是缺乏明确的辨证思想指导的结果。

　　唐代对带下病的讨论,尚较欠缺,理论上进取不大,治疗上也大多温散寒湿、收敛固涩、补肾清热众法合参。《备急千金要方》说:"慎火草散治崩中漏下,赤白青黑,腐臭不可近,令人面黑无颜色,皮骨相连,月经失度,往来无常,小腹弦急,或苦绞痛,上至心,两胁肿胀,食不生肌肤,令人偏枯,气息乏少,腰背痛连胁,不能久立,每嗜卧困懒。"[2]这类描述,与晚期宫颈癌或严重盆腔炎症的临床表现十分相似,然而在治疗上,却无独到之处。

　　《备急千金要方》说:"妇人月事未绝而与交合,令人成病,得白驳也。"[2]白驳相当于现今的外阴白癜风或外阴白斑。这是妇科领域最早涉及该病的内容。

　　对于癥瘕的治疗,《经效产宝》用童子小便、生藕汁、地黄汁、生姜汁、暖酒调服,或以当归、桂心、芍药、蒲黄、麟竭、延胡索酒调下[12]。《外台秘要》则称:"以长针按疗之,行以毒药。"[11]

　　《备急千金要方》说:"牡蒙圆治妇人产后十二癥病……或月经不通,或下如腐青黄赤白黑等如豆汁",用活血化瘀的牡蒙丸治疗后,"下赤白青黄物如鱼子者,病根出矣";又说:"桃人煎治带下经闭不通方,桃人、虻虫、朴硝、大黄,右四味……下如大豆汁,或如鸡肝凝血虾蟆子,或如膏,此是病下也。"[2]由于二方列于妇人方月水不通癥瘕条目之下,用药之后又见到鱼子或虾蟆子样物排出,可以肯定,这是葡萄胎临床表现与药物治疗的最早资料。虽然孙思邈当时并未意识到而将其归入鬼胎来讨论,但开创了活血破癥治疗的法则。

　　关于不孕症的治疗,唐代已有较多的方法,如汤剂、丸剂内服,膏摩少腹,或阴道内用坐导药,或用灸法来治疗。

　　《录验方》有治疗乳痈坚如石,众医不能治方:用桂心二分、乌头二分、甘草二分,凡三物,冶合,淳酢和,涂肿上[16]。这是对特殊类型乳痈的一种特殊治疗方法,很有意义。

　　唐代的妇女已很讲究卫生与美容。《千金翼方》中有"妇人面药"一目,下设面脂方、面膏方、面药方、手膏方共39方。这些药可"令面生光""令面白媚好""治面疱疮瘢""治面皯黯""治酒皶鼻疱""灭瘢""治手足皲冻欲脱"。还设"熏衣浥衣香"一目,设方6首,用芳香药物熏衣或与衣物同置衣箱中,以保持衣物的芳香,同时也起到了杀菌清洁的作用。或口含五香丸、十香丸,令身体芳香,又可疗肿,下气散毒并治心痛;或用香粉扑衣。又设"令身香"一目,设方13首,治体臭及腋臭。又设"生发黑发"一目,设方19首,"治发落不生""令白发还黑"[3]。

　　唐代的针灸疗法非常盛行,多数妇科疾病,均有相应的针灸治疗可循。《千金翼方》针灸一卷中专篇介绍妇女病的治疗方法,设法45条,内容涉及不孕、堕胎、癥块、胞衣不出等近30

种妇产科疾病[3]。

《千金翼方》中介绍了用34味药物制成的"蛮夷酒",可治疗"女人产后余疾,月水不调"[3]。这是唐代民族医药文化交流的印记。

南北朝时代崇尚多子的风气,给妇女的身体健康带来极大的摧残。针对这种危害,周颋在《经效产宝》序文中说:"《易》曰:天地之大德曰生。则知在天地之间,以生育为本,又岂因生产而反危人之命乎?自唯摄理因循,药饵差谬,致其产妇不保安全。且妇人生产,方二三次,血气未衰,饮食易进,但能节性,则无病生,纵或偶有微疴,不难医治,至于四五次,迨乎七八次,伤败已深,血气衰微,子藏虚弱,秽败内滞,风邪外攻……"[12]这种主张节制生育,以保持妇女身体健康的呼吁,是有其积极意义的。

此外,值得一提的,还有王冰补注《黄帝内经素问》时对"天癸"所作的新解释。他认为,"癸为壬癸,北方水,干名也",天癸属"天真之气"[17],即天癸是一种先天具备的真元。此论述比隋代杨上善的解释更为完善。

从唐代流传至今,以后发展为女科世医的,有宁波的宋氏女科,至今已有1200余年的历史,经历40余代,在浙江亦长达800余年。(内容参见附三:部分中医妇科世系图表)

唐代是佛教走向鼎盛的时候,因此,佛教的报应与道教的禁咒内容也大量渗透到妇产科的书籍中来(参阅"王岳及其《产书》"一文)。像口服药物,或佩戴弓弩,或床下藏斧,可使胎儿转女为男,又如带雄黄产男、带雌黄产女等不科学的内容,也掺杂其中。

第四节　妇产科医家及其医籍

一、王岳及其《产书》

(一) 关于王岳其人

关于王岳出生的具体年代,现已不可考。丹波元胤的《中国医籍考》,陈邦贤与严菱舟的《中国医学人名志》均没有提供确切的时间。查阅宋代史书,未见有名王岳者。在《新唐书·毕諴传》内,有一位叫王岳者,他生活在唐宣宗年间(847—859),当时有"太医李玄伯者,帝(宣宗)所喜……治丹剂以进,帝饵之,疽生于背。懿宗立(859),收玄伯及方士王岳、虞紫芝等,俱诛死。"查《古今同姓名大辞典》王岳条,除《新唐书·毕諴传》方士王岳外,亦无与此同姓名的医家。至于方士,是古代对有道之士的总称,也是对一些求仙炼丹及禁咒祈禳方术之士的称呼。这些人多兼通医术。根据《产书》中有较多的符咒祈禳的内容,估计王岳是一位兼医学与道教于一身的人。因此,《新唐书》中径称其为方士。由此可见,《产书》的作者王岳,应是唐代人,大概因宣宗之死而受株连,与太医李玄伯坐罪,于859年被懿宗追罪诛杀。

(二) 关于《产书》

根据目今的资料看,《产书》首先收录于宋代唐慎微的《经史证类备急本草》中,此后,郑樵的《通志·艺文略》、陈言的《三因极一病证方论》,明代李时珍的《本草纲目》、王肯堂的《证治准绳》,清代陈梦雷的《古今图书集成医部全录》,日本丹波元胤的《中国医籍考》,朝鲜金礼蒙的《医方类聚》等书,均有提及或收录其内容。宋代医家郑汝明、集英殿撰进宝谟阁待制陈傅良,都曾为该书作过序。可想而知,《产书》是一本影响甚广、声誉甚隆的产科专书。

宋代《通志·艺文略》中收录了《产书》,称"一卷·存",因为当时卷存,故其卷数可靠。

然而,《产书》在李时珍撰写《本草纲目》的时候(1552年)已经散佚。因为《本草纲目》

中的《产书》内容,均系《证类本草》所载的内容,而在《本草纲目》的历代诸家本草引据古今医家书目中,仅有唐慎微的《证类本草》,而无王岳的《产书》。现在所能见到的《产书》内容,大量载于《医方类聚》中(成书于 1443 年),然而,原来的编排已被打乱,故难得凤日原貌。

根据"用药则例"篇的"此后逐篇各有药方"句,可以推断《产书》分医论及临床前后两个部分。根据方的有无,其中"初妊保养法"(内容为胎教)、"推运鬼临产时吉凶地立成图"(内容为推算产妇如何应付反支月的临产)、"临产保全法"(内容为临产时护理的忌宜)、"藏胞衣法"(内容为藏胞衣时的忌宜)诸篇无方,应编排在"用药则例"篇之前。而"怀妊安胎备急方""临产保全法""催产术并药方""胞衣不出""产后保埋法""产后运绝方"诸篇似应编排于"用药则例"篇之后。

书中引用了晋代张华《博物志》、唐代孙思邈《备急千金要方》、许仁则《子母秘录》、《贞元集要广利方》、崔氏、杨氏诸产书的内容。在《医方类聚》中,《产书》收方 56 首,内容涉及胎前产后诸风气的治疗,妊娠期间的恶阻、伤寒、霍乱吐泻、赤白痢下、便秘、大小便不通、小便不禁、胎动不安、失堕伤胎的治疗,以及预防难产、催生、治疗胞衣不出、产后血运、恶露不下、腹痛、血风抽掣、乍见鬼神、四肢浮肿、出血不止、呕逆、水泻痢疾、便秘、烦渴,以及产后护牙揩齿等内容。此外,在《政和本草》《太平圣惠方》中有一部分《产书》内容,系《医方类聚》所未收录者,内容包括横生倒产、乳汁不下、大小便不利、转胞、胞衣不下等。其中,很多方剂至今仍有较高的临床价值。

昝殷的《经效产宝》成书于 853 年,而王岳死于 859 年。因此,很有可能《产书》的成书时间比《经效产宝》要早。《产书》应该是目前所能见到的一本重要的妇产科书籍[18]。

二、昝殷及其《经效产宝》

(一) 关于昝殷其人

昝殷具体的生卒年已不可考。《经效产宝》周颋序中称:"乃大中岁,相国白敏中伤兹妇人,多患产难。询访名医,思救人命,或人举殷……"[12]可见,昝殷生活在唐宣宗大中年间,即 847—859 年。据丹波元坚考证,"颋,唐季遗民,序所称丁巳,即建宁(系乾宁之误)四年(897)也,益知殷为唐人。"[13]周颋与昝殷生活年间相去不远,所以周颋对昝殷生活年代的记载,是不会有误的。晁氏云:"殷,蜀人。"郑樵称其"成都医博士昝殷",可知昝殷为今四川成都人。除《经效产宝》外,昝殷还著有《食医心鉴》3 卷,是一本饮食疗法的专书。

(二) 关于《经效产宝》

在周颋的《经效产宝》序中说:"相国(白敏中)迎召,问其产乳,殷乃撰方三卷,赘于相国,相国重其简要,命曰《产宝》。"[12]可见,昝殷当初是奉白敏中之问撰书的,撰成的三卷名为《产宝》,而不是《经效产宝》。马端临说:"其后周颋又作三论于前。"[13]经过周颋的补益并序,而成为现传至今的《经效产宝》。

马端临称《产宝》的成书时间系"大中初白敏中守成都"期间[13],据丹波元坚查考《唐书》,"敏中大中六年,为剑南西(唐方镇名,治所在成都)节度使,治五年,徙荆南"[13]。故《产宝》的成书年代为大中六年,即 852 年。

据周颋说:《产宝》原书三卷,"凡五十二篇,三百七十一方"[12]。今存《经效产宝》为 3 卷,41 篇,374 方。上卷论妊娠期杂病,包括安胎、食忌、令易产、恶阻、胎动不安、漏胞、心腹腰痛、防止伤寒热病伤胎、淋症、下痢、肿胀,及难产、死胎胞衣不出诸疾;下卷论产后诸疾,包括产后心惊、中风、余血奔心、烦渴、淋病、虚赢、下痢、腰痛、玉门不闭、心痛、出汗、烦闷虚热、血痕、小便赤、溲血便血、二便不通、寒热、咳嗽、血晕、无乳、乳痈、乳溢等病证。《产宝》在每篇的前面,多有论述病因病机或治疗大法,随后介绍具体病证的治疗。书中创制了许多效验之方,还收集《小品方》《经效方》《必效方》《救急方》《古今录验方》,张文仲及崔氏方,皆简易实用,故为当时医家所推崇。《经效产宝》系在《产宝》之后,附上"周颈授传济急方论""濮阳李师圣、郭稽中论十九证方""产后十八论方"3篇内容,而使该书的影响越加广大[12]。

从某种意义来说,《经效产宝》是目前现存最早的一部产科专著,流传相当广泛。朝鲜金礼蒙的《医方类聚》、宋代陈自明的《妇人良方大全》、明代李时珍的《本草纲目》、徐春甫的《古今医统大全》、王肯堂的《证治准绳》等重要著作都引录本书内容。明代武之望的《济阴纲目》成书稍晚(1620年),书中还是保留较多该书内容。从此之后,该书便湮泯无闻了。清代《四库全书总目提要》在记述《产育宝庆方》时说:"《唐书·艺文志》有昝殷《产宝》一卷,始别立一门,今其书不传,则讲妊育者,当以是书为最古矣。"成书于道光六年(1826)日人丹波元胤的《中国医籍考》亦称此书"佚",而日本则保存精美的宋刻本[19]。《经效产宝》在妇产科发展史上的重要地位,由此可见一斑。

第五节 有关妇产科学的其他文献资料

《新唐书》记载,贞观元年(627年),唐太宗下诏曰:"民男二十,女十五以上无夫家者,州县以礼聘娶;贫不能自行者,乡里富人及亲戚资送之;鳏夫六十,寡妇五十,妇人有子若守节者勿强。"[20]说明唐初妇女的婚龄应在15岁之前,比之过去,稍有推迟。因前朝经济衰败,民不聊生,国家户口大减。《资治通鉴》说,当时户口仅隋代1/10,为了增加人口,采取鼓励婚姻的政策,并以各州县的婚姻情况和户口增减作为考核官吏职务升降的标准。玄宗年间,开元二十二年(734)下诏:以男十五、女十三为嫁娶期,于法皆听嫁娶。妇女婚龄又稍提早[21]。《唐律》规定:"诸同姓为婚者,各徒二年。缌麻以上以奸论。"[22]其中,缌麻则是五服以内的近亲。由于这两种近亲结婚对第二代的健康影响极大,故当时使用法律的形式加以禁止。

唐代妇女允许再嫁,除非本人要求守节者,这也是反映妇女地位的一个方面。《公主传》载,唐代公主再婚的就有23人[23]。在《云溪友议》中还记载杨志坚的妻子首先提出离婚的要求[24]。

唐代还有专门去胎的药物。《旧唐书·玄宗元献皇后杨氏传》载:"后时方娠,太子密谓张说曰:'用事者不欲吾多息胤,恐祸及此妇人,其如之何?'密令说怀去胎药而入。"[25]据宋代医家张杲《医说》记载《名医录》内容说:"京师有一妇人姓白,有美容,京人皆称为白牡丹,货下胎药为生……"[26]可见,当时运用堕胎药是十分普遍的,并出现了鬻堕胎药物的专业户。

《齐东野语》记载唐代医博士李洞元医事,长孙后怀高宗数日不能分娩,洞元诊之曰"留子母不全,母全子必死",后曰"留子帝业永昌",遂隔腹针之,后崩,太子即诞[27]。这是一则针刺催产的事例,大概李洞元根据当时的症状分析,结论是正确的,所以事情的发展与预言吻合。

唐代对一胎多子的情况常有记载。如《新唐书》说:"永徽六年(655),淄州高苑民吴威妻,嘉州民辛道护妻皆一产四男。""宝历二年(826)十二月,延州人贺文妻一产四男。"[20]

当时对分娩畸形胎儿,也作了记载:神功元年(697),"来俊臣婢产肉块如二升器";"乾符六年(879)秋,蜀郡妇人尹生子首如豕,目在脽下"。[20]

此外,对连体胎儿也作了记录。咸通"十三年(872)四月,太原晋阳民家有婴儿,两头异颈,四手联足";又说:"仪凤三年(678)四月,泾州献二小儿,连心异体。初,鹑觚县卫士胡万年妻吴生一男一女,其胸相连,余各异体,乃析之,则皆死;又产,复然,俱男也,遂育之,至是四岁,以献于朝"[20]。这是最早的连体婴儿分离手术,可惜没有成功。像这样连续二胎出现连体婴儿的报道,亦是极为罕见的。

光启"二年(886)春,凤翔郿县女子未龀化为丈夫,旬日而死"。[20]这是对两性畸形的记录。

小　　结

唐代的妇产科在当时的医学中占有显要的地位,这是唐以前任何一个朝代所不能比拟的。妇产科所涉及的病种很多,方剂十分丰富,篇幅大,专著也很可观。对胎前治病、产后调摄的重视,使唐代涌现出大量有关的内容,形成内容完备的围生期医学。与此相比,对月经病及带下病的研究则远不及胎产病研究得深刻,经、带与产科疾病研究的失衡,还未得到纠正。

唐代妇产科仍表现出明显的继承性,病因分析方面,受张仲景的"妇人之病,因虚、积冷、结气"的影响颇深,治疗上自然倾向于补益、温散、行气、破瘀,但对活血化瘀法发挥甚多。在许多妇产科疾病的理论与治疗的探讨上多有创新。但以病统方,一病多方,缺乏辨证的现象占主要地位,说明妇产科发展到了唐代,仍然存在着理论与临床发展的分离现象,这也是当时妇产科学尚未成熟的一种表现。

唐代妇产科的发展,是相当迅速的,是以前任何一个朝代都无法相比的。它是我国妇产专科诞生的前奏,是妇产科发展史上建树的一个里程碑。

主要参考文献

[1] 颜之推 . 颜氏家训[M]. 长春:时代文艺出版社,2001.
[2] 孙思邈 . 备急千金要方[M]. 北京:人民卫生出版社,1955.
[3] 孙思邈 . 千金翼方[M]. 北京:人民卫生出版社,1955.
[4] 苏敬,等 . 新修本草[M]. 上海:上海古籍出版社,1985.
[5] 陈藏器 . 本草拾遗[M]. 尚志钧,辑释 . 合肥:安徽科学技术出版社,2004.
[6] 吕友仁 . 周礼译注[M]. 郑州:中州古籍出版社,2004.
[7] 孟诜 . 食疗本草[M]. 张鼎,补 . 谢海洲,等辑 . 北京:人民卫生出版社,1984.
[8] 昝殷 . 食医心鉴[M]// 上海中医学院中医文献研究所 . 历代中医珍本集成 . 上海:上海三联书店,1990.
[9] 李珣 . 海药本草[M]. 尚志钧,辑校 . 北京:人民卫生出版社,1997.
[10] 王钦若,等 . 册府元龟[M]. 北京:中华书局,2003.
[11] 王焘 . 外台秘要[M]. 影印本 . 北京:人民卫生出版社,2005.
[12] 昝殷 . 经效产宝[M]. 景宋版 .1881(光绪七年).
[13] 丹波元胤 . 中国医籍考[M]. 北京:人民卫生出版社,1983.
[14] 何时希 . 珍本女科医书辑佚八种[M]. 上海:学林出版社,1984.
[15] 金礼蒙,等 . 医方类聚(十)[M]. 北京:人民卫生出版社,1982.
[16] 丹波康赖 . 医心方[M]. 翟双庆,张瑞贤,等点校 . 北京:华夏出版社,1993.
[17] 王冰 . 黄帝内经素问[M]. 鲁兆麟,主校 . 沈阳:辽宁科学技术出版社,1997.
[18] 马大正 . 王岳与其《产书》[J]. 山东中医学院学报,1988,12(1):36-37.

［19］ 马大正.中医古籍珍本集成（续）·妇科卷·绪论［M］.长沙:湖南科学技术出版社,2014.

［20］ 欧阳修,宋祁.新唐书［M］.北京:中华书局,1975.

［21］ 司马光.资治通鉴［M］.武汉:湖北辞书出版社,2007.

［22］ 长孙无忌,等.唐律疏义［M］.刘俊文,点校.北京:中华书局,1983.

［23］ 王溥.唐会要［M］.上海:上海古籍出版社,1991.

［24］ 本山川丽.中国女性史［M］.高大伦,范勇,译.西安:三秦出版社,1987.

［25］ 刘昫,等.旧唐书［M］.北京:中华书局,1975.

［26］ 张杲.医说［M］.上海:上海科学技术出版社,1984.

［27］ 周密.齐东野语［M］.上海:上海书店,1990.

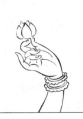

第八章
宋金元时代的妇产科学

（公元 960—1368 年）

第一节　妇产科学发展的历史背景

赵匡胤于 960 年建立了宋,结束了五代十国的封建割据,汉族政权又重归于统一。宋朝廷把防止割据势力的复辟与镇压农民的反抗作为建国方针,加强了中央集权制的统治。宋代对土地的拥有与地主对农民的盘剥方式虽然较以前有所改善,但广大农民仍然处于地主的残酷剥削与政府沉重的赋税徭役之下难以安生。王安石的变法本可以给阶级矛盾带来缓和的机会,但在保守派的攻击之下失败了。在阶级矛盾与民族矛盾十分激烈的情况下,农民起义连续不断,契丹、西夏、女真少数民族举兵屡犯,在双重力量的打击下,北宋(建都东京)政权于 1127 年被号称金的女真族消灭。而南迁的南宋(建都临安)政权,仍然奉行对内镇压、对外妥协的腐败政策,统治者沉迷于奢侈糜烂、屈辱偷安的生活。北方的蒙古族在经过了多年的部落战争后,获得了统一,建立了强大的蒙古政权,并发动大规模的战争,1234 年灭金,1271 年定国号为元,1279 年又一举覆灭了摇摇欲坠的南宋政权,建立起统一的元。金元政权的统治,使中国的经济和传统文化遭受很大的摧残,出现停滞不前甚至倒退的局面。广大人民受到阶级与民族的双重压迫,纷纷发动反抗元政权的起义斗争,在广泛的农民起义力量的打击下,朱元璋于 1368 年推翻了元,建立了明。

在这 400 多年的时间里,宋代手工业与商业空前发达,繁荣了城市文化,促进了科学进步,为妇产科学的发展,创造了良好的环境。熙宁九年(1076),朝廷设立太医局,产科成为下设的九科之一。庆元元年(1195),宁宗曾诏修胎养令,命部分府州根据本地实际情况,采取相应的助育措置[1]。这从侧面反映了朝廷对产科的重视。活字板的问世,造纸业的发达,为科学文化的传播提供了必要的条件。王安石的变法,为改革宋代的科举与学校制度带来好处,从而也影响了医学理论人才的培养。宋代理学的兴起,虽然具有强烈的唯心主义色彩,但主张阐释义理,主张"即物而穷其理"的学习风气,为医学理论的研究,尤其是对匮乏的妇产科理论的开拓,产生了积极的影响。元代太医院下设有产科兼妇人杂病,开始重视妇人杂病。金元时期妇产科的发展,是受妇产科独立分科前提下的其他医学科别交融的影响,许多不以妇产科鸣的医家,却对妇产科学的发展作出了卓越贡献。

第二节　宋金元代妇产科的论著

妇产科学经过漫长发展的岁月,到了宋代,已臻成熟,而这成熟的标志之一,就是出现了大量妇产科的专著,并大都在学术上具有建树。这些妇产科论著的出现,为充实妇产科的理论与临床,发挥了十分重要的作用。

现存的宋代妇产科医籍计有:陈自明的《妇人良方》24 卷,薛轩的《坤元是保》(即《女科济阴要语万金方》之别本)2 卷续 1 卷,郑春敷的《女科济阴要语万金方》及《妇科约囊万金方》,齐仲甫的《女科百问》2 卷及《产宝杂录》,郭稽中的《妇人产育保庆集》(又称《产育宝庆集方》)1 卷,朱端章的《卫生家宝产科备要》8 卷,薛辛的《女科胎产问答要旨》3 卷、《女科万金方》1 卷、《玉峰郑氏女科秘传》3 卷、《薛氏济阴万金书》3 卷及《家传产后歌诀治验录》,薛辛原撰、郑玉峰增辑的《郑氏秘传万金方》1 卷,郑玉峰的《济阴要旨》,无名氏的《产宝诸方》,赵莹的《校增产乳备要》,陈迁的《妇科秘兰全书》,虞流的《备产济用方》,陆子正的《胎产经验方》1 卷(以上两书收录于朱端章的《卫生家宝产科备要》中),杨子建的《十产论》。

未见或亡佚的妇产科医籍有:王守愚的《产前后论》1 卷,沈柄的《产乳十八论》,沈虞卿的《卫生产科方》1 卷,杨全迪、李寿的《集产后论》1 卷,杜苡的《附益产育保庆集》1 卷,郑汝明的《胎产真经》(又名《产经》)2 卷,张声道的《产育宝庆集方》1 卷,傅常的《产乳备要》,郭稽中的《妇人方》,郭时义的《牡丹十三方》1 卷,宋永寿的《产经》,汤夫人的《女科秘方》,管子和抄传的《治产仙方》,钱氏的《大生秘旨》,巢安世的《子母秘录》,郭稽中的《产经》2 卷,郑春敷的《坤元至宝》,禹益之、郭之才的《经验妇人产育小儿方》,郭稽中、杨子建的《胎前产后》,未知撰人的《专治妇人方》、《妇人经验方》、《产后十九论》1 卷、《产科经真环中图》1 卷、《家宝义囊》1 卷、《胎教论》1 卷、《集产后十九论》1 卷、《女科原病要旨》10 卷、《产乳集》。

金元时代妇产科医籍比起宋代来,却是寥若晨星,当今所能见到的书目有:赵德麟的《验方侯鲭》1 卷,冀致君的《校附产育保庆集》2 卷,未著撰人的《产宝诸方》1 卷;还有李辰拱的《胎产救急方》1 卷,据李辰拱自序,该书是为补杨仁斋著书之缺,"遂采摭古今效验方书,为《胎产救急方》",故并无创新之意。而署名为朱震亨的《产宝百问》5 卷(约刊于明末)、《胎产秘书》3 卷[初刊于清乾隆七年(1742)]及《产宝》1 卷(原见于《景岳全书·新方八阵》中),张元素的《产育保生方》,大概均系后人托名之作。郑氏家传的《女科万金方》成书于元至元二年(1265),原存清康熙抄本,经查未见,今日能够见到的,唯有《产宝诸方》和《胎产救急方》。

第三节　宋代妇产科的独立分科与理论临床的崛起

宋代的妇产科在整个妇产科发展史上,属于一个变革时代。因为,当时的妇产科学已从其他学科中脱胎出来,摆脱了以前的从属地位,成为一门专门的学科,并产生了与此相应的整套妇产科的理论学说。这种变化,不同于唐代以前医籍、医方数量的增加,而是一种质的飞跃。

一、宋代妇产科独立分科的形成

追溯到商代武丁时期,已有关于产病、妇人病的记载。这只是对妇产科疾病认识的肇始,并没有采用具体的、合理的治疗手段。随着医学日益进步,周代有了医学专科的最早分工。在反映当时医事制度的《周礼·天官》中,有专司医疗政令与治疗王及卿大夫疾病的"医师"和治疗平民疾病的"疾医",两者治病不分男女[2]。因为当时的妇产科学正处于萌发的早期,自然尚无分科的必要与可能。春秋战国时期,妇产科学已经跨越巫祝占卜的禁锢藩篱,逐步走向科学。《黄帝内经》中开始出现相当精辟的妇女生理、病理方面的论述,扁鹊曾被誉为"带下医",有人认为"此女人科之所昉"(《邯郸遗稿》吴叙)[3],其实不然,因为当时的妇产科还没有在组织形式和内容实质上同其他学科区分而独立。迨至汉代,宫廷内开始出现了乳医(又称女侍医、女医),专事皇后等人的产乳之疾。颜师古说:"视产乳之疾者,殆汉时又有此等女医,同隶于太医令,以备诸科之一,特史未详其制耳。"[4]这种局限于宫廷的乳医比之带下医,似乎更近于妇产科的专科医生,但只能成为一种局限于宫廷的不成熟的妇产专科的雏形。直至唐代,尽管妇产科已有长足的发展,产生过许多妇产科医籍与数以千计的妇产科方剂,临床上也可以治疗胎产经带诸多疾病,但当时的妇产科学仍像一个未足月的胎儿,未能从其他医科中脱胎出来。唐代太医署中令掌医疗之法的有医师、针师、按摩师、咒师等,学生的专业分科只有医(包括体疗、疮肿、少儿、耳目口齿、角法等五科)、针、按摩、咒禁等科[4]。可见当时的医事体例,并不存在妇产科的独立分科。然而,这些都成为宋代妇产科独立分科的前奏。

宋熙宁九年(1076),朝廷设立了专门从事医学教育的机构——太医局,下设九科,产科就是其中之一[5]。这是妇产科学从其他医科中分离出来,成为一门独立学科的标志,也是这门学科从幼稚臻至成熟的必然结果。这个结果又成为妇产科迅速发展的强大动力,因为一门独立的新学科需要不断地充实完备自己的理论体系和建立独特的诊疗方法,才能摆脱以前的从属地位,以适应独立分科的需要。

《中国医学人名志》记载,有"汪夫人者,以善医妇人显于宋,掌内府药院事,封温国太夫人;子孙世承其业",当时永丰的汤执中、金吉甫,兰溪的郭桂,杭州的郭照乾等,均是民间以妇科闻世的医家;昆山薛辛(字将仕)则称薛医产家[6]。孟元老在《东京梦华录》中记述了北宋都城汴京马行街北诸医铺,其中有大鞋任家产科[7];吴自牧在《梦粱录》中记述南宋都城临安有专设的郭医产药铺[8],这些都从另一个侧面证实宋代妇产科独立分科后的兴旺发达。

二、宋代教学对妇产科理论的促进作用

妇产科的医疗实践经过漫长的岁月,已经积累了非常丰富的临床经验。唐代的《备急千金要方》《外台秘要》《经效产宝》,以及《产乳集验方》,可算是集前人妇产科经验之大成,但就其性质而言,仍属于方书,其理论浅而寡。如果说唐代仍处于妇产科学的医疗实践时期,那么到了宋代,便开始进入比较广泛的妇产科学理论探讨与开发的新阶段。这是宋代妇产科学的最大特点之一。

宋代已开始了亘古未有的妇产科的理论教育。"元封改制后,太医局隶太常礼部,学生限额300人,设大方脉(120)人、风科(80)人、小方脉(20)人、眼科(20)人、疮肿兼折伤(20)人、产科(10)人、口齿兼咽喉科(10)人、针灸科(10)人、金镞兼书禁科(10)人。"[5]《宋史》亦载:"学生常以春试取,合格者三百人为额。""太医局有丞,有教授,有九科医生额三百人。岁终则会其全失,而定其赏罚。""科置教授一,选翰林医官以下与上等学生及在外良医为之。"[9]由此可见,当时对学生已采取考试招录,全国取录仅区区三百人,可谓皆是社会精英,还采用

奖优罚劣,择优荐用的原则,尤其是请"在外良医"充实教学,足以反映宋代对医学理论与临床实践的重视,并因此吸引了一批知识分子从事医学理论的教育工作。如齐仲甫为宁宗时(1195—1224)太医局教授,分职主管产科,曾编撰《女科百问》《产宝杂录》;郭稽中也是医学教授,曾编成《妇人产育保庆集》《妇人方》;傅常曾任澧阳教授,撰成《产乳备要》;陈自明为建康明道书院医学教授,编成《妇人大全良方》。在陈自明的《妇人大全良方》中,还记载"成都教授单骧方""祝景助教方""产科能宗古""产科郑宗文"等。这些有识之士既能著书立说,又能深入临床,还能对学生进行医学理论教育,对妇产科医学理论的发展与推广,起到了极大的作用。

崇宁二年(1103)另在国子监设立"医学",吸收儒生学医,以改变医学的社会地位。医学教育恢复"三舍升试法",每科设博士教导学生,每舍设有学长、学谕。还仿照太学,建立了严格而又烦琐的考试制度。每月一次私试,由本学长官自行考试;每年一次公试,由朝廷降差官主考。考试分三场。当时以《内经》《难经》和《脉经》为大经,以《诸病源候论》《龙树论》和《千金翼方》为小经。第一场,考三经大义,五道考题;第二场,方脉科考脉证大义和运气大义,各两道考题;针科和疡科考小经,两道考题;第三场,考假令治病法,试以临证处理技能。公试合格后,选取医疗技术精良者充当药局医师以下职务,其余各以其等第补官,或派为本学博士、正录,或委为外州医学教授[5]。这些学生所读书籍,的确均是当时中医的经典著作,在教学上具有十分重要的价值。

虽然在乾道三年(1167)曾一度废弃太医局,但在光宗绍熙二年(1191)又复置太医局的铨试制度。这时医学考试按《太医局诸科程文》进行,内容包括:①墨义,即笔试记问;②脉义,即试验察脉;③大义,即试验天地之奥及脏腑之源;④论方,即试验古人制方佐辅之法;⑤假令,即试验证候方治之真;⑥运气,即试验一岁之阴阳客王及人身感应之理[5]。其中的"假令",相当于现代的病案分析,是检验学生理论与实践相结合的一种测试方法。

《太医局诸科程文格》,是宋代国家医学考试试题问答记录,从中可以侧面反映宋代有关妇产科理论的考试情况。现将其中的部分程文举例如下:

"脉义第二道问:三部沉浮正等,按之无断绝者有娠。"(答案从略,下同)"大义第一道问:二七而天癸至,任脉通,太冲脉盛,月事以时下,故有子。第二道问:欲令胎寿当治其母。第三道问:衰其大半而止。""假令论方义一道问:假令晋王叔和《脉经》云,妇人产后七八天太阳证,小腹坚痛,此恶露不尽,不大便四五日,跌阳脉微实再倍,其人发热,日晡所烦躁者不能食,谵语,利之则愈,宜承气汤。又云,妇人产讫,五脏虚羸,唯得将补,不可轻泻。今产后复用承气汤者,恐有实实虚虚之咎,理何如哉,请陈毋略。""假令法第一道问:假令妊娠腹痛候目即节气当得何脉,本因是何脏腑,受病发何形候,即今宜用是何方药调,设有变动,又当随脉如何救疗,各项引《本经》为证及本草逐药主疗,所出州土,性味畏恶,正辅佐使,重轻奇偶,及修制之法,处方对答。第二道问:假令产后虚烦候目即节气当得何脉?"[10]

纵观上述试题的内容,涉及妇女的生理、妊娠病的治疗原则、产后虚实二证的治疗,以及妊娠腹痛和产后虚烦的证候、病理分析、临证应变治疗、药物分析、配方原则等。从这些试题中,可以反映出这些内容既具有代表性,又具有理论性与实践性,同时还富于启发性,在理、法、方、药方面均以经典著作作为圭臬,具有相当的水平。

宋代的这种教学方式,尤其是综合历代宝贵的妇产科理论,使之成为比较系统的教学内容,这对继承、发展妇产科学,造就一支妇产科的理论队伍,促使理论与实践结合,都无疑产生过积极、深远的影响。

三、宋代妇产科理论的崛起

回溯宋代之前的妇产科学,理论相对简单粗糙,临床上以病统方,一病多方,广罗原野以冀获效,缺乏辨证无从选方的流弊十分严重。所有这些,都是因为妇产科理论匮乏,不能切实指导临床,致使理论与临床分离的结果。尽管唐代妇产科发展比较迅速,但这种变化并未超出量变的范围。

逮宋,妇产科的发展已产生了质的变化,这种变化的标志,就是妇产科理论的发展完善。宋代妇产科理论的发展与完善,是在一派学术争鸣的气氛中进行的,这是一种促进学术繁荣的十分良好的氛围。

当时李师圣获见《产论》21篇,有说无方,医学教授、良医郭稽中以方附诸论末,而成为影响颇大的《产育宝庆集方》。陈言在《三因极一病证方论》中详述前书之得失;杜玟对《产育宝庆集方》作了附益;冀致君作《校附产育保庆集》;严用和著《校正郭稽中产后二十一论治》与《校正时贤胎前十八论治》等。这些争鸣的形式有对前人经验的补充、评论及校正,这是妇产科史上从未有过的现象,是一个"诸子百家"时期。当时《产育宝庆集方》的21论及陈言评注16方可谓风靡全国。学术上的争鸣给妇产科学带来理论上的飞跃,而理论上的发展,使人们对妇产科疾病的病因、病机、辨证、治疗方面均获取了新的见解。理论与实践的发展完善与密切结合,使宋代妇产科进入完全成熟的阶段。

阴阳是中医理论中的大纲总领,是最基本的概念。宋代妇产科理论之一,是对阴阳学说的引用与阐发。由朝廷组织编撰的北宋最大规模的方书——《太平圣惠方》提出"夫妇人者,众阴之所集"[11]的观点;《圣济总录》亦有"妇人纯阴"[12]的论述。这是经过长期观察,从生理上认识到阴血或阴精对女性更具有特殊作用所得出的结论,以此推导病因病机,指导临床治疗,就显示出十分重要的意义。当然,这种观点并不否认阴平阳秘对妇女维持正常生理的重要性。以阴阳偏胜的观点来讨论病因与治疗,成为宋代妇产科理论的重要内容。如论及月经病时,《普济本事方》说:"盖阴气乘阳,则胞寒气冷……故令乍少而在月后。若阳气乘阴,则血流散溢……故令乍多而在月前。当和阴阳,调其气血,使不相乘,以平为福。"[13]《女科百问》也提出"抑阳助阴,调理经脉"[14]以治疗月经先期。《产育宝庆集方》说:"产后血气虚损,阴阳不和,阴胜则乍寒,阳胜则乍热,阴阳相乘,则或寒或热。"[15]《普济本事方》还提出:"大率妇人妊娠,唯在抑阳助阴……若阳盛搏之,则经脉妄行,胎乃不固……阴阳调匀,有益胎嗣。"[13]除了上述补泻偏制、调整阴阳平衡的治法外,还有阴阳两补的方法。如陈素庵(即陈迁,下同)对虚证崩漏提出"升阳补阴"[16]的治则即是。

其次是妇产科中气血学说的确立。《圣济总录》提出妇女"以血为本,以气为用"[12]的论点。陈素庵有"男子以气为主,女子以血为主"[16]之谓。《普济本事方》又说:"男子以精为主,妇人以血为主。男子精盛则思室,妇人血盛则怀胎。"[13]故《妇人大全良方》中直接提出:"大率治病,先论其所主。男子调其气,女子调其血。"[17]上述论点,揭示了"血"在妇产科理论中的特殊地位,这是以妇女在经、孕、产、乳过程中均要损耗阴血与耗伤过极致病为依据的。杨士瀛在《仁斋直指方论》中指出:"男女均有此血气,人皆曰妇人以血为本,何耶?盖其血胜于气耳!血藏于肝,流注子脏,而主其血者在心,上为乳汁,下为月水,合精而为胞胎,独非血乎。血之所以流畅于经络者,气实使之,又不可举一而遗一也。"[18]其实,杨士瀛的理论与妇女"以血为本"的理论不悖,只是从不同的角度来认识罢了。严用和《济生方》的"妇人门"下专立"血气论治",篇中说:"气之为病,男子妇人皆有之,唯妇人血气为患尤甚。

盖人身血随气行,气一壅滞,则血与气并,或月事不调,心腹作痛;或月事将行,预先作痛;或月事已行,淋漓不断,心胀作痛;或连腰胁,或引背膂,上下攻刺,吐逆不食,甚至手足搐搦,状类惊痫;或作寒热;或为癥瘕,肌肉消瘦。非特不能受孕,久而不治,转而为瘵疾者多矣。"[19]对气血不调引起多种妇科疾病,已有充分的认识。其时,对气病或血病或气血同病而有所侧重也作了相当有深度的探讨。如《圣济总录》以"血虚则发热,气虚则发寒,血气俱虚,则寒热更作"论蓐劳,"血多者气虚,血少者气逆……治法虚弱者调气而益血。气逆者,宜调气而下血"治疗产后血晕[12];陈素庵主张"行气和血"治经前腹痛,"行血和气"治经行腹痛,"大补气血"治经后腹痛,临证用药,有轻重主次之分[16]。在《产乳备要》中设有八珍散,称其功效为"调和荣卫,理顺阴阳,滋血养气,进美饮食"[15],创制出理阴阳、滋气血的方剂。所有这些论点,构成了妇产科比较完整的阴阳学说与气血学说。妇产科阴阳学说与气血学说的确立,为妇产科的理论体系搭好了框架。

四、宋代妇产科辨证论治的出现

宋代以前的妇产科学,并没有形成辨证论治的体系,临床上论病施治、对症施治占主要地位。因此,书籍中出现了以病统方、试方治病的流弊十分严重。迄至宋代,逐渐克服了这些弊端,走上辨证论治的轨道。

《陈素庵妇科补解》中素庵执笔的部分,已体现了非常深刻精到的辨证论治精神。他在"经血成块方论"中说:"妇人经行,其块成大或散,皆血所结,乃血滞也。红而成块者,血热兼风。紫甚或黑色成块者,血热有伏火,久而蓄结也。黄浊成块者,湿痰裹血也。淡红而成块者,风冷客胞门致血凝聚也。治宜行血散滞为主,寒、热、湿痰,当审因而佐治之。"在讨论经水不通时,他以"血瘀""外邪风冷""痰滞""七情郁结""脾胃虚弱""二阳之病""血枯""肾虚津竭"等病因分型,以活血化瘀、温经通脉、导痰行瘀、疏肝解郁、补益脾胃、清心养脾、大补气血、滋阴补肾诸法论治[16]。再如《妇人大全良方》的"通用方序论"云:"夫通用方者,盖产前、产后皆可用也。或一方而治数十证(病),不可入于专门。"[17]陈自明反对一病一方的用药方式,认为一方可治多病,前提是只要存在相同的证[17]。四物汤是妇产科中可以灵活多变的祖方,《太平惠民和剂局方》称四物汤为"善用者,若驭良马,以意驱策之,则随意无所不至,自可珍也"[20]。因此,陈自明的《妇人大全良方》在谈论四物汤的适应证时,例举了许许多多的妇产科疾病,并通过药物配伍的调整,来适应妇产科病证的变化,可谓变应百出,美不胜收。正如陈自明所说:"虽曰通用,亦不可刻舟求剑,按图索骥而胶柱者也。"[17]

宋代妇产科学,已经具备了八纲辨证、脏腑辨证以及气血辨证的内容,成为宋代妇产科学走向成熟的标志之一。

五、宋代妇产科经带胎产序列的确立

妇产科书籍的编排体例,宋代以前都是先胎继产而后经带。汉代的《金匮要略》是如此,晋代的《脉经》亦然,唐代的《备急千金要方》《千金翼方》《外台秘要》也无例外。唯独隋代的《诸病源候论》妇产科部分是按经、带、胎、产的序列编排的,估计这种编排的变更并非出于精心设计,因此也无法体现这种变更的用意,自然也不会对唐代产生过直接的影响。

考究这种先胎产后经带编排序列的形成,其原因有二:一是"不孝有三,无后为大",言嗣续之至重;二是"妇人免乳大故,十死一生",言分娩之艰危。长期对胎产的偏重,形成了胎产与经带内容多寡的悬殊对比与畸形发展。其结果出现了大量胎产方面的专书,而对经带疾

病的研究,则长期处于缓慢的进展状况。

迨宋,当人们意识到经带疾病是妇产科的多发病、常见病,并且观察到它们并非孤立的疾病,而与孕育有直接关联的时候,经带疾病才因此受到医家们的注目。

《陈素庵妇产科补解》说:"妇人诸病,多由经水不调。调经,然后可以孕子,然后可以却疾,故以调经为首,序于安胎、保产之前。"还说:"故治妇人之病,总以调经为第一。"[16]非常郑重地将调经置于首要地位。

《普济本事方》也说:"凡妇人有白带,是第一等病,令人不产育,宜速治之。"许叔微将带下病与不孕症的因果关系作了非常中肯的说明,认为带下"是第一等病"[13],还是史无先例的。

在《妇人大全良方》的纲目中,分全书为八门,开首为"调经门",下注"凡医妇人,先须调经,故以为初";次为"众疾门",下注"经脉不调,众疾生焉,故以次之";其后为"求嗣门",注曰"众疾既无,须知求嗣";后为"胎教门",注曰"求嗣已明,须知胎教";后为"妊娠门",注曰"胎教已明,须知妊娠疾病";后为"坐月门",注曰"坐月已明,须知产难";后为"产后门",注曰"产难已明,须知产后疾病"[17]。而在"调经门"的后部分,已经进行了带下病的讨论,所以,该书的实际编例,还是按照经带胎产的编排序列。在宋代朝廷修编的大型方书《太平圣惠方》与《圣济总录》中,就已经确立了上述的编排序列,且治疗经、带疾病的内容颇为可观,成为后世的楷模。齐仲甫的《女科百问》、严用和的《济生方》等书,多遵此体例。由于这种体例是基于对经带疾病的重视,因此,宋代对经带疾病的研究,比以往任何时候都深刻,经带胎产研究重心的平衡和次第关系,也从此确立。

六、宋代妇产科学方药的进步

宋代妇产科学飞跃发展的又一个标志,是方剂学方面的进步,其中包括妇产科方剂数量的大幅度上升与辨证论治理论指导下众多极其效验的方剂的创制。刊于992年的《太平圣惠方》,是由北宋翰林医官院王怀隐等编写的,其中69~81卷介绍妇人疾病,收集医方2 216首[11];成书于1111—1117年的《圣济总录》,也是北宋朝廷组织编写的,其中151~166卷介绍妇人疾病,收集医方1 458首[12];陈自明的《妇人大全良方》集当时妇产科之大成,收方1 118首[17]。除此之外,严用和的《济生方》、陈言的《三因极一病证方论》、许叔微的《普济本事方》、杨士瀛的《仁斋直指方》以及《急救仙方》等方书中,亦收集了不少妇产科方剂。

宋代妇产科的方剂,与唐代妇产科方剂比较,最大的特点是制方过程中开始运用辨证论治的意识,一改唐代集祛风、散寒、活血、补益于一方的糅杂局面。制方的辨证意识与临证的辨证选方相结合,避免了唐代盲目试方的被动现象。方证的结合,是宋代妇产科提高疗效的重要环节之一。

宋代产生了许多辨证明确、功效卓著的临床基础方剂。如健脾益气的四君子汤、补益心脾的归脾汤、燥湿化痰的二陈汤、燥湿和胃的平胃散、行气降逆的四磨饮、补益肝肾的六味地黄丸、补血和血的四物汤、疏肝健脾的逍遥散等。用这些方剂衍变损益,就可以创制出许多适合于临床千变万化的方剂来。虽然并非妇科专方的四物汤出自唐代的《仙授理伤续断秘方》,《妇人大全良方》称之为"通用方",并说:"经血凝滞,腹内血气作痛,加莪茂、官桂等分""产后欲推陈致新,补血海,治诸疾,加生姜煎""如产后被惊,气滞,种种积滞,败血,一月内恶物微少,败血作病,或胀或疼,胸膈胀闷;或发寒热,四肢疼痛,加延胡索、没药、香白芷""如血风于产后乘虚发作,或产后伤风,头痛发热,百骨节痛,加荆芥穗、天麻、香附子、石膏、藿香""如虚热心烦,与血相搏,口舌干渴,欲饮水者,加瓜蒌根一两、麦门冬三分""若水停心下,微吐逆,加猪苓、木防己",其中临证变法不下数十种。如陈自明所说:"名医于此四物中增损品味随意,虚实寒燠,无不得其效者。"[17]从中可以反映宋代医家已经具备临证取方,随证应变的能力。在《产育宝庆集方》中也有"通用四物汤"治疗妇科诸病的记载[15]。王硕的《易简方》中治经血凝滞,腹内血气作疼,"《局方》四物汤加莪术、官桂等分,名六合汤。"[21]这便是元代王好古《医垒元戎》创制著名的六合汤的前身。将四物汤视为妇科名方,应是一大发现,将其变通运用,更是一大进步。

宋代,已经产生了许多妇产科的名方。如《普济本事方》治疗"娠胎气不和,怀胎近上,胀满疼痛,谓之子悬"的紫苏散(大腹皮、人参、川芎、橘皮、白芍、当归、紫苏、甘草),治疗"产后中风,口噤,牙关紧急,手足瘛疭"的愈风散(荆芥),治疗产后血虚大便燥秘的麻苏粥(苏子、火麻子)[13];《妇人大全良方》记载陈景初治疗"妊娠胎水肿满"的天仙藤散(天仙藤、香附、陈皮、甘草、乌药、木瓜、苏叶、姜),治疗寒湿闭经的温经汤(当归、川芎、芍药、桂心、丹皮、莪术、人参、甘草、牛膝),治疗气血积滞癥瘕的三棱煎(三棱、莪术、青橘皮、半夏、麦芽),养血通经的柏子仁丸(柏子仁、牛膝、卷柏、泽兰叶、续断、熟地)[17];《产育宝庆集方》治疗气血阻滞产后身痛的趁痛散(当归、黄芪、白术、炙甘草、桂心、独活、牛膝、生姜、薤白、桑寄生),治疗产后所下过多、虚极生风、唇青肉冷、汗出目眩、神昏或痰迷气喘、命在须臾的济危上丹(乳香、五灵脂、硫黄、太阴玄精石、陈皮、桑寄生、真阿胶、卷柏),治疗产后恶血不尽及胎衣不下的二圣散(羌活、川芎),治疗产后血崩、小产血崩漏下的乌金散(棕榈皮、乌梅、干姜烧灰存性)[15];《太平惠民和剂局方》治疗产后败血不尽、胞衣不下、血胀迷闷的花蕊石散(花蕊石、硫黄),治疗寒凝胞衣不下、血晕口噤的黑神散(黑豆、熟地、当归、肉桂、干姜、炙甘草、芍药、蒲黄),治疗寒凝血瘀痛经闭经的调经散(当归、肉桂、没药、琥珀、白芍、细辛、麝香)[20];《陈素庵妇科补解》中治疗气血两虚的三才大补丸(人参、白术、杜仲、熟地、当归、川芎、香附、黄芪、白芍、熟艾、补骨脂、阿胶、山药),治疗瘀血经闭的红花桃仁煎(红花、当归、桃仁、延胡索、赤芍、川芎、乳香、丹参、青皮、生地),治疗血崩的黑蒲黄散(炒蒲黄、阿胶、当归、川芎、白芍、熟地、生地、丹皮、荆芥、地榆、香附、棕炭、血余炭)等[16],不胜枚举。这些方剂,成为宋代乃至当今的妇产科代表方剂。再如《太平圣惠方》中有催生丹(十二月兔脑,去皮膜,研如泥,通明乳香、母丁香、麝香)治疗难产[11]。这是最早运用动物脑髓以求获得类似于催产素效果的方剂,因而是一张有口皆碑的名方。

对于药物在妇产科功效方面的研究,宋代亦取得了一定成就。例如《妇人大全良方》提出乌贼鱼墨或棉子对于妇人血崩具有很高的疗效,还认为:"四物汤,妇人多用者,以其不问产前、产后、经水多少,皆可通用,唯丹参散一味,其主治颇相类。"[17]提出丹参一味功同四物的论点。诸如此类的内容很多,不一而足。

把处方用药开始纳入新的理论体系,使治疗方法提高到理性阶段的尝试,是宋代妇产科学的重要特点。

妊娠药忌,在宋代以前,已有零星报道。《妇人大全良方》提出"半夏有动胎之性"[17]的说法,竟引起一千年来的争论。此外,书中收录了《孕妇药忌歌》,通过歌诀的形式,便于人们记忆吟诵。歌曰:"蚖斑水蛭地胆虫,乌头附子配天雄。跳踯野葛蝼蛄类,乌喙侧子及虻虫。牛黄水银并巴豆,大戟蛇蜕及蜈蚣。牛膝藜芦并薏苡,金石锡粉及雌雄。牙硝芒硝牡丹桂,蜥蜴飞生及䗪虫。代赭蚱蝉胡粉麝,芫花薇衔草三棱。槐根硇砂与干漆,亭长波流茼草中。瞿麦茴茹蟹瓜甲,猬皮赤箭赤头红。马刀石蚕衣鱼等,半夏南星通草同。干姜蒜鸡及鸡子,驴肉兔肉不须供。切忌妇人产前忌,此歌宜记在心胸。"[17]这一歌诀流行广泛,影响十分深远。歌诀中所提到的药物有许多确实属于妊娠期间的禁忌药物,但也杂有杞忧。然而,对妊娠期间禁忌药物的认识,已成为妇产科学的一个重要组成部分。自宋代之后,对于妊娠禁忌药物的认识走上了弯路,由于不能区分偶然性或是必然性药物毒副反应所产生的偏见,妊娠禁忌药物有增无减。有人统计,明代《本草纲目》以前的妊娠禁忌药物已达107种,又有人统计38种医学著作,列为妊娠禁忌药物的竟达264种之多,到了草木皆兵、无药可用的窘境。

七、宋代妇产科的临床

宋代妇产科的临床,已经达到比较成熟的阶段。其成熟的标志之一,是对妇产科疾病的广泛认识。以《太平圣惠方》所涉及的范围为例,即可以反映宋代妇产科内容的宏博。

《太平圣惠方》卷第六十九分节讨论了妇人中风、偏枯、风痹手足不随、角弓反张、口噤、血风心神惊悸、风眩头痛、风瘙痒、癫狂、瘾疹、血风烦闷、风痰、血风走疰、身体骨节疼痛、水气肿满、血分、脚气;卷第七十分节讨论虚损、风虚劳冷、无子、子脏虚冷久无子、血风劳气、客热、寒热、骨蒸劳、冷劳、热劳、血风攻脾胃不能食、咳嗽、呕吐、吐血、鼻衄、与鬼交通;卷第七十一分节讨论积聚、痃癖、疝瘕、癥痞、血症、食癥、八瘕、腹中瘀血、腰脚疼痛、心痛、心腹疼痛、小腹疼痛、两胁胀痛、胸胁胀痛、心腹胀满、乳痈、乳痈硬肿如石、乳痈久不差、乳肿、乳疽、乳结核、乳痈肿疼痛、乳痈熏法;卷第七十二分节讨论月水不通、月水不调、月水久不通、月水不利、月水不通无子、月水不断、月水不通脐腹积聚、月水来腹痛、月水不通腹内癥块、室女月水不通、淋、胞转、小便不通、小便出血、小便数、大便不通、大便下血、痔病;卷第七十三分节讨论了漏下、漏下五色、赤白带下、赤带下、白带下、带下五色、久赤白带下、崩中下血、崩中五色、白崩、崩中漏下不止、阴肿、阴痒、阴冷、阴挺下脱、阴疮;卷第七十四分节讨论妊娠期间的中风、痉、伤寒、时气、热病、热病胎死腹中、疟疾、霍乱吐泻、痰逆不思食、咳嗽、心烦热、烦热口干、下痢、大小便不通、小便不通、小便淋涩、尿血;卷第七十五分节讨论妊娠期间的阻病、呕逆不下食、胎动不安、胎动下血、漏胎、胎不长养、胎动腹痛、心腹胀满、心腹痛、心痛、腰痛、胎间水气子满体肿、僵仆胎动腹痛下血;卷第七十六分节讨论胎教、逐月养胎将息慎护法、逐月养胎主疗、转女为男法、食忌、推行年法、推日游法、日历法、预备药物法、孩子要用药物、预服滑胎令易产、十二月产图、借地安床藏衣法、衣色及首指并起日法、禳谢法、禁草法;卷第七十七分节讨论妊娠期间的惊胎、胎上逼心、堕胎后血下不止、数堕胎、产难子死腹中、堕胎胞衣不出、胎动安不得却须下、鬼胎、中恶、产难、难产符、难产符文、数日不产、胞衣不出、逆产、横产;卷第七十八分节讨论产后中风、口噤、角弓反张、心神惊悸、中风恍惚、四肢挛急、伤寒、寒热、咳嗽、呕逆、霍乱、头痛、虚喘、虚汗、咳癔;卷第七十九分节讨论产后的积聚癥块、血瘕、烦闷、烦渴、风虚浮肿、腰痛、崩中、月水不通、月水不调、小便淋涩、大小便秘涩、赤白痢、痢脓血、下痢、小便数、小便血;卷第八十分节讨论产后将护法、血运、血运闷绝、恶血冲心、恶血腹内疠刺疼痛、血邪攻心狂语、恶露不下、恶露不绝、恶露不绝腹痛、蓐劳;卷第八十一分节讨论产后虚羸、风虚劳损、乳无汁下乳汁、吹奶、妒乳、儿枕腹痛、心痛、心腹痛、小腹痛、两胁胀满[11]。

宋代已经出版了诸多著名的妇产科著作。这些著作包罗的妇产科学内容比起唐代的《经效产宝》,真是霄壤之别!从官修的大型方书《太平圣惠方》与《圣济总录》收罗的妇产科内容之多,更是前所未有。可以这么说,宋代的妇产科学基本涵盖了该学科绝大部分内容,以后的妇产科学,只是在此基础上所作的补充。

朱端章的《卫生家宝产科备要》是一部集宋之前产科之大成的著作,内容十分丰富,不遗巨细。其中收录虞流的《备产济用方》,提出"妇人禀受虚实,皆缘生产而能移易,若能一一如法将息补养,则有平生虚怯多病而遂盛实无病者,若不能将息补养,则有平生盛实无病遂致虚损瘦瘠,成缠绵不可起之疾者"的观点[22],对后世影响甚大,认为一些宿病可以通过孕产期间的保养而得以康复,健康的产妇由于失于调养,也可以导致终生难愈的疾病。书中对产前预备、产后将护十分讲究。如产前预备产房、药物及择稳婆,产后"以至碗器之类,并须用沸汤洗,火灸干方可用"。再如:"产后须常体问产妇,如所下恶物多,即不须再三进逐恶血药,恐气血益虚,烦闷晕乱及生疾病,如觉比寻常少或不行,则须急攻之。缘血随气上行掩于心,故令烦闷而心满急,二者得失甚大,切在详审。产后大肠秘涩,此是产时走津液多,肠胃未和,乃常事也,切不可乱服通利药。"[22]产后三问,已具其二。此外,虞流在自序中云:"初虞世尝谓:妇人生产须使之自能通晓,方为尽善,斯乃至论。"[22]产科知识需要普及至产妇,已成共识。

关于月经的概念,《妇人大全良方》说:"所以谓之月事者,平和之气,常以三旬一见,以象月盈则亏也。"[17]《太医局诸科程文格》谈到月经生理现象时说:"……血海由兹以满必盈溢,其欲而流转,月事以时下,当通泄而见其调匀,如昼夜之无差。"[10]这些论述,都是十分有意义的。

月经现象是妇女生理正常与否的重要标志之一。薛辛在《薛氏济阴万金书》中说:"夫妇人月经,气血盈亏于是焉察之,病之有无于是焉候之,生息孕育于是焉系之。其通其闭,关于妇人为甚重。"[23]还说:"妇人有病,月水不嫌其多,两乳不嫌其大,皆生意也。"[23]此语的意思是女性患者,月经多相对要比月经少好;乳房发育成熟,相对要比乳房发育不成熟好,这都是与她们的生意相关的。其中揭示了内在的内分泌因素。《陈素庵妇科补解》说:"经来或过期,或不及期,或乍多乍少,或忽来忽断,皆属不调。来时或痛或不痛,或紫或黑、或红或淡,或成块或散血,形症各异。不调,则寒热往来,癥瘕痃癖,浮肿胀满,骨蒸劳瘵,诸症由此而生……"[16]说明宋代已经开始从月经的期(周期、经期)、量、色、质和伴随的症状来认识月经失调,并发现月经不调又是导致许多其他疾病的根源,并由此重视月经期间的摄护。郑春敷在《女科济阴要语万金方》中说:"女人经至,即如大产。须畏避风寒,禁止洗浴,节食,戒气,否则,百病蜂起。"[24]

经期失常,在宋代已引起极大的重视。寇宗奭说"凡看妇人病,入门先问经期"就是最好的说明。《圣济总录》概括月经周期失调的机理时说:"养之得道,则荣卫流行而不乖;调之失理,则气血愆期而不应。"[12]北宋时期,对于月经先期或后期两种性质截然不同的疾病,在许多方书中,还是一方同治,不加区分。《普济本事方》针对上述情况提出:"治妇人病多是月经乍多乍少,或前或后,时发疼痛,医者一例呼为经病,不曾说得是阴胜阳,是阳胜阴,所以服药少得有效。盖阴气胜阳,则胞寒气冷,血不运行,《经》所谓天寒地冻,水凝成冰,故令乍少而在月后;若阳气乘阴,则血散溢,《经》所谓天暑地热,经水沸溢,故令乍多,而在月前。"[13]许叔微说的是经病之常,陈素庵则提出经病之变。《陈素庵妇科补解》说:"非先期来者,定来多;后期来者,定来少也。先期者,亦有时而少;后期者,亦有时而多。但多则血必热,少则血必滞。"他又说:"若不及三十日而先至者,血热,当清热凉血。或营经有风,风生热,宜大安营煎(当归、白芍、生地、川芎、秦艽、黄芩、丹皮、焦栀、川断、薄荷、甘草、茯苓,色紫量多加黑黄柏)。""经水后期而至者,血虚也。此由脾胃衰弱,饮食减少,不能生血所致。当补脾胃,以滋生化之源。血生于至阴,至阴者脾也。宜服补中汤(白术、茯苓、人参、山药、广皮、当归、白芍、熟地、川芎、炙甘草、葛根、香附、姜、枣）。”[16]以血热论月经先期，以气血不足论月经后期，可谓抓住了辨证的本质。谈到经期延长时，陈素庵说：“妇人经行，多则六七日，少则四五日，血海自净。若迟至半月或一月，尚淋漓不止，非冲任内虚，气不能摄血，即风冷外感，使血滞经络，故点滴不已，久则成经漏，为虚劳、血淋等症。若经行合房，以至血漏，尤为难治。宜服棕蒲散（棕蒲二味炒黑存性，归身、白芍、川芎、生地黄、丹皮、秦艽、泽兰、杜仲）。”[16]

崩漏，是月经病中研究的重点。严用和在《济生方》中说：“崩漏之疾，本乎一证，然有轻重之别焉。轻者谓之漏下，漏下者淋沥不断是也。重者谓之崩中，忽然暴下，乃漏证之甚者也。多因喜怒、劳役以致冲任虚损、阴阳互相胜负而然。若血下过多，真阴走耗，遂致头晕眼花，气乏怔忡，身体羸瘦，饮食减少，腹内冷痛，四肢无力，惊惕恐怖，此其证也。”[19]唐代对崩漏的治疗，常偏于消瘀，或合众法于一方而不得要领。《陈素庵妇科补解》中已非常明确地提出：“妇人血崩，当辨虚实。实者，清热凉血。宜服黑蒲黄散［蒲黄（炒黑）、阿胶、当归、川芎、白芍、熟地、生地、丹皮、荆芥（炒黑）、地榆（炒黑）、香附、棕灰、血余末］。”又说：“怒伤肝，肝藏血，因而崩注。但和肝气，清肝火，养肝血，则病自愈。宜柴胡抑肝散［柴胡、青皮、香附、丹皮、焦栀、当归、川芎、白芍、生地、蒲黄（炒）、荆芥（炒）、棕榈灰］。”[16]《普济本事方》用一味黄芩[13]，黎民寿《简易方》用黄柏汤（黄芩、黄柏、黄连）治疗血崩[25]。凉血、清肝、泻火法治疗血崩的治则已广泛运用。《济生方》却另外提出：“有对证服之而作效者，亦有试之而罔功者，非药之不应，乃由冲任极虚，血海极寒故尔……今既虚极而又寒极，血寒则凝而不运，是以崩中不已……若以谓血热致崩而用凉药误矣。每用岁丹作效（岁丹未见药物）。”他的镇宫丸也应是治疗冲任虚寒崩漏的方剂，药有代赭石、禹余粮、香附子、阳起石、川芎、鹿茸、茯神、阿胶、炒蒲黄、当归、血竭。《济生方》还谈到忧思过极引起的崩漏，说“妇人忧思过度，劳伤心经，心主于血，心虚不能维持诸经之血，亦能致崩中下血之患”，主张用柏子仁汤（当归、川芎、茯神、小草、阿胶、鹿茸、柏子仁、香附子、川断、炙甘草）治疗；若室女崩漏，“唯当以四物汤加香附子煎。血色鲜而不止者，挟热也，宜去熟地黄，加生地黄煎”[19]。此外，《女科百问》中有“妇人卦数已尽，经水当止而复行”，若血有余而未止者，“不可止之，但令依时，不腰痛为善”[14]。大量运用炭类药物治疗崩漏，大致成风于宋代，在唐之前是很少见的。朱佐《类编朱氏集验医方》中的三灰散（败棕、棕皮、栀木叶化灰存性）[26]，《济生方》中的十灰丸（锦灰、黄绢灰、马尾灰、艾叶灰、藕叶灰、藕节灰、莲蓬灰、油发灰、赤松皮灰、棕榈灰、蒲黄灰）[19]，《妇人大全良方》中的琥珀散（赤芍、香附子、荷叶、男子发、当归、棕榈、乌纱帽，均煅炭存性）、如圣散（棕榈、乌梅、干姜烧炭存性）或当归、白芍、干姜、棕榈各煅炭存性服等[17]，即是明显的例子。在运用炭类药物入血止血的同时，人们亦发现炭类药物止血的弊端。张声道说：“譬如治痢，有积不先去之，徒服断下药，一时暂止，久则毒气愈深，甚至危殆。血崩乃经脉错乱，不循故道，淖溢妄行，一二日不止，便有结瘀之血，凝成窠臼，更以药涩住，转见增剧。宜先以五积散加醋煎，投一二服，次服灵脂散及顺气药，去故生新，自能平治。此切当之说。”[17]张声道的“不循故道”与“去故生新”，是对活血化瘀法治疗崩漏机理的最完美解释，是最具有洞察力的见解。《仁斋直指方论》提出“败瘀出而未尽，亦作崩中漏下”者，应用震灵丹（禹余粮、紫石英、赤石脂、代赭石、乳香、五灵脂、没药、朱砂）化瘀止血[18]。震灵丹确实是一张经久不衰治疗瘀血崩漏的代表方剂。郑春敷在《女科济阴要语万金方》中说：“妇人血崩甚而腹痛，人多疑恶血未净，又见血色瘀黑，愈信恶血之说，不敢便止。大凡血之为患，欲出未出之际，停在腹中，即成瘀血，难尽以瘀为恶，又焉知瘀之不为虚冷乎，若必待不见瘀血之后止之，恐并其人亦不见矣。此腹痛更有说，积而腹痛，血通而痛止，崩而腹痛，血住而痛止。”[24]

他对崩漏所见瘀血与腹痛的分析,至当而精辟。

对于闭经的认识,宋代已经达到相当高的水平。《女科济阴要语万金方》说:"妇人经事三月不至,不宜便与安胎,亦不宜认作是病,必须详审熟察,是胎则安养,是病则调治。"[24]治疗之审慎,可见一斑。《妇人大全良方》说:"经水枯竭,则无以滋养,其能行乎?譬犹索万金于乞丐之人,虽捶楚并下,不可得也。但服以养气益血诸药,天癸自行。又有一种妇人盛实,月经瘀闭,利之则行。自有证候,学者宜审焉。"[17]他提纲挈领地将闭经的辨证与治疗分为虚实、攻补,使习者豁然开朗。《陈素庵妇科补解》谈及闭经的原因就有血瘀、外邪风冷、痰滞、七情郁结、脾胃虚弱、血枯、肾虚津竭等。书中说:"妇人月水不通,属瘀血凝滞者,十之七八。日久不治,必成癥瘕。有热结下焦而经闭者,有寒袭胞门而经闭者。此症必时时作痛,或少腹板急,宜服红花桃仁煎(红花、当归、桃仁、香附、元胡、赤芍、川芎、乳香、丹参、青皮、生地。热,加酒炒大黄;寒,加肉桂、熟艾)。"[16]陈素庵将血瘀再分为热瘀寒凝,较前人前进了一步。又说:"妇人或经行,或产后,或病久体虚,风冷乘虚外入,客于胞门,久则必伤冲任,为沉寒锢冷之疾,必用辛温之剂以逐寒邪,则经水自行矣。宜桂附丸(肉桂、香附、元胡、熟艾、当归、熟地、红花)。"[16]明确提出痰滞作为闭经原因的,首先见于宋代。陈素庵说:"经水不通有属积痰者。大率脾气虚,土不能制水,水谷不化精,生痰不生血。痰久则下流胞门,闭塞不行,或积久成块,占住血海,经水闭绝。亦有妇人体肥脑满,积痰生热,热结则血不通。宜用四物合二陈汤导痰行血。"[16]七情之病常致闭经,可溯源于《黄帝内经》,然而从此医家未有更多的阐发。陈素庵说:"七情者,喜怒忧思悲恐惊也。七情中唯喜不伤人,余者皆属内伤。而妇人多居闺阁,性多执拗,忧怒悲思,肺、肝、脾三经气血,由此衰耗。惊恐伤胆及肾,亦或十之三四。肝脾主血,肺主气,肾主水,一有郁结,则诸经受伤,始起,或先或后,或多或少,久则闭绝不行。治法以调气开郁为主,宜用乌药散(乌药、香附、苏子、广皮、柴胡、丹皮、焦栀、木香、当归、川芎、薄荷、生甘草)。"[16]陈素庵的论述与遣药,确有超越前人的地方。对于脾胃虚弱引起的闭经,他还说:"经血应期三旬一下,皆由脾胃之旺,能易生血。若脾胃虚,水谷减少,血无由生,始则血来少而色淡,后且闭绝不通。治以大补脾胃为主。"[16]陈言的《三因极一病证方论》亦说:"妇人气血虚,经不行,若服破血行经药,是杀之也。"[27]指出了误治的恶果。血枯闭经,是沉疴痼疾。《陈素庵妇科补解》说:"唯血枯一症,即虚损痨瘵之由,若不急治,便成不救,宜服回天大补膏(人参、白术、白茯苓、当归、白芍、川芎、生熟地、二冬、知母、香附、红花、山药、龟胶、阿胶、鳖胶、元参、丹皮、柴胡、人乳、牛乳、羊乳、梨汁、柿霜)。"[16]哀集众多大补气血、滋养阴液的血肉有情之品于一方,剂型独特,成为治疗痨瘵(结核病)闭经的代表方剂。书中还说:"经水不通,分有余、不足,差之毫厘,谬之千里。有余者,调之通之,不足则补之。"[16]这种分类与治疗法则,成为明代张景岳以血隔、血枯论治闭经的先导思想。他以肾虚津竭(阴虚火旺)论闭经,也是发前人所未发。陈素庵说:"若房劳过度,则肾脏虚。肾虚则津液耗损。合多则高骨坏而肝气伤……二经既病,则水不升火不降,元火上炎煎迫肺金,心气不得下通,则胞脉闭而月事不来也,宜服补肾地黄汤(熟地、麦冬、知母、黄柏、泽泻、山药、远志、茯神、丹皮、枣仁、元参、桑螵蛸、山萸肉、竹叶、龟板)。"[16]从上面的论述可以看出,宋代对闭经的认识,已经相当深刻了。薛辛在《女科万金方》中说:"有一生经闭不通者,乃名石女,非药所治。"[28]介绍这一十分特殊的月经现象。

陈迁《妇科秘兰全书》称:"妇人经隔二三月,或妊或气隔,忽然崩如山,寒热腹痛者,皆因气伤,可服加减养血当归汤止崩。"[29]指出月经阻隔有时隐示崩中的即将出现,确实具有预见性。

把月经色、质的异常作为月经病诊断辨证的依据,发轫于宋代。《陈素庵妇科补解》说:"妇人经血来时,其色或红或紫,或紫极而黑,或淡白,或黄褐,或淡红,各各不同。红者,正色也。紫者,血热兼风也。黑者,热极也。淡红者,血虚也。淡白者,气虚也。黄褐者,湿痰兼脾虚也。热宜凉,虚宜补,痰宜清,随症定方,临时斟酌。"又说:"妇人经行,其块成大或散,皆血所结,乃血滞也。红而成块者,血热兼风也。紫甚或黑色成块者,血热有伏火,久而蓄结也。黄浊成块者,湿痰裹血也。淡红而成块者,风冷客胞门致血凝聚也。治宜行血散滞为主,寒、热、湿痰,当审因而佐治之。"[16]将月经的色、质作为最有价值的望诊依据,对月经病的辨证处方,提高疗效,具有十分重要的作用。

对于行经时伴随的疾病,宋代已谈论得相当广泛。现以痛经为例,《陈素庵妇科补解》说:"妇女经欲来而腹痛者,气滞也。法当行气和血,宜调气饮。"又说:"妇人经正来而腹痛者,血滞也。法当行血和气,宜服大玄胡索散。"还说:"妇人经行后腹痛者,是气血两虚也。法当大补气血,以固脾胃为主,或余血未尽,加行滞药一二味,可服三才大补丸。"[16]这种将痛经分为经前属气滞而行气佐以和血,经行属血滞而活血佐以和气,经后属气血两虚而补益气血,如此精辟的见解,成为以后历代治疗痛经的大则,有振聋发聩之功。

经行入房,是历代妇产科忌讳之事。《陈素庵妇科补解》对其后果剖析得更深,说:"经正行而男女交合,败血不出,精射胞门,精与血搏,入于任脉,留于胞中。轻则血沥不止,阴络伤则血内溢;重则瘀血积聚,少腹硬起作痛,小便频涩……终身不愈,皆由经行合房所致。"[16]这些症状的描述,与现代医学的盆腔炎性疾病后遗症,颇多类似之处。

带下一症,在唐代之前,常常与崩漏混为一谈,这完全是受到王叔和五色之崩的影响。到了宋代,人们才从概念上将二者加以区分。《仁斋直指方》说:"下部出血不止,谓之崩中;秽液常流,谓之带下。"[18]《普济本事方》称其为"第一等病"[13]。《济生方》也说:"有室女虚损而有此疾者,皆令孕育不成,以致绝嗣。凡有是证,速宜治之。久而不治,令人面色黑䵣黯,肌肉瘦瘠,腹胁胀满,攻刺疼痛,甚至足胫枯细,多苦逆冷,尪羸不能食矣。"[19]带下病的重要性已被医家们普遍接受。隋代《诸病源候论》中,虽亦曾有赤带、白带之论,但亦有十二带之谓,名目繁多,实乱视听。《济生方》中直截了当地指出:"然所谓十二带下者,亦不显其证状,今人所患,唯赤白二带而已。"[19]《圣济总录》亦说:"论曰带下有三十六种,名虽不同,所致则一……冷则色白,热则色赤,冷与热并,则赤白杂下。"[12]虽然当时理论上已依带下白、赤来划分寒热,但这种论点尚未获得临床支持。宋代治疗带下病,仍以温补固涩为主,很少遣用清热之剂。像《太平圣惠方》中"治妇人赤带下不止,令人体瘦心烦,生干地黄散方(生干地黄、茜根、黄芩、当归、地榆、甘草)"[11],尚属罕见。故《仁斋直指方》中叹喟:"然崩中者,投以当归、川芎、香附诸黑药之属,血暂止而终不止;带下者,投以熟艾、余粮、母(牡)蛎、海螵蛸之类,带暂歇而终不歇,其故何哉?"[18]咎由于此。此外,《女科济阴要语万金方》中提出:"亦有胃中积痰流入膀胱,以二陈汤加苍术、白术、柴胡,以燥湿痰,加升麻以升之。""肥人带下多湿痰,如吐酸水、嘈杂、咯血,乃湿痰也,宜加半夏、白术。"[24]这是早期以痰湿立论辨治的带下病。《类编朱氏集验医方》提出以白芷散(白芷、单叶红蜀葵根、白芍药、枯矾)"治妇人带下,肠有败脓,淋露不已,腥秽殊甚,遂至脐腹更增冷痛。此盖为败脓血所致,卒无已期,须以此药排脓"[26]。提出用排脓的方法治疗带下,这是另辟蹊径的治疗手段,成为后世引进疮疡类方剂治疗带下的先声。

虽然妇女经、带、杂病在宋代已逐渐受到人们的重视,但对于胎、产疾病的研究仍然方兴未艾。

《妇人大全良方》记载了运用中药内服来检验妊娠的方法,说:"妇人经脉不行已经三月者,欲验有胎。川芎为细末,空心,浓煎艾汤调下方寸匕。觉腹内微动,则有胎也。"[17]使妊娠的诊断有了除脉诊之外新的比较客观的依据。

关于妊娠养胎,《三因极一病证方论》说:"夫养胎,须分能所,母为能养,子为所养,名义既殊,致养亦别……不可不备学也,为保、傅、母,尤宜熟识之。"[27]《太医局诸科程文格》中说:"经曰欲令胎寿,当治其母。其意如此。夫论治病之道者,必求本以为先务;养胎之法者,当治其母以为要。"[10]明确提出养胎治母为本的理论。《妇人大全良方》说:"凡妊娠有疾,投以汤药,有伤胎破血者之忌……妊妇有疾不可不投药也,必在医者审度疾势轻重,量度药性高下,处以中庸,不必多品。视其疾势已衰,药宜便止,则病去母安,子亦无损,复何惧于攻治哉!"[17]提出妊娠期间注意用药,药处中庸,病衰即止,是非常正确的。还说:"妊娠将养得所,则气血调和。故儿在胎则安,当产亦易。若节适失宜,则血气乖理,儿在胎则躯动,至产育亦难。"[17]将妊娠期间的生活调养与治疗,提高到预防难产的高度来认识,这是很有远见卓识的。

妊娠期间的治病原则常有别于平时。《普济本事方》提出:"大率妇人妊娠,唯在抑阳助阴……妇人平居阳气微盛无害,及其妊子,则方闭经隧以养胎。若阳盛搏之,则经脉妄行,胎乃不固。《素问》所谓阴虚阳搏谓之崩也。抑阳助阴之方甚多,然胎前药唯恶群队……"[13]这里所说的"抑阳助阴"是针对妊娠期间一旦阳盛即易动血殒胎的理论而设的。这一理论并不与中医阴平阳秘的理论抵牾,并对后世的妇产科理论产生影响,是元代医学大家朱丹溪提出"产前当清热养血"理论之嚆矢。胎前用药少而精的主张,也成为后世用药的指南。

在分析胎动不安的原因时,《三因极一病证方论》认为"胎寒腹痛""胎热多惊"[27];《陈素庵妇科补解》认为:"大抵冲任二经血虚,胎门子户受胎不实也。然亦有饮酒过度,房事太多而胎动者;有登高上厕,风入阴户,冲伤子室而胎动者;有因击触而胎动者;有暴怒伤肝胎动者;有用力过度伤筋胎动者。"[16]郑春敷《女科济阴要语万金方》认为:"但堕子内热而虚者,十居八九……孕妇凡有疾痛,须以安胎为主,然后次第消息,以治其他病,纵使病症危急,不可稍缓,欲先治病,不可不顾其胎。"[24]《女科百问》谈到胎动不安的危害时说:"变成漏胎,则难疗矣。""其危甚于正产,若妊娠曾受此苦,可预服杜仲丸(杜仲、川断)。"[14]主张用益肾法来预防胎动不安,具有积极的意义。此外,《陈素庵妇科补解》中提出:"妊娠受胎之后,怒气伤肝,以致胎血暴下不止,宜清肝凉血以固胎元,不可骤用参、芪补气,使肝火得补愈炽。况阴从乎阳,血配乎气,气升则升,气降则降,气燥则血耗,气和则血安。肝火清则血归经,聚而养胎,可服和肝散(柴胡、黄芩、山栀、知母、青黛、薄荷、麦冬、龙胆草、花粉、元参、杜仲、白芍、生地、羚羊角)。"[16]析理中肯,遣药得当,可为临床之绳墨。这是妇产科领域早期使用羚羊角的资料。当时还创制了调气安胎的治疗原则(如一味砂仁的安胎饮),为治疗胎动不安提供了新的途径。《女科济阴要语万金方》说:"妇人妊娠而月信如期不绝,胎又不损,是血盛气衰,其人必肥。亦有荣经有风而动血者。荣经有风,则经血喜动,以其风胜也。既为风胜,则所来者非养胎之血也。已上二证,若作胎漏治之,必服补胎之药。若胎不损,强以药资之,所谓实实也,其胎必堕。苟知血盛气衰,不必服药,知荣经有风,专治其风,经言可止。"[24]可见胎漏非尽虚证,以补治实,同样致灾,完全符合现代医学的原理。

《女科百问》在谈到滑胎(习惯性流产)的机理时说:"阳施阴化则有胎也,若血气和调,胎气乃成。若血气虚损,子脏为风冷所乘,致亏荣卫,不能荫养其胎,故数堕也。假令妊娠三月,当手心主包络经养之,不善摄生伤经则胎堕,后虽再有妊,至其月日,仍前犯之,所以复堕也。"[14]当时已经观察到滑胎常有"至其月日,仍前犯之,所以复堕"的现象,这一告诫,至今仍为绳墨。

在谈到妊娠胎儿发育不良时,《陈素庵妇科补解》认为:"各经聚血充养胎元,何至瘦而不长,治法不必分求各经属何脏腑,专从补脾。脾生血为主,盖胎瘦由于母血不足也。母血之不充由脾胃之衰弱耳,可服三才固本膏(天冬、麦冬、熟地、当归、白术、人参、黄芩、杜仲、人乳、牛乳、羊乳、白蜜)。"[16]陈素庵的论述有非常可取的地方,首先,他摈弃了统治数百年之久刻板教条的逐经养胎法,提出健脾补母充养胎儿的主张,充分体现了治病必求其本的思想,确立了妇产科领域的脾胃学说。尤其是方中使用人乳、牛乳、羊乳配方,既切合病情,又独辟蹊径。

妊娠夹癥,汉代《金匮要略》中称为"癥痼害",根据《黄帝内经》"有故无殒亦无殒"的指导思想,设桂枝茯苓丸来治疗。逮唐,这种状况仍不见改观。《陈素庵妇科补解》中说:"妊娠已久,其人素患积聚或湿痰,死血留积肠胃,或气郁食积隐于胸膈、中下二焦而生癥瘕、痃癖诸症。卒为风热寒湿所触,郁怒伤于肝脾,痰饮停于胃脘,暴病难忍,脐上下左右随起,胎元受伤,因而痛堕。欲养血安胎,则积聚得补而邪愈炽;欲祛逐旧邪,则血气已亏而胎不安。治法当辨其脉虚实、迟数、滑涩而酌用之。迟而虚且涩者,本病不足也,安胎为主,佐以行气之药。数而实且滑者,标病也,消积为急,配以养血之药。胎本癥标,补中有清,则思过半矣,宜养正定痛汤(芍、归、芎、熟地、白术、人参、杜仲、元胡、青皮、香附、乌药、益母草、甘草,如痛不止,耕起时按之有形,加五灵脂、乳香、没药)。"[16]根据胎本癥标的缓急变化,提出灵活应变的治疗法则,取得了长足的进步。

妊娠期间出现的动风症状,其中包括子痫,在唐代之前,均以外风论治,到了宋代,已经在理论上摒弃外风,并在临床上已经出现从外风向内风论治过渡的迹象——平肝息风的药物开始应用。《妇科万金方》说:"中风非外来风邪,乃本身气血之病。人多有痰,中血则口眼歪斜,中脉则肢节强直,中脏则性命难道。"[28]《太平圣惠方》:"治妊娠中风卒倒,心神闷乱,口噤,不能言,四肢急弦,防风散方(防风、葛根、细辛、当归、甘菊花、汉防己、羚羊角屑、桂心、秦艽、茯神、桑寄生、甘草)。""治妊娠中风,心神恍惚,惊悸,胎动不安,言语失次,四肢抽掣,茯神散方(茯神、麦门冬、人参、独活、防风、龙齿、生干地黄、桑寄生、犀角屑、钩藤、白鲜皮、石膏、甘草)。"[11]《济生方》用羚羊角散(羚羊角、川独活、酸枣仁、五加皮、薏苡仁、防风、当归、川芎、茯神、杏仁、木香、甘草)"治妊娠中风,头项强直,筋脉挛急,言语謇涩,痰涎不消,或发搐不省人事,名曰子痫"[19]。虽然当时尚处于内外风并治的阶段,但在疗效上已非昔日可比了。在谈及非妊娠期中风时,《妇科万金方》说:"遇妇人初中风时,用苏合香丸擦牙龈上。或心闷而痰涌出,以姜汁、竹沥吊之;如不死而只口眼歪斜呕吐者,牛黄清心丸;呕吐沫者,青州白子丸;虚弱者,先服八味顺气汤;实者,乌药顺气散,甚者,小续命汤。谚云:医风先医血,血行风自灭。"又说:"中风便用风药,治之十难保九。当以气药治之,气顺则风散,易治。"[28]

妊娠"通身肿满,心腹急胀",《三因极一病证方论》称为"胎水",仅表现为脚肿的称为"皱脚"[27],《妇人大全良方》称"脚指间有黄水出者"为"子气"[17],唐代千金鲤鱼汤是治疗该病的有效方剂。王贶《全生指迷方》的白术散(白术、陈皮、茯苓皮、生姜皮、大腹皮)[30]、陈景初的香附散(天仙藤、香附、陈皮、甘草、乌药、木瓜、苏叶、生姜,此方李伯时易名为天仙藤散)[17]成了健脾散湿、行气化湿治疗该病的代表方剂。羊水过多与死胎的关系已进一步明确,《济生方》说:"妊妇心前衣服看之,胸肚不分,急以鲤鱼汤三五服,大、小便皆下恶水,肿消胀去,方得分娩死胎,可谓更生之人矣。"[19]

宋代已提出妊娠遗尿与孤浆预下(羊水早下)的鉴别。《陈素庵妇科补解》说:"妊娠遗尿者,由肾虚不能统摄阴水,是已遗尿不知也。或谓此症由于胎水盈满,非也。胎水俗名胞浆。将产或先破者有之。尿是小便由小肠而出。"[16]两者从渗液的时间和来源加以鉴别。孤浆预下是十分难治之疾。《女科济阴要语万金方》认为:"孕妇怀胎后适有水从阴户出不止者,用人参、茯苓各一两,白术二两,水二大碗,煎至一碗,再加陈皮一两,共煎至八分,去滓,用鲤鱼一个白水煮,即用鱼汁半盏并煎药调和服之,立效。"[24]

陈迁在《妇科秘兰全书》中首次提出:"妊娠心悸不宁,气闷,或为喧呼悖乱,睡里多惊,两脐膨胀,腹满连脐急痛,坐卧不安,气急逼迫,胎惊内热者,皆血少,热乘心之故也,宜服大圣茯苓散(当归、白芍、川芎、熟地、麦冬、陈皮、厚朴、附米、木香、黄芩、黄连、黄芪、茯神、人参、白术、甘草、紫苏、茯苓)。"[29]这种融补益气血、清热调气于一方的治疗原则,确实比较合乎病情。

《妇科秘兰全书》治疗妊娠眩晕时说:"妊娠头眩目晕,视物不见,腮顶肿核者,皆因怀妊久居火阁,衣厚,多食辣热之物,致令胎热,肝脏壅热,风充人脑也。若加涎壅,危在须臾。房室如若不忌,眼不复明。可服四物汤。当归、川芎、白芍、荆芥、防风、天冬、菊花、羌活、甘草、陈皮、附米、黄芪、柴胡、白芷、黄连、茶叶、苍耳草、蔓荆子。"[29]使用养血疏风清热的方法治疗该病,颇有见地。

《妇科秘兰全书》首次提出妊娠期间肺痈的诊治:"妊娠孕痈者,因怒气伤肺,或冷热之食所伤,或饮生冷,致伤肺经,则成咳嗽,重发喘急,久则肺伤损坏,咯吐臭痰,或有红黄之色,或脓或血,胸中疼痛,胀满喘急不得卧者。此症最为难治,急服乌药顺气散消痰、止血、安胎。乌药顺气散:白术、白芍、乌药、归身、川芎、黄芩、羌活、独活、陈皮、甘草、防风、桔梗、连翘、人参、附米、紫菀、苡米。痛加乳香、没药;热甚加柴胡。"[29]虽然在治疗用药上未臻成熟,但清热方法的使用,已属一大进步。

妊娠期间误食毒物容易伤胎。《陈素庵妇科补解》说:"妊娠误食毒药如硝石、巴豆、砒霜、乌附等味,毒物如野菌及无名草药酿酒、病死牛羊鸡豚等。内则伤胎气,血下不止,甚则牙闭口噤,身热汗出,心神昏冒,状类癫痫。治法非寻常安胎之药可疗,当以清胎解毒为主,可服解毒回生丹(黑小豆、绿豆、生甘草、连翘、天花粉、黄芩、麝香、金箔、辰砂、雄黄、山慈菇、白扁豆)。"[16]清热解毒类方药,成为当时救急的重要手段。

以"内燥"作为病因引进妇产科领域的,要数宋代最早。《陈素庵妇科补解》说:"妊娠皮肤干涩,由荣血衰少不能濡润肌肉,充达腠理,是以外则皮肤皱揭,内则口燥咽干,或二便俱闭,或足痿无力也……且母血已枯,无以养胎,临期必有难产之厄。治宜清肺之燥,滋肾水生化之源,肺不燥则皮润泽,腠理充溢,而大肠无便结之患,两足无痿弱之虞。"[16]虽陈素庵举用清燥汤,然芩、连、柏苦燥伤阴却有悖病情,亦不足取,在治疗上未臻完善。

妊娠期间,常出现牙龈过度增生且有容易出血的倾向。《陈素庵妇科补解》说:"妊娠牙痛,齿缝出血者,由胃有积热所致……上下牙龈浮肿作痛,或齿龈挺出难以嚼物,或不肿而单痛,咽冷水,吞热汤无一可止痛者,甚至齿缝出血不止,名曰牙宣,又曰齿衄。其火愈炽,其症尤厉,可服生地黄汤(生地、麦冬、升麻、犀角、秦艽、葛根、知母、生甘草、连翘、花粉、白芍)。"[16]妊娠期间经常出现的牙龈过度增生,出血发炎肿痛,宋代最早作出了描述,运用清胃凉血的方法治疗,便可获得满意的效果。

《女科济阴要语万金方》治疗转胞时提出:"以任字号煎服,随手指探入喉中,吐出药汁,使少顷气定,又与一服,次早亦然,必至七八贴为妙……又用冬葵子、滑石、栀子为末,将田螺肉捣膏,或生葱汁调膏贴脐中,立通。"[24]使用药物服吐法或敷脐法治疗转胞,可谓奇思妙想。

葡萄胎属于鬼胎范畴,唐代虽对此病曾有议及,却十分肤浅。宋代,对该病的认识有了新的飞跃。《陈素庵妇科补解》说:"妊娠腹内鬼胎者,由营卫虚损,精神衰耗,以致妖魅精气感入藏府。状如怀妊,腹大如抱一瓮,按之无凹凸,不动者,是鬼胎也。间下黑血或浊水等物,不可作安胎治之。痛甚者,宜雄黄散(雄黄、鬼臼、川芎、秦艽、柴胡、天虫、芫花根、巴戟、厚朴、牛膝、斑蝥、甘草、吴茱萸、延胡索)。"[16]当时能以腹大超过正常妊娠、不能触及胎体、无胎动、反复阴道流血渗液作为诊断葡萄胎的依据,并且运用芫花根、牛膝、斑蝥之类的药物峻猛下胎,具有十分惊人深刻的见解,对葡萄胎的诊断、鉴别诊断与治疗,均作出了重大的贡献。

临产分娩,历来是妇产科最受重视的内容。宋代已有专门从事产科的医生,如《妇人大全良方》中"郡之蓐医胡者"[17]即是。也有《卫生家宝产科备要》记载的专鬻药以助产的"沈家五积散"[22]。

为了应付分娩过程发生不测情况,宋代流行"入月预备药物"。《妇人大全良方》记载,应备保气散、佛手散、枳壳散、神寝丸、榆白皮散、保生丸、催生丹、黑神散、大圣散、花蕊石散、黑龙丹、理中丸等成药;有生地黄、羌活、葵子、黄连、竹茹、乌梅、雌雄石燕、甘草、海马、马衔铁、枣子、陈皮、姜钱、黑豆、白蜜、无灰酒、童子小便、好醋、白米等药物与食物;有煎药炉、铫子、煮粥沙瓶、泸药帛、醋炭盆、小石、汤瓶、软硬炭、干柴茅、暖水釜、洗儿肥皂、头发、断脐线及剪刀、干蓐草、卧交椅、软厚毡、灯笼、火把、缴巾、油烛、发烛、灯心等器皿用具,此外还要备催生符(这是一张很有意思的产前备物清单)[17]。从中我们还可以推测这些药物的用处,并以此想象分娩时是如何一番繁忙情景。

《妇人大全良方》中提出:"凡临产初,然腹痛或作或止,名曰弄痛。"从此,将这种无规律性的子宫收缩与产程开始的规律性子宫收缩所引起的腹痛区分开来。还提出:"产前脉不可考,但当察色而知之。"[17]认为产前存在着许多影响脉象的因素,致使脉象失去正常的形态而没有参考价值,这的确也是经验之谈。

为了预防胎儿过大引起的难产,唐代就曾提出忌食乳饼的看法。与此同时,宋代则已研制出具有"瘦胎"作用的方剂来保证分娩的顺利进行。如唐慎微的《重修政和经史证类备用本草》收录宋代杜壬的瘦胎散(枳壳、甘草)[31]、《妇人大全良方》中的神寝丸(乳香、枳壳),以及"治妊娠胎肥壅隘,动止艰辛,临月服之,缩胎易产"的张氏方(枳壳、甘草、香附)等[17]。尽管这些方剂能否真正达到瘦胎的目的未有确论,但都可以通过枳壳促使子宫收缩的作用帮助分娩的顺利进行。《济生方》指出:"今世多用枳壳散,非为不是。若胎气肥实,可以服之,况枳壳大能瘦胎,胎气本怯,岂宜又瘦之也? 不若进救生散,安胎益气,令子紧小,无病易产,又且多稳当。"[19]提出胎气怯弱的妇女应益气以助产,使治疗更加符合实情。

羊膜早破,羊水流失过多是引起难产的重要原因。虽然在晋代《脉经》中已有"孤浆预下"的论述,但是治疗方法的确立,还在宋代。《陈素庵妇科补解》中说:"如胞破浆水先来,或一二日,或二三日胎竟不下,名曰沥浆生。此症最险,由胞浆来多,子道干涩,胎不能下也,治宜大补气血,以助浆水,不可妄投峻厉、剥削之药,耗气损血,则愈难产,可宜培荣滑胎散(当归、川芎、熟地、白芍、丹参、肉桂、生芝麻、益母草、冬葵子、广皮、香附,滞煎恣饮,再煎葱酒熏洗产户,令气通畅)。"[16]主张用补血活血调气滑利的药物放任饮服来治疗。《妇人大全良方》主张:"浓煎葱汤,放冷如体,令坐婆洗产户,须是款曲洗,令气上下通畅,仍更用酥调滑石末涂产户里,次服前催生药则万全矣。"[17]这是最早运用阴道润滑剂治疗羊膜早破、羊水流失过多导致难产的记载。

《陈素庵妇科补解》说："交骨在子宫之外，篡骨之内，左右两两交错，如义手然……临产则胎水淋下，交骨门开……如交骨不开……宜加料佛手散（当归、川芎、蟹爪、龟板、肉桂、生芝麻）。"[16]这是对骨产道异常引起难产的最早论述。

《妇科秘兰全书》说："妊娠坐草，蓦然气瘘，目翻口噤者，皆因恣意喜怒，遂致卫竭荣枯，胎转难动。坐草用力过度，腹痛不能熟忍，目翻口噤，面黑唇青，沫出口中，子母俱损。若两脸微红，母活子死，急服来苏散（四君、四物加木香、陈皮、神曲、麦芽、附米、诃子）。"[29]这是针对分娩时出现虚脱的症状，提出补益气血、调理气机的治疗方法。

催生药物的运用与研究，在宋代已广泛开展。《陈素庵妇科补解》中说："催生者，使气血和调而易产也。果熟蒂落，花放香飘，名曰分娩。乃因其势而利导之，非强迫之使下也。安胎宜清热凉血，催生宜行气滑胎。"[16]指出催生药物的功效在因势利导。《类编朱氏集验医方》说："活血药当进于腰腹疼痛未甚重之先，催生丸散当进于腰腹趁痛不可忍之后。"[26]提出运用催生药物的准确时机。《陈素庵妇科补解》说："体质素弱，或胎前多病，以大剂佛手散为主，而佐以行气滑胎之药。如本质强壮，奉养太过，起居安逸，绝无忧劳，以行气滑胎为主，而加行血补血之药。可服催生如意散（方略）及兔脑催生丹。"[16]兔脑催生丹（麝香、丁香、肉桂、百草霜、急性子、枳壳、腊月兔脑、红花、苏木、冬葵子）是在"胞破见红"时服，这是宋代创制的众多催生方剂中最具有代表性的方剂。有人认为，其中的腊月兔脑与当今的催产素机制很有契合之处。由于疗效佳，故宋代还有以兔脑为主的一组催生的方剂问世，并对以后的产科产生巨大影响。《女科万金方》称："妇人难产或不顺利，用蓖麻子十四粒，朱砂、雄黄各五分，蛇壳一寸（烧），麝香一分，将水饭糊为丸，椒汤洗妇脐，方入药丸，以纸数重盖上，用阔布系之，胎下即去药。"[28]《产宝诸方》用萆麻（即蓖麻）四粒去皮，巴豆二粒去皮，烂研贴脐中。才产了便去之，以蛤粉扑脐中[32]。这是使用中药洗脐与敷脐来治疗难产的宝贵资料。后者还重视用药之后脐部扑粉加以皮肤保护。

除了药物催生之外，通过按摩子宫达到助产目的的最早文字记载，大概是在宋代。《宋史》记载："有民家妇孕将产，七日而子不下，百术无所效……邀（庞）安时往视之。才见，即连呼不死，令其家人以汤温其腹腰，自为上下拊摩。孕者觉肠胃微痛，呻吟间生一男子。"[9]虽然此资料见于史书，但作为最早的按摩助产资料，仍然具有十分重要的医学价值。

宋代有关论述产科的书籍很多，其中流传最广与最有价值的是杨子建的《十产论》。所谓的十产是指正产、伤产、催产、冻产、热产、横产、倒产、偏产、碍产、坐产。这里的正产，是指正常的分娩，以此参照各种不正常的分娩。伤产，是指"未有正产之候而用力伤早，并妄服药饵，令儿下生"。催产，是指"已分明见得是正产之候，但儿子难生，亦可服药以助产母之正气，令儿速得下生"。冻产，是指分娩时产母受寒而胎儿难以娩出。热产，是指暑月炎热人气蒸逼，致胎儿难以娩出。横产，是指胎儿的手先露或臀先露的横位、臀位分娩；纠正横产的复位手法是"令产母安然仰卧……先推其儿身，令直上，渐渐通手以中指摩其肩，推其上而正之，渐引指攀其耳而正之"。倒产，是指胎儿足先露的臀位分娩；纠正倒产的复位手法是"令产母于床上仰卧，令看生之人推其足，入去分毫。不得令产母用力，亦不得惊恐，候儿自顺。若经久不生，却令看生之人轻轻用手内入门中，推其足，令就一畔直上，令儿头一畔渐渐顺下，直待儿子身转，门路正当，然后煎催生药，令产母服一盏后，方始用力一送，令儿生下"。偏产，是指"所露即非顶也，忽左额角，忽右额角"的额位难产，与"小儿头之后骨偏拄谷道"的枕后位难产；前者纠正胎位的方法为"令产母于床上仰卧，令看生之人轻轻推儿近上，以手正其头，令儿头顶端正向人门,然后令产母用力一送,即使儿子生下",后者是"急于谷道外旁轻轻推儿头令正,即便令产母用力送儿生也"。碍产,是指脐带缠绕胎儿引起的难产;纠正的方法是"当令产母于床上仰卧,令看生之人轻轻推儿近上,徐徐引手,以中指按儿肩下其肚带也。仍须候儿身正顺,方令产母用力一送,使儿子下生"。坐产,是指"产母儿将欲生,却令坐着一物,即抵着儿路,不能生也"。此外,盘肠产是指"每临产则子肠先出,然后产子。产子之后,其肠不收,甚以为苦"的现象[17]。其中的伤产、催产、冻产、热产、坐产、盘肠产,并无多大发明之处,而横产、倒产、偏产、碍产治疗手法的提出,则是开天辟地的,是产科一场伟大的革命。它解决了难产中药物无法奏效的胎位异常及脐带缠绕问题,使许多产妇摆脱了死亡的危境。产科手法的引进与条理化,是助产学的开端,使宋代的产科技术水平超越以前任何时代。

《圣济总录》对分娩活胎或胎死腹中机理的分析颇为中肯,认为:"凡生产之理,胎活则所生在子。日月已周,脐系不养,所以自下。犹之果实既熟,不俟剪伐,枝蒂自分。子死腹中,所生在母,日月未足,脐系尚固,犹之果实未熟,枝末虽枯,不折不离,所以在母。"[12]《女科济阴要语万金方》中称:"巴三荸(当为莓)七脱衣裳,细捣如泥入麝香,捏作饼子脐下贴,须臾子母便分张。"[24]敷脐疗法下胎死及胎衣,又是治疗的一大发明。

妊娠期间患热病、疟疾、下痢、霍乱等,或跌仆损伤、误食毒物,常致伤胎或死胎。死胎不下,是产科的重症之一。故《圣济总录》称:"胞衣未出,急于胎之未降;子死腹中,危于胞之未下。"[12]《陈素庵妇科补解》也说:"宜速下死胎为第一。"[16]《妇人大全良方》还专设"产难生死诀"[17]一文。《圣济总录》认为:"若子死腹中,胞藏子寒,胎血凝聚,冱于死子,气不升降,所以难下";还说:"盖附子汤能破寒堕胎,服之少顷,觉腹内阵痛连作,恶血渐动,良久必产,此用温药之意也。有妊娠因伤寒热病温疟之类,胎受邪热毒气,内外攻逼,因致胎死,胎不即下,留于胞藏,古人虑受毒气,必致胀大,所以用消石、水银、硇砂之药者,盖硝石、水银、硇砂之性,不唯使胎不胀,又能使胎化烂,副以行血顺气之药,胎无不下,此用寒药之意也。"[12]当时对于胎死不下已分寒热辨证用药,因用水银等药下胎具有毒性,所以《普济本事方》谈到用桂末、麝香下死胎时说:"此不用水银等,此药不损血气。"[19]可见已经发现服用水银等药物引起的毒性反应。

在古代,妊娠期间的禁忌药物只是峻猛的破血药物,活血化瘀药物在妊娠期间的运用,起始于张仲景的《金匮要略》,到了宋代,已有较多的该类药物引进运用,这标志着对妊娠病治疗的逐步完善与成熟。如《太平圣惠方》槐子丸治疗妊娠月数未至,而似欲产,腹痛者;药有槐子一两,蒲黄一分;上件药,捣罗为末,炼蜜和丸,如梧桐子大,不计时候,以温酒下二十丸,以痛止为度[11]。首次引进蒲黄治疗妊娠腹痛。《圣济总录》蒲黄散治疗妊娠猝下血,令胎不安,脐腹撮痛;药有川芎和蒲黄[12]。《妇人大全良方》治妊娠从高坠下,腹痛下血,烦闷,药用生地黄、益母草各一两,当归、黄芪各半两;上锉,每服四钱,水一盏,姜四片,煎至六分,去滓,无时候[17]。

关于产后病的治疗原则,宋代已经进行了深刻的讨论。《女科济阴要语万金方》说:"产后当大补气血为先,虽有他证,以末治之。"[24]此语发于朱丹溪之先。《陈素庵妇科补解》说:"产后以百日为准,凡百日内得病,皆从产后气血二亏,参求用药,即有伤寒、伤食等症,亦宜补气血药中略加见症,从治一二味为正论,不可全用峻削攻伐,致成蓐劳产怯之症,尤忌寒凉酸涩之药,使瘀滞凝结;癥瘕、腹痛、寒热往来、骨蒸劳热、咳嗽所由来也。"[16]《三因极一病证方论》认为:"产后血气既衰,五脏俱损,唯得将补,不可转利,虽恶血未尽,亦不可便服补药,须俟七日外,脐下块散,方可投之。"[27]《仁斋直指方论》总括了两种意见,提出:"产前为之顺气安胎,产后为之扶虚消瘀,此其要也。"[18]这是产后病治疗的重要原则。

产后胞衣不下,是产科的危险证候。《妇人大全良方》说:"妇人百病,莫甚于生产。产科之难,临产莫重于催生,既产莫甚于胞衣不下。"[17]《陈素庵妇科补解》亦说:"救治稍迟,则胞胀上冲心胸疼痛,喘急、气闷而死。"[16]而《类编朱氏集验医方》则认为:"衣或未来,停宁稍久,恐产母乏力,宜急切断脐带,以小物系坠,其子气脉既不潮,胞当自痿缩而下,纵虽淹延,数日自坏,产母心怀安泰,亦不害人。"他举例说:"庆元丙辰春,本邑城上周氏生女,经一时而衣不下,其姑断带、洗儿,周氏贫且愚,不暇他问,即汲水自洗。越七日,缋间忽堕下一拳大小破衣状而血裹之。前后见效,如此不一而足。"[26]认为产后胞衣暂时不下,完全有自下的可能,不必惊慌失措。朱氏还说:"看生者,至于缪庸无知,妄用手取法,则非唯衣断不下,而母亡有之矣!岂不甚可痛也……愚庸者得于传闻,真谓手可探取,令产母心内惊缩,百无一活,可不为之哀痛者。"[26]固然,在当时这种情况下用手取下胞衣导致产妇感染的机会是非常多的,甚至造成产妇死亡,但这毕竟还是产科有效的清宫术的开始,是古代产科的一项大胆创新,可以救活诸多条鲜活的生命。

《陈素庵妇科补解》中提出了产后三冲的内容,认为:"产后血晕,因败血冲心故也……上逆冲心则发晕,额出冷汗,口噤牙紧,甚至不测,宜桃姜煎及琥珀保生锭子。""产后发狂,其故有三……有因败血冲心……败血入心者,蒲黄黑荆芥散。""产后气喘者,由败血冲肺,九死一生之症也……奔冲入肺,则面黑发喘,最险难治,急宜夺命丹,或琥珀保生锭子急煎,定喘保肺汤可救一二。""产后发哕者,由败血上冲入胃也……凡病发呃必凶,宜安胃汤。"[16]陈素庵均采用活血化瘀的方法治疗。这种治疗方法,成为后人治疗产后三冲的铁则。

中医的三大名方,芳香开窍的至宝丹、苏合香丸和清心化痰的牛黄清心丸均出自《太平惠民和剂局方》。书中记载至宝丹可治"产后血晕,口鼻血出,恶血攻心,烦躁气喘,吐逆,难产闷难死胎不下",苏合香丸可治"瘀血月闭"[20]。在《妇人大全良方》中,上三药均可用来治疗妇人中风;苏合香丸治疗梦交、产后颠狂[17]。在《卫生家宝产科备要》中,苏合香丸用来治疗胎痫[22]。三种药物作为妇科急救药,是可以拯救诸多危在旦夕的生灵的。

《女科万金方》提出产后三恶,称:"产中百病,三者为恶,呕吐、盗汗、泄泻也。三者并见,病亦危矣。"[28]产后三恶对临床有较大的意义。

《陈素庵妇科补解》还提出,产后口鼻黑气起是由于"胃绝肺败,不可治",是"百死一生"之症[16]。这一诊断,对于临床具有重要的参考价值,为后世遵循。

谈到产后发热时,《陈素庵妇科补解》说:"产后发热,其症不一。有属外因者,外感风邪发热,伤寒发热,夏月产室人喧,热气遏郁,冒暑发热,七日内玉门未闭进风发热,或七日内手试冷水发热,产后未满月,或爱洁,或畏暑当风,浴不拭干,凉风外袭发热,皆属外因。治宜分别主治,仍当产后血虚为主而加见症之药。有属内因者,劳动太早,体虚发热,瘀血闭而不行,阴阳乖度发热,三日内蒸乳发热,产后去血多,肝虚血燥,阴火上炎,迫阳于外发热。产后胃气未复,饮食不节,停滞胸膈,或伤于生冷,呕吐恶心发热,产未满月交合,劳伤肾气发热,皆属内因。治宜分别,皆从产后大补气血为主,而加见症之药。"[16]论述既详,法疗有别,不忘乎产后,又能对症治疗,使产后发热的治疗,达到了一个新的高度。

《妇科秘兰全书》称:"产后恶露不绝者,因产伤经血虚损不足,或分娩时血去不尽,在于腹中挟瘀宿,使气血不调,故淋漓不绝也。可服独圣散。"[29]这是对于该病的普遍认识。《女科济阴要语万金方》认为:"孕妇服安胎药过多,或正产、小产,胎虽下而恶血一时不能去,或经一二月而恶露犹淋漓不尽,此非败血之比,正因当时服固经之药太过,以致血滞而不行,法宜通气行血。"[24]认为过服安胎药会引起恶露不绝,这是一种将已往的治疗与当下的疾病联系起来,作为疾病的演变过程进行综合分析与治疗的创新见解,很有现实意义。《三因极一病证方论》说:"多因忧惊恚怒,脏气不平;或产后服断血药早,致恶血不消,郁满作坚,亦成崩中。"[27]认为产后瘀血未尽之前止血药运用过早可导致恶露不绝的弊端,与《女科济阴要语万金方》有异曲同工之妙。宋代已经流行按摩促使产后子宫收缩复原的方法。《备产济用方》称产后"复令人从心上用手按到脐下,如此一日已来方可止,恐恶血上行而致晕也"[22]。《妇人大全良方》也说:产后"兼时时令人以物从心下搽至脐下,使恶露不滞,如此三日可止"[17]。

《三因极一病证方论》说:"产后眩晕,顷刻害人,须量虚实为治。若胸中宿有痰饮阻病不除,产后多致眩晕,又血盛气弱,气不使血,逆而上攻,此等皆非清魄可疗。瘀晕,仍用半夏茯苓汤;血壅,须用牡丹散。但快药尤难辄用,当识轻重,所谓扰乎可扰,扰亦无扰。若气血平人,因去血多致晕者,川芎汤尤佳。"[27]将产后血晕分为痰饮、血盛气弱、瘀晕、血壅、去血多诸因素进行辨治,尤为可贵。其"扰乎可扰,扰亦无扰",则本乎《黄帝内经》"有故无殒亦无殒"之义。

宋代已开始探讨产后行经问题。《妇人大全良方》说:"若新产之后或一岁之内,而月经不行,此是常候,即非病也,何必通之。谚云奶假是也。若半岁而行者,或四五个月便行者,皆是少壮血盛之人,注受极易,产乳必众……若经血有余者,不可以药止之。若产后一二岁,月经不通而无疾苦,何必服药。或劳伤气血,冲任脉虚,气血衰少而不能行者,但服健脾胃、资气血之药自然通行。若以牛膝、红花、苏木、干漆、虻虫、水蛭等药以通之,则为害滋大。经水枯竭,则无以滋养,其能行乎?初虞世所谓譬犹索万金于乞丐之手,虽捶楚并下,而不可得也。"[17]初虞世(约1037—1100)为宋代医官,以医鸣世,他的比喻十分贴切,常为后人援用。陈氏则析理透彻,持法中庸,令人信服。

《妇科秘兰全书》说:"产后米谷尿血从小便出者,因产后血气未经平复也。七情之气,劳力重伤气血,使阴阳混浊,三焦不顺,百骨开张,致生此症。可服胜金散。"[29]这是早期关于交肠的论述,虽然当时尚未使用交肠一词命名。《女科济阴要语万金方》治疗交肠时说:"必宜吐以开提其气,使关门清利,得司洒别之职则愈矣。"[24]其治法别具一格。《女科万金方》称:"产后小便不通,腹胀如鼓,用炒盐、麝香少许,填满脐中,将葱白十余茎作一束,切指厚之片,置盐上,用艾盖满葱饼,灸之。觉热入腹内难禁即便通。"[28]这是治疗产后癃闭极其神效的方法,后代历用不衰。

《妇科秘兰全书》认为,产后使用活血或是滋补,取决于有否留瘀。他说:"七日内恶血未尽,不可补。七日外,肚腹不痛,可进补剂。若有痛者,不可补此。至满月无别病者,尽服补剂。不尔,虚损难平复也。"[29]他的这一思想贯穿于对产后子宫不收、元气虚弱、发热寒少乱语咬牙、肚腹疼痛胁胀、时热时凉、颠狂、心惊中风、下血过多、汗出不止成痉、中风口噤、热闷气上转为脚气、遍身疼痛、腰痛、恶露不绝、恶露不下、心痛、恶露不尽腹痛、寒疝痛、两胁胀满气痛、积聚癥瘕、余血奔心烦闷、口干痞闷、蓐劳、霍乱、伤寒、咳嗽、血崩、四肢浮肿、腹痛泻痢、小便不通、大小便不通、遗尿、小便诸淋、小便出血、阴脱、阴蚀五疳、乳汁或行或不行、吹乳、乳头小浅(疮)、米谷尿血皆从小便出等40余种疾病之中。虽然以七日为限似有胶柱鼓瑟之嫌,但其思想无疑是十分有益的。"产后下血过多,恐虚极生风者,妇人以荣血为主,因产血去多,气无所养,恐虚生风,不可作风治之,可服当归建中汤(川芎、防风、黄芪、当归、甘草、陈皮、赤芍、灵脂、附米、续断、桔梗、丹皮、官桂、枣子。七日外去丹皮、灵脂、官桂、赤芍,加熟地、白芍、人参)。"[29]血虚生风论点的提出,对于以血为本的妇科来说,特别重要,是对内风病因的重要补充。

《卫生家宝产科备要》收录了虞流的《备产济用方》，其中称："才分娩……不可饮酒过量，缘酒能引血入四肢作病，兼新产后脏腑虚，热酒入腹中，必致昏乱。又尝有人用醋墨，此虽破血有功，然亦伤肺。服多则因而成嗽。余见蜀医张宗说，说有用醋墨者，下咽疾作。此是气血方虚，酸胜而生痰，不可不戒。"[22]书中对于前人产后过分强调使用酒醋的做法提出异议，很有见地，鞭辟入里。

《女科济阴要语万金方》在治疗推肠生（阴道壁或子宫脱出）时说："肠出时须用净米筛盛之，切不可使染尘垢，以致伤肠……尤不如大漆盘，不可稍有垢物染着也。"[24]特别强调推肠生的卫生护理。

痘症包括天花和水痘类急性传染性疾病，对妇女健康威胁极大，甚至造成死亡。在《女科济阴要语万金方》中说："痘疮难医，而女子之痘尤难。以女子阴质，血尝不足也。盖痘始终以血气为生，气以充之，血以濡之。一有不足，则尝有变。女子十四以后有出痘者，尝恐起发成就之时，天癸一行，内动其血，未免里虚，恐成陷伏。"还说："发热之期，经水适来，却非正经之期。此由毒内盛，扰乱血海，迫血妄行，故月事不以时下也。急以凉血地黄汤加解毒，使热越，毒得解，痘出经止为度，不可逡巡，直待中气虚弱，痘伏不出，用力晚矣。凉血地黄汤：升麻、白芍、生地、条芩、连翘、归尾、甘草、红花、黄连、牛蒡子。""女子一向崩漏不止，气血已虚。若当天行痘疹，必不能任其毒。先宜大补气血，使里气充实，毒不停留，易出易靥也。十全大补汤主之。"[24]在《妇科秘兰全书》中说："妊娠痘疹者热，毒血攻胎则难治矣。如六月至十月难治，一月至五月虽颇易治，亦不可用杂药。如发见者，可加升麻，未见者不用升麻；若见三四日者，亦不用升麻，可加茯苓是矣。宜服保胎解毒白术散。白芍、升麻、葛根、甘草、当归、川芎、人参、白术、茯苓、前胡、陈皮、桔梗。有热加柴胡、黄芩。"[29]《女科济阴要语万金方》说："出痘而当正产者，只以大补气血为主。用大补汤。小腹急痛，恐恶路（露）未尽也，微与行之。""出痘正值产后者，此时无胎累，不须忧惧，只以大补气血为主，用大补汤。人参、黄芩、炙熟地、当归、川芎、白术、白芷、木香、官桂、白茯苓、青皮、甘草。"[24]当时已经运用妇女特有的气血学说，正确树立了妇女经期、妊娠、产后痘症的治疗原则。（以下痘症与妇科相关的内容不作专题论述）

《卫生家宝产科备要》治疗鬼胎，有经三五日，用蜀椒、葱、桃头枝水煮熟乘热倾盆器中，令妇人坐上熏之[22]。治法可谓别出心裁。

《三因极一病证方论》中对产后缺乳提出了很有见地的分析："产妇有二种乳脉不行：有气血盛而壅闭不行者，有血少气弱涩而不行者。虚当补之，盛当疏之。盛者，当用通草、漏芦、土瓜根辈；虚者，当用成炼钟乳粉、猪蹄、鲫鱼之属，概可见矣。"[27]

《太平圣惠方》中有一种特殊的回乳方法，称为勒乳，是使用布条紧勒乳房，使用压迫乳腺的方法，抑制乳汁分泌，达到回乳目的的一种方法，今已罕见[11]。

《卫生家宝产科备要》对于尚未成脓的乳痈，"治吹奶肿硬，须急用手忍疼毒揉之可散，不尔当成乳痈。"并对回乳后乳肿痛和乳痈破溃者提出了不同的治疗方法[22]。对于已经成脓的乳痈，《女科万金方》称："若（乳痈）成脓，必用刀决之。然妇人两乳其膜似橘束，不宜横决，须是竖决，横则皮肉不能收口。"[28]上述科学精辟的论述，是基于对乳腺解剖结构与生理功能的正确了解，对后世具有重要指导意义。

在《妇科秘兰全书》整容内容中有"产后凡面部生疮，鼻脸赤气粉刺，用尽药不效者，此方神效。每以少许，临卧时洗面净。如合面油用之，数日间疮肿处自平，赤风亦消，粉刺一夕见效。但涂药勿近眼处,平常亦可用之,名整容散"[29]。虽然唐代已经开始注意女性容颜,但在妇科著作中提出"整容"一词,此书该算极早了。

此外,薛辛在《女科万金方》中提出:"遇妇人初中风时,用苏合香丸擦牙龈上……谚云:医风先医血,血行风自灭。"[28]医风先医血的著名论点成为以后治疗风病的重要原则之一。又言:"中风便用风药,治之十难保九,当以气药治之,气顺则风散,易治。"[28]所谓的以气药治之,亦是遵循气行而血行之意。内风为中风的病因,该时又多了一番认知。

宋代已经开始运用类似于阴道窥镜的工具。《妇人大全良方》在治疗阴蚀五疳时就是用短竹筒或竹管插入阴道内,然后置药吹入,或将药末蘸于缠在桃枝的绵上在阴道内上药治疗[17]。这种器械的出现,为阴道内用药提供了极大的方便,同时也提高了临床疗效。本来,借助这种器械完全可以为观察阴道、子宫颈的病变提供可能性,可惜的是这种突破一步便海阔天空的可能终究没有成为现实。

钱竿在《海上方》(托名为《孙真人海上方》)中为解决妇人"产多"的情况处方:"麝香肉桂及红花,冰水为丸共一家;牛膝煎汤来送下,断胎绝产定无差。"[33]这是在探索研制绝育的药物,尽管这种药物的效果尚难确定,但可以反映当时社会的需求和妇科学术的动态。

《女科万金方》首次提出新的论点:"凡妇人有病,其家能置厚味者易愈,盖药补不如食补也。"[28]药食同源,食补胜过药补的意义是非常巨大的。

宋代是一个中医妇产科鼎盛的时代,许多妇产科世家起源于宋代,其中最著名的是海宁陈氏女科和昆山郑氏妇科(内容见附三:部分中医妇科世系图表)。

除了上述内容之外,宋代妇产科学尚有许多其他方面的成就,不一而足。

第四节　宋代妇产科医家及其医籍

一、陈迁及其妇科学术思想

(一) 关于陈迁其人

陈迁,字沂,号素庵,河南开封人。南宋著名妇科医家。约生活于 12 世纪期间。他是唐乾宁期间名医陈仕良之后。宋靖康之乱,随宋室南渡。其于"妇室之专科尤精其妙""每于暑月进治,宫闱安然,御赐道扇坠、太医院金紫之位"[29]。陈迁之后,世代为妇科医,且标木扇以象征陈迁,所以后人又称之为陈木扇。(相关内容参见附四:陈迁与《妇科秘兰全书》)

陈迁著有《素庵医要》20 卷,《妇科秘兰全书》不分卷。

(二) 陈迁的《妇科秘兰全书》及其妇科学术思想

《妇科秘兰全书》成书于南宋绍兴三年(1133)之前。根据陈迁族人陈选的序言可见,"尝视古圣诸家产集,用药未有其便。盖妇人受病比男子倍多而难治,况产蓐尤为急务,命系须臾,不可不谨。将已治过调摄胎产有验方论续作二卷,撰成一部,名曰《秘兰全书》"。书成之后,"俯而思之,惟恐浅见义理,即会于太医院之长,众览议用。愧然是集,上进于皇朝。圣闻,钦览云:设俱以加减之法,至为精密,于是妇室始有专科矣。依此用药,无药不效;法此治疾,无疾不痊。上自公卿大夫,以至庶人,不分贵贱,皆获全之吁,仁矣哉!"可见这是一部经过太医院年长者集体阅览评议,皇帝亲自赏读并高度评价的书。该书首论妊娠生理,重点以脉象观察胎儿生长发育情况、胎儿性别、双生、顺生、逆生等;次论胎前,分述胚胎、始膏、始胎等,指出十月怀胎由各经濡养,唯手少阴心、手太阳小肠两经不养胎,并描述各月胎形;再论妊娠各月之疾,述其病机方药、禁忌,强调唯前三月可针灸治疗;后述产前病59篇,产后诸疾71篇,载方156首,末附临产脉解。

《陈素庵妇科补解》是陈迁之十九世裔孙陈文昭以《素庵医要》中的妇科部分为蓝本,加以补充解说而成。全书集中体现了陈迁的妇科学术思想。

1. 发前人所未发,推陈出新 自汉至唐,胎产疾病颇受医家重视,而经带杂病,未能得到应有的关注,表现在医书的内容编排与数量方面,胎产病总排列于前,且方论内容特别多。陈迁从妇科的常见病、多发病出发,提出月经病的重要性,开卷便说:"妇人诸病,多由经水不调。调经然后可以孕子,然后可以却疾,故以调经为首,序于安胎、保产之前。"后世妇科医籍,多从此编列。就调经门中,设方论50余条,内容丰富,引人入胜。他说:"女子经血宜行,一毫不可壅滞……多则病,少则亦病,先期则病,后期则病,淋沥不止则病,瘀滞不通则病。故治妇人之病,总以调经为第一。"他不苟同当时流行的先期属热量必多、后期属寒量必少的公式化见解,提出"非先期来者,定来多;后期来者,定来少也。先期者,亦有时而少;后期者,亦有时而多。"根据经色来判别疾病的性质,在当时还是一种新的诊断手段。陈迁说:"红者,正色也。紫者,血热兼风也。黑者,热极也。淡红者,血虚也。淡白者,气虚也。黄褐者,湿痰兼脾虚也。"使望诊在妇科病的诊断中得到发挥运用,提高了疗效。

逐月养胎论源于北齐,至唐仍盛行不衰。陈迁另抒己见,说:"前论(指分经逐月养胎)虽确然不移,但以清热凉血为主,兼何经引药……清热凉血,系安胎秘诀。"还说:"但有脾肾两亏,阴血不足,以致胎元受损,或久病虚劳,病中受孕,饮食减少,肌肉消瘦,无血养胎,腹中时时不安;或向多小产,连年生子,产多则血枯,合多则精竭,不能诞弥厥月,以致伴难艰,不计月份大小,当以峻补气血为主。"陈迁极力倡导清热凉血、补益气血的安胎方法,给后世产生了深远的影响。对鬼胎(相当于葡萄胎)的诊断,以前未见经传。陈迁提出:"状如怀妊,腹大如抱一瓮(超过正常妊娠月份大小),按之无凸凹(未及胎体),不动者(无胎动),是鬼胎也。间下黑血或浊水等物(反复阴道出血)。"还说:"不可作安胎治之。"选用含芫花根、斑蝥等破血引产的方剂治疗。在800多年前,能对此病有如此深刻的认识,实在令人惊叹!自调气滑治法预防难产问世,几乎成为孕妇届期必用的惯法,陈迁却持异议,说此法只适用于妊娠肥胎者,而"劳苦之家,胎瘦形癯者勿服",这种因人施治,区别对待的观点,是十分正确的,很快被后人所承认。

热入血室因出于医圣仲景,使世人被经期经后发病所囿。陈迁破此定论,说:"凡大小产,经行时皆有之,即男子亦间有之。"此论颇得后世温病学家的赞同。七癥八瘕、五积六聚,名目繁多又无可适从。陈迁提出以诊脉辨病属阴属阳、属脏属腑;察肿块硬软,疼痛性质,审病之所在,随症用药。删繁驭简,切合临床。他还提倡晚婚,并有科学的理论依据。

在治疗上,陈迁对产后三冲有创造性见解,还创制了许多如三才大补丸之类的效验方,其中治疗产后血晕的桃姜汤,就是产科圣方生化汤的前身。

陈迁在妇科领域中的大胆探索与创新,促进了宋代妇科学的发展,作出了重要的贡献。

2. 审病详在求因,经络定位 在妇科病的病因诊断方面,陈迁作出的贡献,远胜过晋唐时期的医家。他不囿于"妇人之病,因虚积冷、结气"之说,从六淫、七情、脏腑、气血等多方面去推求病因,极大地丰富了妇科学的内容。

陈迁根据经血成块的不同颜色,区别血热兼风、血热伏火、湿痰裹血、风冷客胞的病因,审因论治。在经血不通证中,他谈到血瘀、外邪风冷、痰滞、七情郁结、脾胃虚弱、血枯、肾虚津竭的内外致病原因。在内因方面,从肝(七情郁结)、脾、肾方面来探讨疾病机理,颇中肯綮。

尤其是血瘀、血枯二论,实为景岳《妇人规》中血隔、血枯之嚆矢。他以内外二因分论产后发热,外因有感风、伤寒、冒暑之别;内因有体虚、瘀血、蒸乳、阴虚、停食、早合阴阳、劳伤肾气之异。种种病因,罗列详尽。陈迁剖析病因的功夫,由此可见一斑。

气血对妇女疾病的重要性,宋以前很少论及,而陈迁在这方面常有独特见解。他提出"男子以气为主,女子以血为主"的观点。他在治疗悲哀过甚胎气上逆时说:"此血少而胎气上逆也。治宜安神养血……节哀情以宁肺,则气自下而胎自安矣。"并提出"调经宜和气"的主张,指出"经欲来而腹痛者,气滞也。法当行气和血""经正来而腹痛者,血滞也。法当行血和气",这种治血以疗气病,治气以疗血病,气血并治而有侧重的治疗法则,是对气血学说的一大阐发。

陈迁谙熟经络学说,并能运用它来分析、治疗疾病。根据手足阳阴的循行路线与喜恶,他对妊娠牙痛及齿衄,进行了透彻的病因归经分析,作出清泻阳明之火、凉血平肝的治疗方案。此外,他还对妊娠舌肿、喉痹、口干、阴户肿痛、产后口鼻黑气、玉门不闭等多种疾病,用经络学说作了分析、探讨,说明他治学上融汇贯通,自出机杼。

3. 创郁痰致病论,讲究虚实　郁证是导致妇科疾病的常见原因。陈迁说:"妇人多居闺阁,性多执拗,忧怒悲思……一有郁结,则诸经受伤。始起,或先或后,或多或少,久则闭绝不行。"并提出"以调气开郁为主"的治疗法则。他还从郁的角度对胎燥、妊娠吐酸、经闭成癥的证因治疗作了探讨。

因痰导致妇科疾病,陈迁有更多创见。在《经水不通有痰滞方论》中说:"大率脾气虚,土不能制水,水谷不化精,生痰不生血。痰久则下流胞门,闭塞不行,或积久成块,占住血海,经水闭绝。亦有妇人体肥脑满,积痰生热,热结则血不通,宜用四物合二陈汤导痰行血。"在《经行兼带下方论》中说:"此由脾虚兼湿痰,治当补脾祛湿,则带自止。"诸此论述,较丹溪之说,要早200多年。妊娠期间过分安逸和过多的营养,是潜在的危害。陈迁说:"妊娠身居富贵,口厌肥甘,忧乐不常,饮食不节,饱则即卧,贪闲久坐,血多饮溢,气壅痰生,致令胞胎肥厚……临期难产,致有不测。"堪称微言致理。另外,他还从痰瘀角度探讨了经闭成癥、妊娠腰痛、产后精神失常等多种疾病。

陈迁论治疾病,务必先辨虚实。他认为,经前经期腹痛属实,宜行气血;经后腹痛属虚,宜补气血。经水断续不止,痛者属血滞,不痛者属血虚。还说:"经水不通,分有余、不足……有余者,调之通之,不足则补之。"妇人血崩,"实者,清热凉血,兼补血药;虚者,升阳补阴,兼凉血药"。产后血晕,停积流入四肢作肿,陈迁主张补益气血,并告诫"不可作水气治之,犯虚虚之戒"。他对疾病勘察入微,治法分明,上述不过是仅举数论而已。

4. 辨证论治有原则,圆机活法　陈迁说:"经闭而断绝不来则宜通,经来或先或后,或多或少,适来适断,则宜调。滞久则闭,通则行其滞也。不和则有过、不及。调者,使之和,而无过不及也。然有虚实,有热有寒,有湿痰,宜分别主治。"陈迁还指出月经病的治疗禁忌,如因火盛致经不行者,"不得过用寒凉,先伤胃气,复阻经血";风冷寒湿经水不通,"辛热之药,中病即已,不宜滞剂,恐血热妄行,有崩败暴下诸症,反伤阴血"。

陈迁提倡妊娠期间安胎为主,产后从气血两亏论治的观点。陈迁说:"外感六淫,内伤七情,或伤食停饮,积痰蓄血,变生杂症,以致伤胎元……仍以安胎为主。"然而,他并非胶柱鼓瑟,而是灵活变通,在治疗妊娠癥痛时说:"欲养血安胎,则积聚得补而邪愈炽;欲却逐旧邪,则血气已亏而胎不安……胎本癥标,补中有清则思过半矣"。如患者濒临危亡,则济危救急为先。如舌肿不收,水谷不入,胎上逼欲死者,"法治不得拘安胎之例,急宜下之……"陈迁临证运筹帷幄,随机应变,对妇女不同时期的疾病,有一个总的治疗原则,而在治疗不同疾病时,又能辨证分析,区别对待,形成了他自己的学术特色。

陈迁辨病入微,治疗丝丝入扣,如治疗痛经,经前腹痛属气滞,宜行气和血;经期腹痛属血滞,当行血和气,二者主次不同,遣药各有侧重。恰恰就在这些药物分量微细的出入变化上,反映了陈迁治病功夫的精到。

总之,陈迁在妇科方面,是一位造诣很深的临床家,理论上亦颇多创见。他的学术在南宋时期具有鲜明的特色和很高的水平。他所论及的妇产科内容,多达200余条,丰富多彩,翔实可行,较之《妇人大全良方》,要早出100多年,在宋代妇产科学中,应有它重要的价值和地位。[34]

二、陈自明及其《妇人大全良方》

(一) 关于陈自明其人

陈自明,字良甫(或良父),晚年自称药隐老人。约生活于1190—1270年。临川(今江西抚州)人。及至自明,已三代业医。他说:"家藏医书若干卷。既又遍行东南,所至必尽求方书以观。暇时闭关净室,翻阅涵泳。"[17]可见其对医道孜孜不倦。他曾任建康府明道书院医学教授。

唐代以前,还不曾设立妇产专科,妇产科归属于内科之中。到了宋代,太医局之下分设产科,由于妇产专科设立与发展的需要,陈自明搜集整理历代有关妇产科的论著,结合自己临床经验和家传验方,编成《妇人大全良方》,成为当时最完备的妇产科专书,为妇产科的继承和发展奠定了基础。此外,他还编成《外科精要》3卷,是中医外科的一本主要著作。另有《备急管见大全良方》10卷,《诊脉要诀》1卷。

(二)《妇人大全良方》其文

《妇人大全良方》又名《妇人良方大全》《妇人良方集要》,是妇产科的主要代表作之一。从陈自明开始收集资料到脱稿,至少用了28年的时间,大约在嘉熙元年(1237)陈自明47岁时才编写完成。在他75岁高龄时,又对该书作过重订。全书共24卷,分为调经、众疾、求嗣、胎教、妊娠、坐月、产难及产后等八门。每门又分若干病证,依各病的病因、证候、治法、方药来论述。共266论,论述妇产科病证200余种,共列1 118张方,附有验案48例。书中援用参考书约80多种,参考其他医家的医论或方剂约50余家,由此可见,该书搜集资料之宏富了。无怪王肯堂在《女科证治准绳》序中说:"《良方》出而闺阃之调,将大备矣。"[35]

在陈自明之前,《黄帝内经》《金匮要略》《脉经》《备急千金要方》《外台秘要》等书籍虽都论及妇产科的内容,然而"纲领散漫而无统,节目谆略而未备"[17],陈自明的《妇人大全良方》就起到了"补其偏而会其全,聚于散而敛于约"[17]的作用。于女科诸病,陈氏首论月经不调等证,谓妇女诸疾,因经血不调所致者为多,提出"凡医妇人,先须调经"之说,并概括其病因系劳伤致虚,风冷客于胞内,伤损冲任所致,病机上有阴气胜阳、阳气胜阴之别,确立调理气血的治疗原则。又谓妇女生理禀赋与男子不同,"嗜欲多于丈夫,感病倍于男子,加之慈恋、爱憎、嫉妒、忧患,染着坚牢,情不自抑,为病根深"。故在立法上又多兼顾妇女情志致病之因素。其次强调孕妇用药,尤需"审度疾势轻重,量度药性高下,处于中庸,不必多品",如"疾势已衰,药宜便止,则病去母安,子亦无损"。书中提倡孕妇"不可多情温和,须时时行步",宜"行坐端严,性情温和,常处静室,多听美言"等"动静结合"的孕期保健法。指出分娩时务要"熟忍",不得惊慌杂乱,宜"用力存养调停"或"食软饭或粥少许,勿使产妇困乏"。强调生产时勿信鬼神、勿乱服催生药，以及产前先安胎、产后先补虚的见解。同时还继承前人"男虽十六而精通，必三十而娶；女虽十四而天癸至，必二十而嫁"[17]之言，指出过早婚嫁可导致孕而胚胎不固、产而子脆不寿等晚婚优生的学术思想，反映了南宋以前妇产医学的主要学术成就。

对于书中所援引的内容，陈自明亦不一概迷信，常常加以自己的评论，补其全而纠其偏，使论病更符合临床实际，使方药更符合辨证施治。如他所说："世之常用有效之方，虽曰通用，亦不可刻舟求剑，按图索骥而胶柱者也。"[17]

《妇人大全良方》系统总结了南宋以前妇产科成就，保存了大量已佚之中医女科文献及其他佚书中的有关资料。如昝殷《产宝方论》、杨子建《十产论》及《养生必用方》、《小品方》等，为南宋以后妇产科的传承与发展奠定了基础。该书是我国有史以来第一部内容齐备的妇产科专著，因而深受以后医家的重视和推崇。如明清医家薛己、王肯堂、武之望分别编注的《校注妇人良方》《女科证治准绳》《济阴纲目》等，均以此为祖本、掺以己见而自成一帙。

第五节　金元医家对妇产科的贡献

从时间的划分来看，金代应归属到宋代，但金元时期是中医发展史中的一个特定时期，习惯上常将它们的医家相提并论。在这一时期中，产生了一些不以妇产科鸣，却卓然不失为妇产科大家者，在这里对他们阐发妇产科的理论作出介绍。

在对金元医家阐发妇产科的理论介绍之前，元代的医事制度的变更，亦有值得一提的地方。《元典章》中记载："至元二十二年（1285）……当都省令太医院讲究到程式太医合设科目一十三科，合为十科……"[36]程式太医合设科目为大方脉、杂医科、小方脉科、风科、产科兼妇人杂病、眼科、口齿兼咽喉科、正骨兼金疮科、疮肿科、针灸科、祝由书禁科。将妇人杂病摆到与产科同等重要的位置，这还是第一次。危亦林在《世医得效方》中划分子目时就设"产科兼妇人杂病科"[37]。《元典章》还记载，禁止贩卖堕胎药物。民间的堕胎行为被视为非法而受到严禁[36]。

金代世传妇科至今未衰者，当称山西平遥县道虎壁王氏妇科。（内容见附三：部分中医妇科世系图表）

一、刘完素对妇产科的贡献

刘完素是金代人（约1120—1200）。他创六气皆从火化与五志过极皆为热病的论点，使他成为一位寒凉派的代表。他对于妇产科学的贡献，也在于提倡火热论与提出不同年龄时期的妇女在治病时应有不同的侧重。

在妇产科火热论方面，刘完素在《黄帝素问宣明论方》中说："妇人月水，一月一来，如期谓之月信，其不来则风热伤于经血，故血在内不通，或内受邪热……"[38]提出"女子不月，先泻心火，血自下也"的主张。他在《素问玄机原病式》中说："举世皆言白带下寒者，误也。所谓带下者，任脉之病也……赤白与下痢义同，而无寒者也。大法头目昏眩，口苦舌干，咽嗌不利，小便赤涩，大便秘滞，脉实而数者，皆热证也。凡带下者，亦多有之……故下部任脉湿热甚者，津液涌溢而为带下也。且见俗医治白带下者，但依近世方论，而用辛热之药，病之微者虽或误中，能令郁结开通，气液宣行，流湿润燥，热散气和而愈；其或势甚而郁结不能开通者，旧病转加，热证新起，以至于死，终无所悟。曷若以辛苦寒药，按法治之，使微者甚者皆得郁结开通,湿去燥除,热散气和而愈,无不中其病而免加其害。"[39]他在《河间六书》中说:"赤者热入小肠,白者热入大肠,原其本皆湿热结于脉,故津液涌溢,是为赤白带下,本不痛结,缘五经脉虚,结热屈滞于带,故女子脐下痛而绵绵阴器中时下也……热去湿除,病自愈也。"[40]刘完素一反以往以赤白分寒热的论点,代之以湿热病因之说,这是一大进步。从此,清热除湿成为带下病的治疗大法。在胎产病方面,刘完素亦以热立论。在《河间六书》中,他说:"胎死不下,宜三一承气汤。盖风热燥涩紧敛,则产户不得自然开通……"还说:"夫难产或死胎不下,皆由风热燥涩紧敛结滞而不能舒缓,故产户不得自然开通,此药力至则结滞频开而产矣。后慎不可温补而反生燥热也。"并且还说:"产后诸积不可攻,当养阴去热……""俗未知产后亡液损血,疼痛怖惧,以致神狂气乱,则阴气损虚,邪热太甚而为诸热证……"[40]在经、带、胎、产方面,刘完素都提出以热主病的论点,为寒凉治法的引进作了理论上的论证。

刘完素在《黄帝素问宣明论方》中提出"然妇人以血藏为基本也。妇人之病,手太阳、足少阴。小肠、心之经络为表里,起自任冲之脉,于中极之下,以上毛际,循腹里关元,上至咽喉颐,循面目,过带脉,贯脐而止。以妇人月水,一月一来如期,谓之月信。其不来,则风热伤于经血,故血在内不通。或内受邪热,脾胃虚损,不能饮食。食既不克,营卫凝涩,肌肤黄燥,面不光泽。或大肠虚,变为下利,流入关元,致绝子嗣。为子藏虚冷劳损,而病带下,起于胞内"的观点[38],将子宫的生理功能提到极其重要的地位。

刘完素著作中的八物汤、大秦艽汤、牛黄膏、生地黄散、白圣散、红花散、血风汤、苦楝丸、保命集散、枳壳汤、桂枝四物汤、浆水散、清震汤、黑白散等,均是妇科领域运用广泛的著名方剂。

刘完素对妇科理论的重大阐发,是在《素问病机气宜保命集》中提出"妇人童幼天癸未行之间,皆属少阴,天癸既行,皆从厥阴论之。天癸已绝,乃属太阴经也"[41]。这是刘完素根据女子从幼童至青春期肾气萌发而未充,所患多在肾,故临床治疗亦多从肾着手;育龄期女子经胎产乳易耗伤肝血,故临床治疗亦多以治肝为主;绝经期以后脏腑渐虚,气血日亏,只有通过补充后天来治疗,故所治常在脾。刘完素的这一理论是根据妇女整个生理变化过程而提出的相应治疗原则,是妇产科学的一种崭新的思维方式,受到后世医家的推崇。

二、张从正对妇产科的贡献

张从正(字子和)是金代人(约 1156—1228),在临证治疗中常以汗、吐、下三法为主,所以亦有攻下派的称谓。他对妇产科的贡献,在于其别具一格的临证特色,使妇产科的临床变得丰富多彩。归结起来为:病主痰湿瘀热,治擅祛邪安正,法专吐下攻清。

以痰作为妇产科病因而广为论述的,从张从正开始。他认为痰湿下流而为带下,故广泛运用涌吐痰湿来治疗带下病。同样,他还善于运用吐痰祛瘀法以治疗崩漏、不孕,并提出"虚挟痰积污血"[42]的论点,痰瘀学说发轫于此。张从正以瘀立论的内容颇广,有崩漏、闭经、不孕、小产以及产后诸疾,其中以"妇人产余之疾,皆是败血恶物"[43]的产后主瘀说最有意义。他推崇刘完素的主火论,以火热论血崩,以湿热论带下,以风热论乳痈,药主寒凉泻火,成为妇产科寒凉派的倡导者。

在疾病治疗的原则上,他主张一个"攻"字。他说:"夫病之一物,非人身素有之也。或自外而入,或由内而生,皆邪气也。邪气加诸身,速攻之可也。""先论攻其邪,邪去而元气自复也。"[43]还说:"唯脉脱下虚,无邪无积之人,始可议补,其余有邪积之人而议补者,皆鲧湮洪水之徒。"[43]攻即以祛邪,祛邪所以安正。因此,他留下的妇科病案十有八九是以攻邪取胜的。但攻邪之际,尚量虚实选药。此外,他提出"养生当论食补,治病当论药攻"[43],对后世也有较深影响。

张从正对妇产科疾病的治疗方法,以吐下二法最为普遍,且多先后为用,如他提出"女子不月,皆由使内太过……唯深知涌泄之法者能治之"[43],就是例子。张从正运用吐法的目的是直接驱除痰湿和"下有病,上取之"[43],以吐来调畅气机。当时虽有"妇人不可久吐"之诫,张从正则认为:"何妄论之甚也,可吐则吐……岂可问男女乎!"[43]由于他深谙吐法,使这一绝技在妇产科领域中大放异彩。同时,他认为:"催生下乳,磨积逐水,破经泄气,凡下行者,皆下法也。"[43]他自称运用汗、吐、下治病者,"以十分率之,此三法居其八、九,而众法所当才一、二也"[43],而他所用的吐下法在妇科治疗众法中,犹不逊于十之七八。他用泻火清热法治疗崩漏,清热解毒法治疗乳痈,清热利湿法治疗带下、妊娠小便不利等,都说明他是清火法的极力推行者。

除上述所论之外,张从正的"凡治病妇,当先问娠,不可仓卒矣"[43]成为妇产科的至理名言。他反对古代食兔儿唇裂,食鳖儿短颈的孕妇食忌,认为这纯系无稽之谈,提出"妇人初得孕择食者,已上皆不忌口"[43]的主张。他用玉烛散治疗有娠半年,因伤损下血。方中含有四物汤与大承气汤。虽然病愈,他仍慨叹:"此法可与智识高明者言,高粱之家,慎勿举似,非徒骇之,抑又谤之。呜乎!正道难行,正法难用,古今皆然。"[43]他也是大胆使用活血攻下法安胎的医家。他认为产后无乳,天生者不治,可治者仅气血虚乳脉闭者,可用精猪肉汤滋其化源,益元散滑利通窍,更用木梳疏通乳络,思想精巧,立法新颖,为人备赞。他提出"或因啼哭悲怒郁结,气溢闭塞以致乳脉不行"[43],提出情志的变化可以影响乳汁分泌,这是十分科学的。他著作中的三和汤、无忧散、导水丸、当归散一直为当今妇科界熟知和运用。一稳婆拽胎,胎儿臂断死而不出,张从正用钩取出胎儿而保全产妇,这是当今读到最早运用器械取下死胎的记载,读来令人惊心动魄,叹为观止。

张从正医案举例:

1. 一妇,年三十四岁,经水不行,寒热往来,面色痿黄,唇焦颊赤,时咳三两声。向者所服之药黑神散、乌金丸、四物汤、烧肝散、鳖甲散、建中汤、宁肺散,针艾百千,病转剧。家人意倦,不欲求治。戴人悯之。先涌痰五六升。午前涌毕,午后食进,余证悉除。后三日,复轻涌之,又去痰一二升,食益进。不数日,又下通经散,泻讫一二升。后数日,去死皮数重,小者如麸片,大者如苇膜。不一月,经水行,神气大康矣。[43]

2. 息城李左衙之妻,病白带如水,窈漏中绵绵不绝,秽臭之气不可近,面黄食减,已三年矣。诸医皆云积冷,起石、硫黄、姜、附之药,重重燥补,污水转多,常以衲日易数次。或一药,以木炭十斤,置药在坩埚中,盐泥封固,三日三夜炭火不绝,烧令通赤,名曰火龙丹。服至数升,污水弥甚。炳艾烧针,三年之间,不可胜数。戴人断之曰:此带浊水,本热乘太阳经,其寒水不可胜,如此也。夫水自高而趋下,宜先绝其上源。乃涌痰水二三升,次日下沃水十余行,三遍,汗出周身。至明旦,病人云:污已不下矣。次用寒凉之剂,服及半载,产一子。《内经》曰:少腹冤热,溲出白液。带之为病,溶溶然若坐水中,故治带下同治湿法、泻痢,皆宜逐水利小溲。勿以赤为热,白为寒。今代刘河间书中言之详矣。[43]

3. 一妇人临产,召村妪数人侍焉。先产一臂出,妪不测轻重拽之,臂为之断,子死于腹,其母面青身冷,汗水浆浆不绝,时微喘。呜呼!病家甘于死。忽有人曰:张戴人有奇见,试问之。戴人曰:命在须臾,针药无及。急取秤钩,续以壮绳,以膏涂其钩,令其母分两足,向外偃坐,左右各一人,脚上立足,次以钩其死胎,命一壮力妇,倒身拽出死胎,下败血五七升,其母昏困不省,待少顷,以冰水灌之,渐咽二口,大醒食进。次日四物汤调血,数日方愈。戴人常曰:产后无他事,因侍姬非其人,转为害耳。[43]

4. 戴人过醮都营中饮,会邻席有一卒说出妻事,戴人问其故,答曰:吾妇为室女,心下有冷积如覆杯,按之如水声,以热手熨之,如水聚,来已十五年矣。恐断我嗣,是故弃之。戴人曰:公勿黜也,如用吾药,病可除,孕可得。卒从之。戴人诊其脉沉而迟,尺脉洪大而有力,非无子之候也,可不逾年而孕。其良人笑曰:试之。先以三圣散吐涎一斗,心下平软;次服白术调中汤、五苓散;后以四物汤和之。不再月气血合度,数月而娠二子。戴人常曰:用吾此法,无不子之妇,此言不诬矣。[43]

三、李杲对妇产科的贡献

李杲是金代人(1180—1251),在理论与临床上重视脾胃,善于用温补的方法调理脾胃,因此被称为补土派。他对妇产科的贡献也就在于确立重视脾胃的观点,以及提倡补益脾胃、升提阳气治法的运用。

李杲说:"妇人脾胃久虚,或形羸气血俱衰,而致经水断绝不行,或病中消胃热,善食渐瘦,津液不生。夫经者,血脉津液所化,津液既绝,为热所烁,肌肉消瘦,时见渴燥,血海枯竭,病名曰血枯经绝。宜泻胃之燥热,补益气血,经自行矣。"[44]他从后天脾胃入手论治经闭,处处提倡保护胃气,其独重脾胃的观点跃然纸上。他创制的升阳举经汤(柴胡、当归、白术、黄芪、藁本、羌活、防风、川芎、熟地、人参、附子、甘草、肉桂、红花、芍药、独活、桃仁、细辛)治疗妇人经水不调,就是一张典型的健脾益气、升阳举陷的方剂。

对于经漏,李杲说:"皆由脾胃有亏,下陷于肾,与相火相合,湿热下迫,经漏不止,其色紫黑,如夏月腐肉之臭。中有白带者,脉必弦细,寒作于中。中有赤带者,其脉洪数疾,热明矣,必腰痛或脐下痛,临经欲行,先见寒热往来,两胁急缩,兼脾胃证出见,或四肢困热,心烦不得眠卧,心下急,宜大补脾胃而升举血气,可一服而愈。"[44]他举用的是"治女子漏下恶血,月事不调,或暴崩不止,多下水浆之物。皆由饮食不节,或劳伤形体,或素有心气不足,因饮食劳倦,致令心火乘脾",具有神效的升阳除湿汤(即调经升阳除湿汤)。

李杲认为,带下多属寒湿,脾阳为寒湿伤困,下流而成带,所以在治疗上就注重散寒升阳除湿以治带下。他创制的升阳燥湿汤(黄芩、橘皮、高良姜、干姜、郁李仁、白葵花、防风、柴胡、甘草)治疗"白带下,阴户中痛,控心而急痛,身黄而皮缓,身重如山,阴中如冰"和酒煮当归丸(茴香、附子、良姜、当归、炙甘草、苦楝、丁香、木香、升麻、柴胡、黄盐、全蝎、延胡索),以及当归附子汤、坐药龙盐膏、胜阴丹、回阳丹[44],无一不是受到这一治疗思想的指导。此外,李杲治疗带下时,喜用坐药,成为一大特色。

李杲认为:"妇人分娩,及半产漏下,昏冒不省,瞑目无所知觉。""本气不病,是暴去其血,亡血补血,又何疑焉?补其则神昌,常时血下降亡,今当补而升举之。心得血而养,神不昏矣……今立一方,补血养血,生血益阳,以补手足厥阴之不足。"[44]所用之方为全生活血汤(红花、蔓荆子、细辛、熟地、生地、藁本、川芎、防风、羌活、独活、甘草、当归、柴胡、葛根、白芍、升麻),虽言补血养血,实则偏重升阳。

李杲创制了许多被后人广泛运用、脍炙人口的妇科名方,如白术安胃散、丁香胶艾汤、升阳举经汤、升麻托里汤、立效散、全生活血汤、当归六黄汤、当归附子汤、助阳汤、坐药龙盐膏、芪味丸、补经固真汤、除湿补气汤、柴胡丁香汤、柴胡调经汤、益胃升阳汤、调经补真汤、调经升阳除湿汤、酒煮当归丸、清魂汤、补中益气汤、当归补血汤等。他对妇产科的贡献,决不仅在此,而在于他的学术观点为后人的治疗开拓了新的思路。

李杲医案举例:

1. 丁未仲冬,郭大方来说,其妻经水暴崩不止,先曾损身失血,自后一次缩一十日而来,今次不止。其人心窄性急多惊,以予料之,必因心气不足,饮食不节得之。大方曰无。到彼,诊得掌中寒,脉沉细而缓,间而沉数,九窍微有不利,四肢无力,上喘气短促,口鼻气皆不调,果有心气不足、脾胃虚弱之证。胃脘当心而痛,左胁下缩急有积,当脐有动气,腹中鸣,下气,大便难,虚证极多,不能尽录。拟先治其本,余证可以皆去。安心定志,镇坠其经,调和脾胃,大益元气,补其血脉,令养其神,以大热之剂,去其冬寒凝在皮肤,少加生地黄去命门相火,不令四肢痿弱。

黄连一分　生地黄三分　炒神曲　橘皮　桂枝已上各五分　草豆蔻仁六分　黄芪　人参　麻黄不去节,各一钱　当归身一钱五分　杏仁五个,另研如泥

上㕮咀,作二服,水二大盏半,煎麻黄令沸,去沫,煎至二盏,入诸药同煎至一大盏,于巳午之间,食消尽服之,一服立止。其胃脘痛,乃胃上有客寒,与大热药草豆蔻丸一十五丸,白汤送下,其痛立止。再与肝之积药,除其积之根源而愈。[44]

2. 白文举正室,白带常漏久矣,诸药不效。诊得心包尺脉微,其白带下流不止。叔和云:崩中日久,为白带漏下,多时白滑,血枯。崩中者,始病血崩,久则血少,复亡其阳。故白滑之物下流不止,是本经血海将枯,津液复亡,枯干不能滋养筋骨。以本经行经药为引用、为使;以大辛甘油腻之药润其枯燥,而滋益津液;以大辛热之气味药补其阳道,生其血脉;以苦寒之药泄其肺而救上;热伤气,以人参补之,以微苦温之药为佐,而益元气。

白葵花去萼,研烂,四分　甘草炙　郁李仁去皮尖,研泥　柴胡已上各一钱　干姜细末　人参已上各二钱　生黄芩细研,一钱　陈皮留皮,五分

上件除黄芩外,以水三盏,煎至一盏七分,再入黄芩同煎至一盏,去渣,空心热服,少时以早饭压之。[44]

四、朱震亨对妇产科的贡献

朱震亨为元代医家(1281—1358),对妇产科有很深的造诣,在经、带、胎、产方面均有独到发挥,尤其是对子宫形态的描述,为元代妇产科的一大发明。

在调经方面,他提出气主血配的理论,认为:"经水者,阴血也……血为气之配,气热则热,气寒则寒,气升则升,气降则降,气凝则凝,气滞则滞,气清则清,气浊则浊。往往见有成块者,气之凝也。将行而痛者,气之滞也。来后作痛,气血俱虚也……错经妄行者,气之乱也。紫者,气之热也。"[45]这与自宋以来的"大率治病,先论其所主,男子调其气,女子调其血"[17]的论点迥然有别,以治气来治疗月经病,已脱离见血论血的窠臼。

痰湿作为妇产科的病因,到了朱震亨的时候,才研究得比较深刻。他认为经、带、胎、产、杂诸多疾病,均可由痰湿作祟,故提出:"过期乃血少也。川芎、当归,带人参、白术与痰药。""淡色过期者,乃痰多也。二陈汤加川芎、当归。""痰多占住血海地位,因而下多者,目必渐昏。肥人如此。南星、苍术、香附、川芎作丸服。""肥人不及日数而多者,痰多、血虚、有热。前方加黄连、白术。""躯肥脂满经闭者,导痰汤加芎连。不可服地黄,泥膈故也。如用,以生姜汁炒。""带、漏,俱是胃中痰积流下,渗入膀胱,宜升,无人知此。肥人多是湿痰。海石、半夏、南星、苍术、川芎、椿皮、黄柏。""瘦人带病少,如有带者,是热也。""痰气带下者:苍术、香附、滑石、蛤粉、半夏、茯苓。""肥盛妇人不能孕育者,以其身中脂膜闭塞子宫,而致经事不

能行。可用导痰汤之类。"(恶阻是)肥者有痰,瘦者有热,多用二陈汤。""(产后中风)不可作风治,切不可以小续命汤服之。必大补气血,然后治痰。"[46]他还说:"凡人之形,长不及短,大不及小,肥不及瘦。人之色,白不及黑,嫩不及苍,薄不及厚。而况肥人湿多,瘦人火多,白者肺气虚,黑者肾气足。形色既殊,脏腑亦异。"[45]朱震亨对妇产科领域的痰病研究,造诣极高。用身体肥瘦、长短、大小、肤色老嫩、皮肤厚薄来推断体质的强弱与疾病的性质,是疾病治疗中体质学说运用的开始。

朱震亨还提出"产前当清热养血"[47]的论点,还说:"妇人有孕则碍脾,运化迟而生湿,湿而生热,古人用白术、黄芩为安胎之圣药,盖白术补脾燥湿,黄芩清热故也。"[48]"产前安胎,白术、黄芩为妙药也。条芩,安胎圣药也,俗人不知,以为寒而不敢用,反谓温热之药可养胎,殊不知产前宜清热,令血循经而不妄行,故能养胎。"[47]朱震亨之论出,产前清热,芩术安胎便千古流传。

自宋代以来,产前运用以枳壳为主的瘦胎药方以利分娩,已蔚成风气。朱震亨在《格致余论》中说:"世之难产者,往往见于郁闷安佚之人,富贵奉养之家。若贫贱辛苦者无有也。方书止有瘦胎饮一论,而其方为湖阳公主作也,实非极至之言。何者?见有此方,其难自若。予族妹苦于难产,后遇胎孕,则触而去之,余甚悯焉。视其形肥而勤于针指,构思旬日,忽自悟曰:此正与湖阳公主相反。彼奉养之人,其气必实,耗其气使和平,故易产。今形肥知其气虚,久坐知其不运,而其气愈弱。久坐胞胎因受气不能自运耳。当补其母之气,则儿健而易产。今其有孕至五六个月,遂于《大全方》紫苏饮加补气药,与十数帖,因得男而甚快。后遂以此方随母之形色性禀,参以时令加减与之,无不应者。因名其方曰大达生散。"[45]创立了益气助产的新理论。

针对宋代流行的产后服用黑神散等攻瘀的风气,朱震亨在《局方发挥》中提出:"初产之妇,好血未必亏,污血未必积,脏腑未必寒,何以药为?饮食起居,勤加调护,何病之有。诚有污血,体怯而寒,与之数贴,亦自简便。或有他病,当求病起何因,病在何经,气病治气,血病治血,寒者温之,热者清之,凝者行之,虚者补之,血多者止之。何用海制,此方(指黑神散)不恤,无病生病。"[49]他在《丹溪心法》中说:"产后无得令虚,当大补气血为先,虽有杂证,以末治之。"[47]这一论点对纠正当时的流弊起到了重大作用,也给后世带来极大的启迪。

朱震亨在《丹溪治法心要》中提出:"(产后)大热而用干姜何也?曰:此热,非有余之热也,引血药生血,勿独用,必与补阴药同用。此造化自然之妙,非天下之至神,其孰能与于此。"[50]用热药退热,历代从此沿用不衰。书中治疗胎动腹痛时用当归四两,川芎九两,酒四升,煮三升服之。活血剂量之大,亦堪为称奇[50]。

朱震亨在《格致余论》中提出了雌雄人的异常现象,称:"以女函男有二:一则遇男为妻,遇女为夫;一则可妻而不可夫。其有女具男之全者,此又驳之甚者。"[45]

关于子宫,以前的书籍徒有其名而无形态描述。朱震亨首次提出:"阴阳交媾,胎孕乃凝,所藏之处,名曰子宫,一系在下,上有两歧,一达于左,一达于右……"[45]他在一医案中亦有类似记载:"一妇人产子后,阴户中下一物,如合钵状,有二歧……予思之,此子宫也。"[48]在600多年前的元代,能对子宫形态作如此形象正确的描绘,这在妇产科医学史中,确实是一件了不起的贡献。此外,他还运用参、芪、苓、术、芎、归、桃仁、陈皮、猪羊脬等峻补药物,治愈"尿胞因收生者不谨,以致破损而得淋沥病"者(产伤所致的阴道膀胱瘘),也是妇产科治疗上的一大成功。

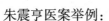

朱震亨医案举例：

1. 一婢,性沉多忧,年四十,经不行三月矣。小腹当中一块,渐如炊饼,脉皆涩,重按稍和,块按则痛甚,试扪之,高半寸,与千金消石丸至四五次。彼忽自言:乳头黑,且有汁,恐是孕。予曰:涩脉无孕之理。又与两帖,脉稍大豁。予悟曰:太峻矣!令止药,以四物汤倍白术,以陈皮、炙甘草为佐,至三十帖,候脉充,再与硝石丸四五次,忽自言块消一晕,便令勿与。又半月,经行痛甚,下黑血近半升,内有如椒核者数十粒,而块消一半,又来索药,晓之曰:块已破,勿再攻,但守禁忌,次月经行,当自消尽,已而果然。[50]

2.《名医类案》记载:朱震亨曾治"一产妇年三十余,正月间新产十余日,左腿左手发搐,气喘不眠,面起黑气,口臭,脉浮弦而沉涩,右为甚,意其受湿。询之,产前三月时常喜羹汤茶水,遂以黄芪、荆芥、木香、滑石、苍白术、槟榔、陈皮、川芎、甘草、芍药,四服后加桃仁,又四服而漉漉有声,大下水晶块,大小如鸡子黄与蝌蚪者数十枚而愈,乃去荆芥、槟榔、滑石,加当归、茯苓调理其血,四十贴而安。"[42](这是一例葡萄胎合并正常胎儿妊娠的报道,在正产之后发生一过性脑、肺栓塞,病情异常危急,经治疗之后,排出葡萄胎并获得康复,足见朱震亨妇产科功力之深厚)

3.《古今图书集成医部全录·妇科》记载:"一妇人四十一岁,妊孕九个月,转胞,小便不出三日矣。下急脚肿,不堪存活,来告急。予往视,见其形瘁,脉之右涩而左稍和,此伤食而气伤,胎系弱不能自举而下坠,压著膀胱,偏在一边,气急为其所闭,所以水窍不能出也。转胞之病,大率如此。予遂制一方,补血养气,血气既正,胎系自举则不下坠,方有安之理,遂用人参、当归身尾、白芍药、白术、带白陈皮、炙甘草、半夏、生姜,煎浓汤与四贴,任其频啜。至次早,又与四贴药渣,作一贴煎,令顿饮之,探喉令吐出此药汤,小便立通,皆黑水,后就此方加大腹皮、枳壳、青葱叶、缩砂仁二十贴与之,以防产前后之虚。"[48]

4. 一妇人产后,有物不上如衣裾,医不能喻。翁曰:"此子宫也,气血虚,故随子而下。"即与黄芪当归之剂,而加升麻举之,仍用皮工之法,以五倍子作汤洗濯,皱其皮。少选,子宫上。翁慰之曰:"三年后可再生儿,无忧也。"[47]

第六节　元代妇产科的其他成就

金代医学分十科,详细情况无从考查。元代医学分为十三科,产科兼妇人杂病科为其中之一。金元时代还有地方设立的医学校,以培养医学生[5]。《元典章》的"各科合试经书"记载:"产科兼妇人杂病科:《素问》一部,《难经》一部,《神农本草》一部,《圣济总录》一十(六)[七]卷。"[36]就是说,这些是考试时必须掌握的书籍。

元代妇产科的学术成就,在朱震亨身上比较集中地表现出来,当然,还有许多其他内容。

在《元典章》卷十二"吏部六"元贞三年(1297)颁布的"儒吏考试程式"上有文记载:"勒稳婆某验得,妇人某所堕身小系几个月……勒稳婆某验得,本妇乳头变色,子脉方行,委有几个月身孕。"[36]说明当时已经掌握妊娠妇女乳头色素沉着这一生理现象了。

元代饮膳太医忽思慧的《饮膳正要》卷一设乳母食忌:"如饮食不知避忌,倘不慎行,贪爽口而忘身适性致疾,使子受患,是母令子生病矣。"[51]对乳母的饮食影响婴儿健康问题特别重视。

元代已经运用导尿法治疗女子转胞。罗天益在《卫生宝鉴》中记载:"蕲有一妓,病转胞,小便不通,腹胀如鼓数月,垂死。一医用猪脬吹胀,以翎管安上,插入廷孔,捻脬气吹入,即大尿而愈。"[52]导尿术的运用,使转胞的治疗达到一个崭新的水平。

窦默在《疮疡全书》中首次介绍了一种妊娠期发生的乳痈,称"内吹乳者,女人腹中有孕,其胎儿转动,吹风在外故也"[53],以与传统的"外吹乳者,小儿吮乳,吹风在内故也"相对照,对临床具有很大的意义。此外,他对乳腺癌作了描述,说:"乳岩乃阴极阳衰,血无阳安能散? 致血渗于心经,即生此疾。若未破可疗,已破即难治。捻之内如山岩,故名之。早治得生,迟则内溃内烂,见五脏而死。"[53]对乳腺癌的危害性已有初步认识。

梅毒作为一种传染性性病在元代已被记载。窦汉卿《疮疡全书》说:梅毒"一名广东疮,一名毒疮,皆脏腑之积毒,脾家之湿热。其起也有三因,男子与生疳疮妇人交,熏其毒气而生……婴儿患此者,皆父母胎中之毒也。宜用汗药,宜用服药,宜用搽药,不可服丸剂,恐内藏轻粉,易愈故也。但轻粉乃水银升者,腐肠烂骨,害不旋踵。"[53]当时已经发现梅毒是通过性生活传播的,也可导致婴儿先天性梅毒。在临床治疗的过程中,还发现汞剂引起的毒副反应。

第七节　有关妇产科学的其他文献资料

《宋史》记载,宋代妇女仍可以再适嫁。"女子十五不嫁,家人坐之。"[54]因此,女子婚嫁年龄在 15 岁之前,然而亦有例外者,孝章宋皇后,纳入宫为皇后,年已十七。

《辽史》记载,圣宗仁德皇后萧氏,年十二选入掖庭;天祚元妃萧氏,年十七册为元妃。此外,所载列女五人,而详其成婚年龄者四,除一例 18 岁外,均二十而嫁。[55]

《金史》记载,始祖明懿皇后 16 岁嫁,显宗昭圣皇后 23 岁入宫。列女中冯妙真 18 岁嫁,聂女 23 岁而嫁。[56]

《元史》记载,列女中有嫁适年龄者,都在 16~21 岁为普遍。[57]

从上面的记载可以发现,宋代以后,女子的婚嫁年龄有逐渐推迟的趋势。

《元典章》有"孕囚产后决遣"和"孕囚出禁分娩"的条文,表示对孕、产妇的行刑期限的宽宥。前者称:"妇人犯罪有孕,应拷及决杖笞者,须候产后百日决遣。"后者称:"今后若有妇人犯徒罪在禁,临[产]月召保听[候],出产后二十日复追入禁。候产限百日,依理断遣。"[36]这是法律文明进步的表现。

关于分娩畸形胎儿的记载,在《宋史》中有较丰富的内容。如"绍兴三年(1133),建康府桐林湾妇产子,肉角有齿";"隆兴元年(1163),建康民流寓行都而妇产子,二首具羽毛之形";乾道五年(1169),"余杭县妇产子,青而毛,二肉角,又有二家妇产子亦如之,皆连体两面相乡";"淳熙十年(1183),番易南乡妇产子,肘各有二臂,及长,斗则六臂并运……十一月辛未,邓家巷妇产肉块三,其一直目而横口;庆元元年(1195),"永州民产子首有角,腋有肉翅;二年七月,进贤县妇产子亦如之,而面有三目";"嘉定四年(1211)四月,镇江府后军妻生子,一身二首而四臂";太平兴国九年(984),"扬子县民妻生男,毛被体半寸余,面长、项高、鸟肩、眉毛粗密、近发际有毛两道、软长眉、紫唇、红耳、厚鼻,大类西域僧";"宣和六年(1124),都城有卖青果男子,孕而生子,蓐母不能收,易七人,始免(娩)而逃去。丰乐楼酒保朱氏子之妻,可四十余,楚州人,忽生髭,长仅六七寸,疏秀而美,宛然男子"。[54]

《元史》中亦有记载:至元元年(1335),"汴梁祥符县市中一乞丐妇人,忽生髭须";至元十二年(1275)四月,"固安州王得林妻张氏怀孕五月生一男,四手四足,圆头三耳,一耳附脑后,生而即死"。[57]

小　结

宋代妇产科学,是发展史上的一个鼎盛时期与成熟阶段。妇产科学从产生以来,第一次由依附走向独立分科,从而产生了一系列妇产科理论,如阴阳学说、气血学说等。在这一方面,宋代的教育给妇产科理论的发展起到了积极的推进作用。辨证论治的产生,妇产科方剂学内容爆炸性增长,使妇产科的临床水平得到明显提高。经、带、胎、产序列的确立,则是当时开始重视月经病与带下病的标志。宋代妇产科临床内容已基本完备。在许多疾病的治疗方面,获得突破性进展,尤其是对因胎位不正导致的难产运用手法纠正胎位来治疗,是一场产科领域的革命,使得许多妇女摆脱了死亡的厄难。此外,对于葡萄胎的诊断与治疗、催产药物的研究运用、产后清宫术的开展、类似阴道窥器的发明使用,都是妇产科发展史上最有价值的成果。

金元时期的医家对妇产科学的发展作出了卓越的贡献,创建了许多别具一格的学术观点与临证特色,极大地丰富了妇产科学的内容。这些内容与对子宫形态的正确描述、导尿术的发明等,成为这一时期妇产科学的精华。

主要参考文献

[1] 刘时举.续宋编年资治通鉴[M].清文渊阁《四库全书》本.
[2] 吕友仁.周礼译注[M].郑州:中州古籍出版社,2004.
[3] 赵献可.邯郸遗稿[M].杭州:浙江中医杂志编辑部,1982.
[4] 陈邦贤.中国医学史[M].北京:商务印书馆,1954.
[5] 李经纬,林昭庚.中国医学通史(古代卷)[M].北京:人民卫生出版社,2000.
[6] 陈邦贤,严菱舟.中国医学人名志[M].北京:人民卫生出版社,1955.
[7] 孟元老,等.东京梦华录[M].中华书局上海编辑所,编辑.上海:中华书局上海编辑所,1962.
[8] 吴自牧.梦粱录[M].杭州:浙江人民出版社,1980.
[9] 脱脱,等.宋史[M].北京:中华书局,2000.
[10] 何大任.太医局诸科程文格[M].上海:上海古籍出版社,1991.
[11] 王怀隐,等.太平圣惠方[M].北京:人民卫生出版社,1964.
[12] 赵佶.圣济总录[M].北京:人民卫生出版社,1962.
[13] 许叔微.普济本事方[M].上海:上海科学技术出版社,1959.
[14] 齐仲甫.女科百问[M].上海:上海古籍书店,1983.
[15] 李师圣,郭稽中.产育宝庆方[M].文渊阁四库全书电子版.上海:上海人民出版社,2005.
[16] 陈素庵.陈素庵妇科补解[M].陈文昭,补解.上海:上海科学技术出版社,1983.
[17] 陈自明.妇人大全良方[M].北京:人民卫生出版社,1985.
[18] 杨士瀛.仁斋直指方论[M].盛维忠,王致谱,傅芳,等校注.福州:福建科学技术出版社,1989.
[19] 严用和.重订严氏济生方[M].浙江省中医研究所文献组,湖州中医院,整理.北京:人民卫生出版社,1980.
[20] 太医局.太平惠民和剂局方[M].北京:人民卫生出版社,1959.
[21] 王硕.易简方[M].北京:人民卫生出版社,1995.
[22] 朱端章.卫生家宝产科备要[M].南康郡斋刻本.1184(宋淳熙十一年).
[23] 薛辛.薛氏济阴万金书[M].郑敷政,编.上海:上海科学技术出版社,2004.
[24] 郑春敷.女科济阴要语万金方、女医杂言、妇科约囊万金方[M]//周仲瑛,于文明.中医古籍珍本集

成．长沙:湖南科学技术出版社,2014.

[25] 金礼蒙,等．医方类聚(十)[M]．北京:人民卫生出版社,1982.

[26] 朱佐．类编朱氏集验医方[M]．上海:上海科学技术出版社,2003.

[27] 陈言．三因极一病证方论[M]．北京:中国医药科技出版社,2011.

[28] 薛辛．女科万金方[M]．北京:中国中医药出版社,2015.

[29] 陈迁．妇科秘兰全书[M]．北京:中国中医药出版社,2015.

[30] 王赆．全生指迷方(外五种)[M]．上海:上海古籍出版社,1991.

[31] 唐慎微．重修政和经史证类备用本草[M]．北京:人民卫生出版社,1982.

[32] 无名氏．产宝百问、产宝诸方[M]//周仲瑛,于文明．中医古籍珍本集成．长沙:湖南科学技术出版社,
2014.

[33] 孙思邈．孙真人海上方[M]//裘庆元．珍本医书集成．北京:中国中医药出版社,2012.

[34] 马大正．陈沂妇科学术思想探讨[J]．陕西中医杂志,1985,6(2):89-90.

[35] 陆拯．王肯堂医学全书[M]．北京:中国中医药出版社,1999.

[36] 陈高华,张帆,刘晓,等．元典章[M]．天津:天津古籍出版社,2011.

[37] 危亦林．世医得效方[M]．金芬芳,校注．北京:中国医药科技出版社,2011.

[38] 刘完素．黄帝素问宣明论方[M]．北京:中国中医药出版社,2007.

[39] 刘完素．素问玄机原病式[M]．孙洽熙,孙峰,整理．北京:人民卫生出版社,2005.

[40] 刘完素．河间六书[M]．太原:山西科学技术出版社,2010.

[41] 刘完素．素问病机气宜保命集[M]．北京:中国中医药出版社,2007.

[42] 江瓘．名医类案[M]．北京:人民卫生出版社,2005.

[43] 张子和．儒门事亲[M]．北京:人民卫生出版社,2005.

[44] 李杲．兰室秘藏[M]．文渊阁四库全书电子版．上海:上海人民出版社,2005.

[45] 朱震亨．格致余论[M]．天津:天津科学技术出版社,2000.

[46] 朱震亨．金匮钩玄[M]．北京:人民卫生出版社,1980.

[47] 朱震亨．丹溪心法[M]．上海:上海科学技术出版社,1959.

[48] 陈梦雷,等．古今图书集成医部全录[M]．北京:人民卫生出版社,1962.

[49] 朱震亨．局方发挥[M]．北京:人民卫生出版社,1956.

[50] 朱震亨．丹溪治法心要[M]．北京:人民卫生出版社,1983.

[51] 忽思慧．饮膳正要[M]．北京:中国医药科技出版社,2016.

[52] 罗天益．卫生宝鉴[M]．北京:中国医药科技出版社,2011.

[53] 贺菊乔,等．中华医书集成·外科类二[M]．北京:中医古籍出版社,1999.

[54] 脱脱,等．宋史[M]．北京:中华书局,1977.

[55] 脱脱,等．辽史[M]．北京:中华书局,2000.

[56] 脱脱,等．金史[M]．北京:中华书局,2000.

[57] 宋濂,等．元史[M]．北京:中华书局,1966.

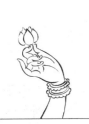

第九章
明代的妇产科学

（公元 1368—1644 年）

第一节　妇产科学发展的历史背景

朱元璋领导的农民起义,于 1368 年推翻了元政权,建立了明。在明政权建立的初期,农民出身的朱元璋采取了一系列有利于农业发展的措施,使遭受战争破坏的经济逐渐得到恢复,城市商业也日益出现繁荣景象。明代太医院继承元制,设十三科,改正骨为接骨、杂科为按摩、金疮为金镞、风科为伤寒、禁科为疮疡。隆庆五年(1571)太医院设御医或吏目人数 20 人,其中妇人科 2 人[1]。1370 年设科举,以八股文取士,许多进不了仕途的知识分子,在“不为良相,便为良医”的诱导下,改从医径,一些官宦对于医学一往情深,潜心研究,这对医学研究提倡尊经崇古,提高从医人员的文化素养和研究水平,起到有益的作用。铜活字和套板印刷的出现,带来出版业的繁荣,大量医学著作涌现,对于医学的广泛传播,起到了推进作用。到了明代中期,农业、手工业与商业都超越了前代水平。明代晚期,还曾出现过资本主义生产关系的萌芽。以郑和为代表的海上贸易十分强大,从国外带来了乳香、血竭、芦荟、没药、安息香、苏合香、木鳖子等药物。《明史》称广州一带“番舶不绝于海澨,蛮人杂还于州城”[2]。

然而,在朱元璋以后,朝廷政治日趋腐败,至明中后期,这种情况越演越烈,皇帝不理朝政,阉官掌权,厂卫霸道,地主官僚大量兼并土地,土地高度集中,征敛赋税十分繁重,农民流离失所,手工业面临破产。从明代中期起,农民起义就接二连三地发生,到了明代末期,农民大起义开始,经过多年艰苦卓绝的斗争,李自成领导的农民起义于 1644 年推翻了明的统治。胜利却使起义军的领袖们产生了骄傲的情绪,放松了警惕,明将吴三桂引清兵入关,起义的成果得而复失,从此开始了清的历史。

明代是历史上科学技术繁荣强盛的时代,农业、手工业十分发达,航海事业蓬勃兴起,中外文化交流频繁,西方医学也开始传入我国并发生影响,像《人身概说》就是一部万历年间介绍西洋解剖学的译著。明代的医学从总体上说,取得了十分巨大的成就,举世瞩目的《本草纲目》代表了药物学的举世成就;种痘术的问世,使我国在这方面率先于世界其他国家;金元期间医学理论的争鸣,通过实践加以综合折衷,在明代逐渐形成比较系统完整的理论体系,而使之更切合于临床实践;望、问、闻、切四诊的重视,使中医诊断学有了十分充实的内容,提高了临床的诊疗水平。所有这些,对妇产科学的发展起到了良好的影响。然而,明代是封建礼教鼎盛的时代。封建礼教是一座压在广大妇女身上的大山,也是对妇女卑贱地位的一个佐证,它拆毁了妇女的身心健康,更加严重地影响妇产科学的发展。因此,在明代妇产科的辉煌发展史上,不可避免地留下了封建礼教所带来的创伤(详见后)。

第二节　妇产科的论著

明代的妇产科著作与其他的医学著作一样,其数量是非常可观的。其中不乏影响重大的妇产科著作。由于明代距今时间不甚远,所以,至今留存的妇产科著作为数不少。

据统计,现存的妇产科著作有:薛己的《女科撮要》2 卷及《校注妇人良方》24 卷,万全的《广嗣纪要》16 卷(或称 5 卷)、《万氏家传女科》、《万氏女科》(或称《万氏妇人科》3 卷)、《万氏妇科汇要》4 卷(或称《妇科汇要》3 卷)、《万氏妇科达生合编》4 卷(该书系万全与其他人合著)、《女科要言》3 卷,王肯堂的《女科证治准绳》5 卷、《胎产证治》与《胤产全书》4 卷,宋林皋的《宋氏女科秘书》(又名《四明宋林皋先生女科秘书》),武之望的《济阴纲目》5 卷,女医家谈允贤的《女医杂言》1 卷,张介宾的《妇人规》2 卷、《妇人规古方》1 卷及《宜麟策》1 卷,龚居中的《女科百效全书》4 卷(清代刘孔敦增补),岳甫嘉的《医学正印女科》(或称《妙一斋医学正印种子编》)2 卷、《女科证治全编》,茅友芝的《安亭茅氏世传女科》1 卷,王纶的《王节斋公胎产医案》,颜汉的《便产须知》2 卷,李荣的《闺门宝鉴》1 卷,李荣等撰的《二难宝鉴》2 卷,刘场的《胤嗣录》,王化贞的《产鉴》3 卷,郑五全的《(新刊)胎产方书》2 卷,钱养庶的《绣阁宝生书》1 卷及《安胎保产全书》,赵献可的《邯郸遗稿》4 卷,熊宗立的《妇人良方补遗大全》24 卷,宋博川的《四明宋氏家传产科全书秘本》4 卷,李士材的《女科纂》,金世英的《产家要诀》,徐明善校的《济生产宝论方》2 卷,汤处士的《保产机要》1 卷,陈文治的《广嗣全诀》12 卷,胡文焕的《广嗣须知》,龚廷贤的《云林女科秘方》3 卷(由《内府秘传经验女科》《女科方脉注意》《杂录秘传女科妙方》各 1 卷组成)及《胎产秘书》3 卷,托李时珍的《天傀论》1 卷,陈彻的《女科正录》,陶华的《戈存橘秘用女科伤寒秘要—袖钗》,支秉中的《支氏女科枢要》,刘渊然的《仙传济阴方》,古愚公的《兰阁秘方》2 卷,陶本学的《孕育玄机》3 卷,洪基的《生育指南》4 卷、《种子方剖》4 卷及《摄生种子秘方》4 卷,卜氏的《产家要诀》,庄履严的《妇科百辨》6 卷,李中梓的《妇科宝案》及《女科纂》,褚胤昌的《达生录》,袁黄的《祈嗣真诠》及《资生镜》1 卷,曹弼臣的《保产全书》2 卷,王咏汇集的《济世珍宝》,吴崑山的《胎产摘要》1 卷,周震的《秘传女科》2 卷,姚言的《螽斯集》,邵以正的《徐氏胎产方》1 卷,赵贞观的《绛雪丹书》,陈治道的《保产万全书》1 卷,刘伦的《济世女科经验全方》1 卷,俞桥的《广嗣要语》,郑钦谕的《女科心法》2 卷,郑和阳的《薛氏济阴万金方》,陈朝阶的《妇人产带记》1 卷,不著撰者的《保产育婴录》2 卷,李长科的《胎产护生篇》1 卷,不著撰者的《注解胎产大通论》(伪托梁杨子建或宋张声道撰)、《轩辕黄帝补生后嗣论》等。

除上述已知现存的明代妇产科著作外,还有一批存佚不明的妇产科书籍,这些书籍有:徐守贞的《胎产方》1 卷,万全的《广嗣精要》与《妇人秘科》3 卷,徐春甫的《妇科心镜》与《螽斯广育》1 卷,蔡龙阳的《螽斯集》1 卷,薛己的《嗣产法论》1 卷,龙遵叙的《男女绅言》,张文介的《玉泉子金闺秘方》1 卷,李盛春的《胤嗣全书》1 卷,钱国宾的《女科百病补遗》1 卷及《女科百病问答》4 卷,赵辉的《胎产须知》2 卷,张介宾的《景岳十机摘要》10 卷,许兆祯的《女科要论》与《衍嗣宝训》,皇甫泰的《产宝》,陈文治的《济阴举要》,钱大义的《求嗣秘书》4 卷,胡孝的《种子类纂》1 卷,钱处士的《绣阁宝生》,李春茂的《妇人诸证辨览》,李中梓的《女科微论》,宋北川的《宋氏女科产后篇》,赵献可的《胎产遗论》1 卷,陈谢的《女科秘要》,李舒芳的《治胎须知》,杨惟正的《妇人》,王辂的《胎产保生编》,张文邃的《保生集要》1卷,茅震的《胎前产后书》4卷,卢鹤宾的《妇科一览知》,陈引川的《引川心秘》,赵金的《广嗣全书》,唐达仙的《女科秘旨》3卷,金德生的《参释济阴纲目》,唐翼真的《女科则要》,尹隆宾的《薛氏女科删补》,乡均的《济生妇人方》1卷,秦昌遇的《女科医案大成》,沈庶的《女科抉微》,汤建中的《子痘论》,刘草窗的《广嗣全书》,张氏的《半产论》,周季芝的《女科方论》,邬有坦的《巾帼遗编》,胡氏的《妇人方》,程若水的《妇人月水与乳俱脾胃所生论》,吕献策的《妇人调经》,何古朴的《求嗣秘要》,杨慎的《男女脉位图说》,柯炌的《保产机要》1卷和《保产汇编》4卷,程云鹏的《种子玄机》及《种嗣玄机》,洪基的《种子秘剖》2卷,林中诚的《胎孕说》,胡文焕的《香奁润色》1卷,孙文胤的《螽斯秘宝录》,黎民化的《秘传延龄种子方》,沈太治的《生生直指》6卷,李长科的《妇科秘方》,胡氏的《济阴方》,不著撰者的《女科枢要》4卷、《辨疑集》3卷、《妇人明理论》、《妇人千金家藏方》、《产科大全》、《广嗣秘旨》10卷、《生育宝鉴方》、《闺阁事宜》、《生生编》、《保室方》、《集验广嗣珍奇》、《保产育婴》2卷、《大生方论》等。从这些不全的妇产科书目中,就知道明代妇产科著作是十分宏富的。

第三节　妇产科的成就与封建礼教的影响

一、妇产科辨证论治体系的确立

当妇产科发展到宋代的时候,临床上开始出现辨证论治的方法,但这仅仅是一种局部的变化,并不足以在总体上引起改观。及至明代,从整个医学范畴来看,辨证论治已经成为一种临证规范与被广大医家认可遵奉的理论体系。例如,孙一奎在《赤水玄珠》中说:"是书专以明证为主……凡证不拘大小轻重,俱有寒热虚实,表里气血八个字,苟能于此八个字认得真确,岂必无古方可循?"[3]王执中在《东垣先生伤寒正脉》中说:"治病八字,虚实、阴阳、表里、寒热八字不分,杀人反掌。"[1]方隅在《医林绳墨》中说:"虽后世千万方论,终难违越矩度,然究其大要,无出乎表、里、虚、实、阴、阳、寒、热八者而已。"[1]张三锡在《医学六要》中说:"锡家世业医,致志三十余年,仅得古人治病大法有八:曰阴曰阳,曰表曰里,曰寒曰热,曰虚曰实,而气血痰火,尽赅于中。"[4]楼英在《医学纲目》中说:"故诊病者必先分别气血、表里、上下、腑脏之分野,以知受病之所在。次察所病虚实寒热之邪以治之。务在阴阳不偏倾,脏腑不胜负,补泻随宜,适其所病。"[5]这些论述足以证明八纲辨证、脏腑辨证与气血辨证在明代已经确立。虽然类似于上述的议论不一定会在妇产科的书籍中觅到,但在临证中运用辨证论治的例子已俯拾皆是,而且有的方面已经达到相当纯熟的程度了。如薛己在《校注妇人良方》"月水不调方论"中提出:"先期而至者,有因脾经血燥,有因脾经郁火,有因肝经怒火,有因血分有热,有因劳役火动。过期而至者,有因脾经血虚,有因肝经血少,有因气虚血弱。主治之法,脾经血燥者,加味逍遥散;脾经郁火者,归脾汤;肝经怒火者,加味小柴胡汤;血分有热者,加味四物汤;劳役火动者,补中益气汤;脾经血虚者,人参养荣汤;肝经血少者,六味地黄丸;气虚血弱者,八珍汤。"[6]在张介宾的《妇人规》中,对妇产科疾病的辨证论治更有精到之处。他论胎动不安时,分胎气寒、胎气热、胎气虚、胎气滞几类,在胎气虚之下再分心脾气虚于上者、肝肾不足于下者、气血俱虚者、脾肾气虚而兼带浊者等[7],辨证十分精细,以期遣方用药,丝丝入扣。从这些妇产科临床的情况来看,辨证论治体系的确立,是毫无疑问的。

明代对医案的书写已经十分重视,并建立了病案格式。韩懋的《韩氏医通》中提出六法兼施,即望、闻、问、切、论、治[8]。因此,从明代开始,留下大量格式完备、内容丰富的妇产科医案,成为一笔学术上的宝贵财富。

二、妇产科的理论与临床

历代关于天癸的解释不尽相同,张介宾在《妇人规》中说:"《上古天真论》曰:'女子二七天癸至,任脉通,太冲脉盛,月事以时下,故有子。'盖天癸者,言后天之阴气,阴气足而月事通。"[7]他在《类经·藏象类》中又说:"故天癸者,言天一之阴气耳,气化为水,因名天癸……其在人身,是为元阴,亦曰元气,人之未生,则此气蕴于父母,是为先天之元气。"[7]他又辩解说:"天癸之义,诸家俱即以精血为解,然详玩本篇谓女子二七天癸至,月事以时下,男子二八天癸至,精气溢泻。是皆天癸在先,而后精血继之,分明先后至,各有其义,焉得谓天癸即精血,精血即天癸?"[7]他还说:"肾气,即天癸也。"[7]自从《黄帝内经》提出"天癸",并认为它对人体有重要意义之后,对于天癸的解释众说纷纭,就连明代医学大家张介宾也一样,有先天后天相互抵牾,不能自圆其说的地方。医学发展到了明代,人们对于古代一些含糊的或不符实体的名称或说法已从困惑走向质疑与争辩,这也是很正常的现象(对三焦或命门的争辩也是这样)。这已使得隐藏于中医本身理论体系的缺陷性得到了暴露。启示人们对于医学的研究,必须走更加本质的方向。

关于月经的形成机理,《妇人规》说:"经血为水谷之精气,和调于五脏,洒陈于六腑,乃能入于脉也。凡其源源而来,生化于脾,总统于心,藏受于肝,宣布于肺,施下归血海而为经脉,但使精气无损,情志调和,饮食得宜,则阳生阴长,而百脉充实,又何不调之有?"[7]又说:"冲脉之血,又总由阳明水谷之所化,而阳明胃气,又为冲脉之本也。故月经之本所重在冲脉,所重在胃气,所重在心脾生化之源耳。"[7]张介宾在阐明经血与五脏六腑的关系之后提出冲脉、胃气以及心脾对于月经具有特殊密切的关系,这是很有见地的,对临床具有重要指导意义。

当时还发现和记载了一些奇特的生理性月经现象,并以此指导临床。赵养葵在《邯郸遗稿》中说:"室女经水先通后闭……饮食如故,如面色不黄,名曰歇,非病也,不须服药。"[9]指出少女初潮之后并非因为疾病引起的暂时性闭经,属于一种正常的生理现象。他还指出:"凡室女从幼经水未至,面色如故,饮食如常,名为石女,不在经闭成劳内论,不须服药。亦有年大自通而受孕者。"[9]说明个别女子初潮的年龄特别晚,但并不影响其生育能力。此外,还记载了一种十分罕见的现象——暗经。李时珍在《本草纲目》中说:"有行期只吐血衄血,或眼耳出血者,是谓逆行……有一生不行而受胎者,是谓暗经。有受胎之后,月月行经而产子者,是谓盛胎,俗名垢胎。"[10]在《续名医类案》中,名医钱国宾有关于暗经的实例记载:"余游兰溪,时逢端阳,友人宴于花园,谈及邑中篦匠孙二之妻,年三十,生四子一女,自来无经……余即问之,妇云不知经为何物……此妇无经者,乃冲脉与人禀赋不同,任脉与人乳子则一样。"[11]运用冲、任二脉的异同来解释没有月经而仍能受孕的内在机理。

元代朱丹溪首次描述了子宫的形态。张介宾在《类经附翼》中对子宫的位置作了正确的描写。他说:"夫所谓子户者,即子宫也,即玉房之中也,俗名子肠,居直肠之前,膀胱之后,当关元气海之间,男精女血,皆存乎此,而子由是生……子宫之下有一门,其在女者,可以手探得,俗人名为产门。"[7]通过阴道用手能够触摸到子宫,这在张介宾的时候,已是一件很明白的事了,它离现代妇科检查的方法已近在咫尺了。科学有时只要再往前跨进一步,便可以形成一场革命,令人遗憾的是,就这小小的一步,在当时乃至清代,则是不可逾越的鸿沟,在西方妇产科传入之前,迈出这一步竟成为不可能!

关于胎孕形成的机理,张介宾在《类经·藏象类》中说:"盖男女相合,两精和畅,本无血至之事。唯是结胎之后,男以精而肇其元,女以血而成其体,此以男精女血而谓之构,自是正理。若以交会之际,而言精裹血、血裹精者,诚然谬矣……若丹溪以左右者阴阳之道路一句为论,乃指既受之后为言,而亦未明其所以然,且左右者,言阴阳升降之理,岂此两歧之谓,尤属太奇。"[7]张介宾对胎孕机理的论述,在当时是有意义的。

预产期的计算,最早见于《北史·许遵传》中,隋代已有王琛的《推产妇何时产法》一书问世,但二者都没有详细内容保留下来。明代李梴在《医学入门》中说:"气血实,则可保十月分娩……凡二十七日即成一月之数。"[12]可见,明代孕期是以270天为计算的,与当今的280天孕期已十分接近。

女子先天性生殖器畸形常伴有生理性缺陷。万全在《广嗣纪要·择配篇》中提出了"五种不宜"的说法,这便是清代卢若腾《岛居随录》所称的"五不女"。万氏说:"一曰螺,阴户外纹如螺蛳样,旋入内;二曰文,阴户小如箸头大,只可通,难交合,名曰石女;三曰鼓花头,绷急似无孔;四曰角花头,头削似角;五曰脉,或经脉未及十四而先来,或十五六而始至,或不调,或全无,此五种无花之器,不能配合太阳,焉能结仙胎哉?"[13]认为这五种女子均不具有生殖能力。其中"螺",类似于先天阴道不完全横隔;"文"为先天性阴道狭窄;"鼓花头"为处女膜闭锁;"角花头"为阴蒂过长,类似于阴阳人;"脉"则为月经不调的患者。其中,前四种论述确实具有临床价值,并一直被后人引用。

脉学发展到明代,已经成为紧密联系临床的一种重要诊断手段了。有关妇产科的脉法,明代已有系统的内容。李梴的《医学入门·妇人脉法》中说:"经病前后,脉软如常。寸关虽调,尺绝痛肠。沉缓下弱,来多要防。微虚不利,间月何妨?浮沉一止,或微迟涩。居经三月,气血不刚。三月以上,经闭难当。心脾病发,关伏寸浮。心事不足,左寸沉结。少阳卑沉,少阴脉细。经前病水,水分易瘮。寸脉沉数,跌阳微弦。少阴沉滑,血分可愁……带下崩中,脉多浮动。虚迟者生,实数者重。少阴滑数,气淋阴疮。弦则阴痛,或挺出肠。""妊孕初时,寸微五至,三部平均,久按不替。妊孕三月,阴搏于阳,气衰血旺,脉正相当。肝横肺弱,心滑而洪,尺滑带散,久按益强。或关滑大,代止尤忙,渴且脉迟,其胎必伤。四月辨质,右女左男,或浮或沉,疾大实兼。左右俱盛,胎有二三,更审经脉,阴阳可参,但疾不散,五月怀躭。太急太缓,肿漏为殃。六七月来,脉喜实长,沉迟而涩,堕胎当防。脉弦寒热,当暖子房。八月弦实,沉细非良。少阴微紧,两胎一伤……足月脉乱,反是吉祥。""临产六至,脉号离经。或沉细滑,若无即生。浮大难产,寒热又频。此是凶候,急于色征……""产后缓滑,沉细亦宜,实大弦牢,涩疾皆危。"[12]有关妇产科的脉学内容,已经包括了经、带、胎、产的范围,内容十分完备充实。

陈文昭补解的《陈素庵妇科补解》对女子月经的生成有如下记载:"女子二七而天癸至,月水之生,洵非一朝一夕。盖积五千余日,而后血始充满,满则溢,其来有常,所谓以时下也。夫五千余日之内,襁褓乳食者数年,孩提抱哺者又数年,所受水谷之精气,以聚为阴血者无几。必至二七,然后肾脏内所受五脏六腑之精蓄极而通,积满而溢。"[14]说明一个女性从出生至肾气充盛的每一个阶段,其生活起居一直影响着以后月经是否正常来潮。其中的意义所在,是要重视对女性长期的调摄,方能保证月经的正常运行。

此外,陈文昭还在《陈素庵妇科补解》中提出血得热、夹痰亦凝的新论点,很有学术价值。

他说:"血,水类也。水遇寒则结而为冰,至春则解冰而为水。妇人经血,其来宜散,不宜成块。然人但知血得寒则凝,而不知热结则血亦凝也。由寒而血凝成块者,必淡红色;因热而血结成块者,必紫黑色;挟痰而血裹成块者,必黄浊色。"[14]痰、热成瘀的理论,在妇产科临床中具有十分重要的价值。

月经病的治疗,在明代已处于首要地位。对于经色的辨识,张介宾在前人基础上提出不同的看法。他在《妇人规》中说:"至于紫黑之辨,其证有如冰炭而人多不解,误亦甚矣。盖紫与黑相近,今人但见紫色之血,不分虚实,便谓内热之甚,不知紫赤鲜红浓而成片者,是皆新血妄行,多由内热。紫而兼黑或散或薄,沉黑色败者,多以真气内损,必属虚寒,由此而甚,则或如屋漏水,或如腐败之宿血,是皆紫黑之变象也。此肝脾大损,阳气大陷之证,当速用甘温。"[7]对经色紫黑的常与变进行了细致的辨识,确具真知灼见。

万全在《万氏妇人科》中提出"调经专以理气补心脾为主"[13]的治疗原则。薛己的《女科撮要》则提出"凡血病,当用苦甘之剂,以助其阳气而生阴血"[15]的治疗原则。张介宾与薛己同属于温补派,所以《妇人规》中亦说:"凡经行之际,大忌寒凉等药,饮食亦然。"[7]这些月经病治疗原则的提出,对临床具有指导意义。武之望《济阴纲目》提出"女人体阴而用阳,其经行以厥阴为主……"[16]也确有特别意义。以肝脏或肝经讨论月经的生理与疾病,是十分准确的定位。

在论及月经先期时,《妇人规》说:"凡血热者,多有先期而至,然必察其阴气之虚实,若形色多赤,或紫而浓,或去多,其脉洪滑,其藏气饮食喜冷畏热,皆火之类也。"[7]提出了血热型月经先期的临床表现。还说:"所谓经早者,当以每月大概论。所谓血热者,当以通身藏象论,勿以素多不调而偶见先期者为早,勿以脉证无火而单以经早为热。""若脉证无火而经早不及期者,乃其心脾气虚不能固摄而然……此辈极多,若作火治必误之矣。"还说:"若一月二三至,或半月,或旬日而至者,此血气败乱之证,当因其寒热而调治之,不得以经早者并论。"[7]月经先期概念的提出以及与月经过频的鉴别,都是很有临床意义的。《女科撮要》认为,月经先期"有因脾经血燥,有因脾经郁滞,有因肝经怒火,有因血分有热,有因劳役火动"[15],其中脾经郁滞主张用归脾汤治疗,发前人所未发。王肯堂的《女科证治准绳》提出:"经不及期有瘀血者矣,欲知瘀血有无,须以小腹满痛与不满痛别之。"[17]王肯堂以小腹满痛来甄别有无瘀血的论述,也是很有临床价值的。

吴崑在《医方考》中谈到月经后期时说:"后期者为寒,为郁,为气,为痰。"[18]《万氏妇人科》则提出:"如形瘦素无他疾者,责其气血俱不足也。"[13]《妇人规》每有创新之见,认为:"凡血寒者经必后期而至,然而何以寒?亦唯阳气不足则寒从中生,而生化失期,是即所谓寒也。"[7]主张用大营煎(当归、熟地、枸杞、炙甘草、杜仲、牛膝、肉桂)治疗。又说:"血热者经期常早,此营血流利及未甚亏者多有之,其有阴火内烁,血本热而亦每过期者,此水亏血少燥涩而然,治宜清火滋阴。"[7]主张用加减一阴煎(生地、芍药、麦冬、熟地、知母、炙甘草、地骨皮)治疗。张介宾的阳虚不足生寒、水亏血燥生热的病因,丰富了月经后期的内容。

月经先后无定期在明代以前并没有正式作为一种病名提出,直至《万氏妇人科》中才有"经行或前或后"的病名出现,认为"悉从虚治,加减八物汤(八珍汤去熟地,加陈皮、丹参、香附、丹皮)主之",或用补肝肾益气血的乌鸡丸治疗[13]。《妇人规》称此病为经乱,认为:"凡女人血虚者,或迟或早,经多不调,当察藏气、审阴阳,详参形证脉色辨而治之,庶无误也。"又说:"凡欲念不遂,沉思积郁,心脾气结,致伤冲任之源而肾气日消,轻则或早或迟,重则渐成枯闭,此宜兼治心脾肾",治疗时"若思郁不解致病者,非得情舒愿遂,多难取效;房室不慎致病者,使非勇于节欲,亦难全恃药饵也"[7]。认为精神情志的调理与节制性生活,对于治疗月经先后无定期具有特殊的意义。

崩漏历来受到医家们的重视,然而,对崩漏治疗探讨最为深刻的,还在于明代。《女科撮要》以肝脾论治血崩,说:"脾统血,肝藏血。其为患因脾胃虚损,不能摄血归源;或因肝经有火,血得热而下行;或因肝经有风,血得风而妄行;或因怒动肝火,血热而沸腾;或因脾经郁结,血伤而不归经;或因悲哀太过,胞络伤而下崩。"[15]分别予以对症治疗。《万氏妇人科》则认为:"妇人崩中之病,皆因中气虚,不能收敛其血,加以积热在里,迫血妄行,故令经血暴下而成崩中。崩久不止,遂成漏下。"他提出:"治有三法,初止血,次清热,后补其虚,未有不痊者也。"[13]明代以前运用活血化瘀法治疗崩漏,以经黑有块为凭。戴思恭在《秘传证治要诀及类方》中说:"血崩甚而腹痛,人多疑恶血未尽,又见血色瘀黑,愈信恶血之说,不敢止截。大凡血之为急,欲出未出之际,停在腹中,即成瘀色,难尽以瘀为恶,又焉知瘀之不为虚冷乎?若必待见瘀血之后截之,恐并与人无之矣。此腹痛更有说,瘀血腹痛,血通而痛止。崩而腹痛,血住则痛止……"[19]戴思恭的理论,对于瘀血崩漏的鉴别诊断,很有启迪人的地方。在论述崩漏的资料中,以张介宾的谈论最为深刻。他在《妇人规》中说:"崩漏不止,经乱之甚者也,盖乱则或前或后,漏则不时妄行,由漏而淋,由淋而崩,总因血病,而但以其微甚耳。"还说:"崩淋之病有暴崩者,有久崩者,其来骤,其治亦易,久崩者其患深,其治亦难,且凡血因崩去势必渐少,少而不止,病则为淋。"[7]指出经乱与崩漏之间的内在联系,崩可转为漏,漏亦可以转化为崩。根据《黄帝内经》阴虚阳搏谓之崩的理论,《妇人规》发挥说:"五脏皆有阴虚,五脏皆有阳搏。故病阴虚者,单以脏气受伤,血因之而失守也;病阳搏者,兼以火居阴分,血得热而妄行也。凡治此之法,宜审脏气,宜察阴阳,无火者求其脏而培之补之,有火者察其经而清之养之,此不易之良法也。"[7]将崩漏分五脏的阴虚、阳盛来治疗,这还是第一次。他还说:"崩淋病治有五脏之分,然有可分者,有不可分者。可分者如心肺居于膈上,二阳脏也;肝脾肾居于膈下,三阴脏也。治阳者宜治其气,治阴者宜治其精,此可分之谓也。然五脏相移,精气相错,此又其不可分者也。"[7]认为崩漏可依五脏分别治疗,但五脏又是相互错综影响的,所以治疗时必须面面照顾到其他脏。总结《妇人规》关于崩漏的原因,大致有"阴虚血热""火盛迫血妄行""肝经怒火动血""血有滞逆""营气不足,血不能摄""脾气虚陷""脾肾虚寒""阳气大虚脱陷""脾肾阴气不固""肝胆气虚不能藏血"等[7],并对症进行施治,内容相当丰富。书中还提出:"若素多忧郁不调之患,而见此过期阻隔,便有崩决之兆。若隔之浅者其崩尚轻,隔之久者其崩必甚,此因隔而崩者也。当预服四物、八珍之类以调之。否则,其郁久而决,则为患滋大也。"[7]已认识到月经过期阻隔常常是血崩的先兆,而阻隔时间的长短,往往与血崩的微甚有关,并提出了具体的预防措施。张介宾的论述,是对防治崩漏的重大贡献。在所有治疗崩漏的论述中,以方约之《丹溪心法附余》中所提出的治崩三步法论点最为脍炙人口(比万全所提的三法为早)。他说:"治法初用止血以塞其流,中用清热凉血以澄其源,末用补血以还其旧。若止塞其流不澄其源,则滔天之势不能遏;若止澄其源而不复其旧,则孤子之阳无以立。故本末勿遗,前后罔紊,方可言治也。"[20]方约之的观点科学性很强。由于崩中之症其势甚急,性命攸关,故急先止血塞流,挽生命于坦途;由于崩中机理大多属血热,故血止之后即需清热凉血以澄源治本;最后还要培补气血,调理脏腑,以恢复机体的功能。方约之的论点,成为治疗崩漏最著名的三步法。而治崩三步法提出的意义,远远超越了见血止血的传统方法,将消除病因、调整脏腑功能、预防疾病的复发提高到十分重要的地位,这是治疗崩漏与预防复发的重要措施,也是理论上的一大建树。

闭经的研究，在明代也有较大进展。《女科撮要》提出以补为主的治疗法则，说："治疗之法，若脾虚而不行者，调而补之；脾郁而不行者，解而补之；胃火而不行者，清而补之；脾胃损而不行者，调而补之；劳伤心血而不行者，静而补之；怒伤肝而不行者，和而补之；肺气虚而不行者，补脾胃；肾虚而不行者，补脾肺。"[15]这里用补则一，而略有变通。李梴《医学入门》认为："经水不通，不出虚热痰气四证。"还说："凡此变证百出，不过血滞与枯而已。"[12]最早将闭经依虚实两大类型分类。这种执简驭繁的方法，在临床上特别有用。李梴还说："妇人经闭腹大，仅一月间便能动作，乃至过期不产，或有腹痛，此必虫证，雄砂丸或万应丸主之。"[12]最早提出肠道寄生虫病所致的闭经。《妇人规》在李梴分闭经为血滞、血枯的基础上，提出："血枯之与血隔，本自不同。盖隔者，阻隔也；枯者，枯竭也。阻隔者，因邪气之隔滞，血有所逆也。枯竭者，因冲任之亏败，源断其流也。"[7]他给血枯、血隔所下的定义是十分精确的。他对血枯闭经的治疗，有十分精辟的论述。他说："欲其不枯，无如养营；欲以通之，无如充之。但使雪消则春水自来，血盈则经脉自至，源泉混混，又孰有能阻之者？……血既枯矣而复通之，则枯者愈枯，其与榨干汁者何异？"[7]这给社会上以通法统治闭经的弊病敲起了警钟。

明代以前，虽然已对痛经按发病于经前经后论虚实，及至明代，已研究得更加深入。《万氏妇人科》认为："凡经水将行，腰胀腹痛者，此气滞血实也……凡经水过后，腹中痛者，此虚中有滞也……"[13]虽仅一"滞"字之差，却开辟了临床上的新思路。他不仅以虚实立论，又提出虚中有实，实中有虚，使痛经的复杂性得到了充分的认识。

对带下病的研究，从元代开始稍有起色，明代已研究得比较深入了。《妇人规》提出带下的病因有六："一以心旌之摇之也。心旌摇则命门应，命门应则失其所守，此由于不遂也。一以多欲之滑之也。情欲无度，纵肆不节，则精道滑而命门不禁，此由于太遂者也。一以房室之逆之也。凡男女相临，迟速有异，此际权由男子，而妇人情兴多致，中道而止，止则逆，逆则为浊为淋，此由于遂而不遂，乃女子之最多而不肯言者也。以上三证，凡带浊之由乎此者十居八九。而三者治，必得各清其源，庶可效。然源未必清而且旋触旋发，故药饵之功，必不能与情窦争胜，此带浊之所以不易治也。此三者之外，则尚有湿热下流者，有虚寒不固者，有脾肾亏陷而不能收摄者，当各因其证而治之。"[7]张介宾的论述，确实有许多胜过前人的地方。他用朱砂安神丸、清心莲子饮、直指固精丸之类治疗"心旌摇心火不静而带下者"；用秘元煎、人参丸治疗"心虚带下者"；用秘元煎、固阴煎、苓术菟丝丸、济生固精丸之类治疗"欲事过度，滑泄不固而带下者"；用六味地黄汤或威喜丸之属以治"人事不畅，精道逆而为浊为带者"；用保阴煎、加味逍遥散、龙胆泻肝汤治疗"湿热下流而为带浊"者；用寿脾煎、固阴煎、菟丝煎、七福饮等治疗"元气虚弱而带下者"；用寿脾煎、固阴煎、归脾汤、补中益气汤之类治疗"脾肾气虚下陷而多带者"[7]。他的临床水平，是前人远不能企及的。《校注妇人良方》说，带下"皆当壮脾胃、升阳气为主，佐以各经见症之药"[6]，薛己独重脾胃的主张可取，却有失偏。武之望《济阴纲目》提出的"大抵月水不通，赤白带下，多因子宫不洁，服药难效，下取易瘥，且速效而不伤脏气也"[16]，重视带下病阴道用药治疗的另一途径。

《万氏妇人科》对妊娠摄养提出了六戒，其中说："妇人受胎之后，所当戒者，曰房事，曰饮食，曰七情，曰起居，曰禁忌，曰医药，须预先调养，不可少犯。"[13]这些内容，除禁忌系迷信之外，其余都有一定的意义。其中的忌医药意义非凡，说明乱投医药，反而有害妊娠。其意同《汉书·艺文志·方技略》所说的"有病不治，常得中医"。故《万氏妇人科》提出要注意妊娠期间的择医，"孕妇有疾，必择其专门平日无失者用之"[13]。

《普济方》是一部官修的大型方书，书中揭示饮食对于胎儿发育的重要意义："妊妇所以择食者,盖假五气五味生成五脏,气味各随所喜而归之。《阴阳应象论》曰:酸生肝,苦生心,甘生脾,辛生肺,咸生肾。此五藏假五味以生也。《六节藏象论》曰:臊气凑肝,焦气凑心,形气凑脾,腥气凑肺,腐气凑肾。此五藏假五气以成形也。若形藏未备,则随其不足,而孕妇必欲其气味食之。盖阳为气,阴为味,气化则精生,味化则形长。诚以人之生也,气本于天,形本于地。《内经》谓天食人以五气,地食人以五味,正此之谓。若夫天地既分,形质不完者,皆孕妇择食之时,不得其气味,故视斜觑短,偏瞀双盲,手挛足跛,腰伛背偻,此肝形之不备也;言迟语吃,或哑或聩,神气昏塞,此心形之不备也;胸背凸凹,舌短唇缺,此脾形之不备也;毫毛疏薄,发鬓秃落,或毫毛通白,皮肤偏赤,此肺形之不备也;毛发焦黄,形体黑小,五硬五软,数岁不能行,此肾形之不备也。由是孕妇择食,假其气味,生成五脏。一有不备,病辄随之。譬犹陶冶成器,一或苦窳,是水火之济不调,岂曰工之良哉?”[21]

赵养葵的《邯郸遗稿》说:“安胎与固胎不同:血虚欲堕而补之者,谓之固胎;气不和而顺之者,谓之安胎。安胎以顺气凉血为主,固胎以生血补气为主。”[9]提出了安胎、固胎的不同病因与异常治疗原则。对于元代朱丹溪提出的黄芩、白术为安胎圣药的论点,《妇人规》说:“凡妊娠胎气不安者,证本非一,治亦不同,盖胎气不安,必有所因,或虚或实,或寒或热,皆能为胎气之病,去其所病,便是安胎之法,故安胎之方不可执,亦不可泥其月数,但当随证随经,因其病而药之,乃为至善。若谓白术、黄芩乃安胎之圣药,执而用之,鲜不误矣。”[7]张介宾的认识是公允合理的。他还说:“若去血未多,血无所积,胎未至伤而不止者,宜凉则凉,宜补则补,唯以安之固之为主治;若血已离位,蓄积胞宫,为胀为痛而余血未出者,欲与留之,有不可得,欲去其血而不伤营气,则唯四物汤大加当归为最宜;若察其胎气已动,势有难留,则五物煎、决津煎皆切要之药。”“若腹痛血多,腰酸下坠,势有难留者,无如决津煎、五物煎助其血而落之,最为妥当。”[7]主张不能一概保胎,要用堕胎的方法处理难免流产,是非常科学与合理的,这是认识上的一大进步。他还说:“今常见怀胎七八个月而生子者,人但以血止为度,谓之不足月,然其受胎于未止之前,至此而足,而实人所不知也。”[7]说明张介宾已经发现存在一种容易与月经混淆的妊娠出血现象,会影响妊娠月份的计算。《妙一斋医学正印种子编》提出:“唯有一月之内堕胎,则人皆不知有胎,但知不受妊,不知其受而堕也。”还说:“今之无子者,大半是一月堕胎,非尽不受妊也。故凡初交之后,最宜将息……”[22]认为适巧发生于行经期间的流产,是最不容易被人们所觉察的,而常被误认为不孕。为了防止这类现象发生,应注重调养保摄。岳甫嘉的这一理论是很科学的,直至很晚这种早早期的流产才被现代医学所了解。《医学入门》提出胎漏与尿血的鉴别,说“胎漏自人门下血,尿血自尿门下血”[12],从出血的不同部位对二者加以明确鉴别,很有临床价值。

关于滑胎的治疗,王纶在《明医杂著》中提出:“遇有半产者,产后须多服养气血、固胎元之药,以补其虚损。下次有胎,先于两个半月后,即用固胎药十数服,以防三月之堕,至四个半月后,再服八九服,防过五月,又至六个半月后,再服以防七月,及至九个月内,服丹溪达生散十数服,可保无虞。其有连堕数次,胎无损甚者,服药须多且久,则可以留。”[23]服药不必拘以月数、帖数,预服、久服则十分可取。

《校注妇人良方》在论及“妊娠风痉”时说:“若心肝风热,用钩藤汤;肝脾血虚,加味逍遥散;肝脾郁怒,加味归脾汤;气逆痰滞,紫苏饮;肝火风热,钩藤散;脾虚痰滞,二陈、姜汁、竹沥。”[6]晋代对妊娠子痫是从外风治疗的,到了宋代,已处于内风、外风并治的阶段,及至明代,已彻底摒弃了已往的观点,运用脏腑辨证来治疗,从内风角度来认识子痫。

《邯郸遗稿》说:“妊娠腹痛,与之安胎饮不效,与之消食通气亦不应,但腹近下处,肿胀浮满发光者,此曰孕痈,宜服补剂,用十补托里散,其次则千金托里散皆可服。如未溃者,宜服十补托里散,已溃者加黄芪。盖黄芪作脓,泄之则愈矣……"[9]这是早期对于孕痈临床证治的具体描述。

郑钦谕在《女科心法》中论及妊娠泄泻时说:"治疗之方,固宜斟酌,而析其端。大有淡渗之法,使湿从小便而去;有升提之法,以鼓舞胃气上腾;有燥脾之法,而使土德无渐,水邪不溢;有温肾之法,使命门之火,常为土母。如是则可运行三焦,腐熟五谷,所谓脾土强,自能胜湿,无湿则泻自可止也。"[24]分析可谓鞭辟入里。在论及妊娠瘈疭时说:"虽证治不一端,而大要总以平肝木、降心火、养气血为之主。俟其稍愈则当用逍遥散加钩藤、山栀,抑肝火以生血,不应则更合六味丸,补肾水以生肝。此皆治之得其本也。若其脉法长弦者,肝之木易治;短涩者,为肺经伤克肝木,难治。至于发搐、无力、抽搐、戴眼反折,或汗出如油者,肝绝也,皆不治。"[24]其言颇中肯綮。

《万氏妇人科》除了传承前人提出的妊娠伤寒、妊娠中风之外,又提出妊娠中暑、妊娠中湿的治疗,称"凡盛暑时,中其暑热之毒者,其症发热而渴,自汗,精神昏愦,四肢倦怠少气,清暑和胎饮主之。人参、白术、炙草、黄芪(炙)、黄芩、黄连、知母、麦冬各一钱,五味十三粒,煎服。""凡孕妇或早行感雾露之气,或冒雨,或久居下湿之地,或汗出取冷水浴之。其症发热、骨节烦痛,身体重着,头痛、鼻塞,黄芩白术汤(黄芩、白术、苏叶、生姜)主之。"[13]吴有性是温病大家,在《瘟疫论》中对妊娠热病提出治疗原则:"妊娠感时疫,须治之于早,则热不深入而伤胎。当汗、当清之证,当速治不待言,当下之证尤不可迟。若因妊娠忌下伤胎之说,因循略迟,则胎受热蒸而反易坠。一见里证,速下其热,其胎反安然无事。盖有病则病受之,《内经》所谓有故无殒者,于此见之,此历验不诬者。妊娠受疫,当下失下,至于舌黑腰痛,少腹下坠至急,则其胎多死腹中,自欲坠矣。此时下亦坠,不下亦坠,然下之胎坠,母犹可救十中二三,不下则母无生理,胎亦不能独存。同一坠胎,而此善于彼,当明言于病家,而后施治下药,虽三承气皆可用,惟芒硝当慎,以其专主伤胎,非大实、大热、大燥,不可试也。"[25]吴有性的妊娠热病不可缓治论,大有可取之处,可师可法。痘疮是一种烈性传染病,常导致患者死亡。申斗垣的《外科启玄》设《明妇女出痘与婴孩不同论》,称:"妇女之形有经脉胎产,岂与婴孩治例相同也? 其症多端,略陈一二。如妇女出痘贯浆之时,或遇临月之正产,或因痘热之极而令胎亡,或小产,或遇行经之期,经血适来,或血液妄行,吐衄崩漏,致令血虚,必令痘疮变坏,以保元汤加四物。如胎动,必加安胎等剂治之,则无虞矣。岂与婴孩同例治之也耶? "[26]他为妇产科的痘症指明了治疗原则。吴氏与申氏的探索,为清代温病学家治疗妇产科热病开启了一扇门。

陶本学在《孕育玄机》中说:"胎犹舟也,血犹水也,气犹风也。水溢则舟利,风疾则行速,气血充而胞胎顺,理固然耳。且也气血既足,产不费力,产后诸病何由而生,何须大补? 乃胎前之补,一举而两得。何利如之? 世人但知产后既病之补为得治产之妙,而不知产前未病之补为产育预防之妙法耶。古云:不治已病治未病,岂非高出寻常之见哉? 或曰:胎前宜补,子之所云,似或近理。但古贤立有瘦胎饮、达生散、无忧散、滑胎散,皆以枳壳、苏梗叶、大腹皮之类为束胎易产之良剂。而今云:宜补气血。何矛盾若此? 曰:此因妇人之肥盛者而说也。倘使怯弱之妇复耗胎元,则产后变症将有不可测者,则瘦胎等方可例施耶? 世间之人,壮者寡而弱者多。故其治,补者多而消者少。向使产前失补,而有产后之病,则产后大补气血之言,不为治产之长策也。"[27]他将胎前宜补提到用来预防产后病发生的高度来认识,应该说是一种积极的医疗措施。

妊娠期间活血化瘀药物的应用,到了明代,已经比较纯熟。《万氏妇人科》的止漏绝神丹治疗瘀血阻滞的胎漏,药有白术五钱,熟地一两,三七根末三钱,水煎服。首次引进三七安胎,并称"此方妙在三七根"[13]。陈文治《广嗣全诀》的留胎饮治疗胎动不安,腹痛已有所下;药有艾叶、阿胶、当归、川芎各三两,甘草一两;每剂归、芎用量均达110.7g[28],用药分量很大。茅友芝《茅氏女科秘方》用大圣散治疗妊妇心神惊悸,睡卧不宁,两胁肿胀,脐腹俱痛;药有白茯(苓)、麦冬(去心)、川芎、黄芪、木香、当归(酒浸)各一两,人参、甘草各五钱,每服四钱,姜三水二,煎,不拘时服[29]。宋林皋在《宋氏女科撮要》中用佛手散治妊娠五七个月,因事筑磕着胎,或子死腹中,恶露下,痛不已,口噤欲绝,用此药探之;若不损则痛止,母子俱安,若胎损,即便逐下;药有当归三钱,川芎四钱,益母草五钱;上锉一剂,水煎,入真酒一盏,再煎一沸,温服;如人行约五里,再一服[30]。指定妊娠五七个月验胎儿死活。《济阴纲目》称,妇人两三个月,月经不行,疑是两身,却疑血滞,心烦寒热恍惚,此药可验;用真雀脑芎一两,当归(全用)重一两者只用七钱,上二味,为细末,分作二服,浓煎好艾汤一盏调下,或好酒调服亦得;可待三两个时辰间,觉脐腹微动仍频,即有胎也,动罢即愈,安稳无虞;如不是胎,即不动[16]。《女科心法》有夺命丹,治"误食草药,或毒物伤胎气,生胎可安,死胎可下。白茯、丹皮、桂枝、赤芍、桃仁、生姜煎"[24],这便是借用了汉代张仲景的桂枝茯苓丸;另有如神汤,治(妊娠)瘀血腰痛,药用玄胡、当归、桂心,加杜仲,水煎或酒[24]。妊娠期间活血化瘀药物的运用,是建立在明确辨证论治基础上的,在当时,并非惊天动地之创举,而在目下,妊娠期间活血化瘀药物的运用,则成为雷池,难以逾越。

《校注妇人良方》说:分娩时"以黄芪数斤,芎归四五斤许,大釜水煎,药气氤氲满室,使产妇口鼻俱受其气。"[6]这是运用吸入法补气活血,以助分娩的医疗方法。

《女科心法》提出多种非正产之候,旨在临床上与正产之候区别,因而具有重要意义。他说:"如十月未足,忽然腹痛,或作或止,或痛亦不甚者,名曰弄痛,非正产之候;如胎气高,尚未下陷,非正产之候;如谷道未挺迸者,非正产之候;如水浆未破,血未出者,非正产之候;即浆血已出,而腰腹不极痛者,非正产之候。"[24]万全在《万氏妇人科》中对于胞浆在分娩过程中的重要作用作了非常恰当的比喻:"产育之时,气以行之,血以濡之,然后子宫滑溜,生理顺易。盖子犹鱼也,胞浆水也,水行鱼行,水止鱼止。"[13]

万全在《广嗣纪要》中又说:"妇女之怀胎,有高粱藜藿劳逸苦乐之殊,岂必人人有产难之厄哉?自湖阳公主后,始有瘦胎之论,前此有瘰生者,岂无法耶?今之娠妇未有尽服束胎药者,盖生育者,妇人之常,非病也,故不用药耳;惟素有产难之苦者,不得不讲求其方,以为保生之计。"[13]解脱了妇女视生育为畏途的窘境。在《育婴家秘》中他又提出:"全尝集女科,凡孕妇无疾,不可服药。设有疾,只以和胎为主,其疾以末治之。中病即已,勿过用剂也。"[13]拳拳之心,谆谆善诱,垂范后世。

张介宾在《妇人规》中对催生的见解尤为深刻。他说:"所谓催生者,亦不过助其血气而利导之耳。直待临期,乃可用脱花煎或滑胎煎,随证加减主之。或经日久,母困倦难生,俱宜服滑胎煎,以助其气血,令儿速生。其有气虚无力,艰于传送者,必用独参汤,随多随少,接济其力,皆为催生要法。若期未至而妄用行气导血等剂以为催生,亦犹摘方苞之蕈,揠宋人之苗耳。"[7]王肯堂在《胤产全书》中对催产的用药作了原则性总结:"大法用药,滑以流通涩滞,苦以驱逐闭塞,香以开窍逐血,气滞者行气,胞浆先破、疲困者固血。"[17]

薛己在《女科撮要》中提出:"小产重于大产,盖大产如栗熟自脱,小产如生采,破其皮壳,断自根蒂,岂不重于大产?但人轻忽致死者多矣。治法宜补形气,生新血,去瘀血。"[15]他重视小产的危害性,博得后人的共识。

腹诊成为妇产科疾病重要的诊断手段,出现在明代,并且运用已经比较纯熟,对于产后病的诊断,尤其如此。张介宾《妇人规》除将痛经发生时间作为辨证依据之外,又提出"大都可按可揉者为虚,拒按拒揉者为实。有滞无滞,于此可察"[7],指出通过腹诊来鉴别痛经的虚实。宋林皋在《宋氏女科撮要》小产门中说:"若以手按腹愈痛者,此是瘀血为患,宜用此药(指补血定痛汤);若按之反不痛者,此是血虚,宜四物汤加参、苓、白术。"他还在产后门中说:"产后腹痛,当分瘀血与虚,痛将手按之愈疼者,瘀血也,宜破其血;如按实不痛者,血虚也,宜进补药。"[30]薛己在《女科撮要》中说:"一妊娠五月,服剪红丸而堕,腹中胀痛,服破血之剂益甚,以手按之益痛。余曰:此峻药重伤,脾胃受患。用八珍倍人参、黄芪、半夏、乳香、没药,二剂而痛止,数剂而痊愈。"[15]关于产后腹痛,《妇人规》说:"有留瘀而痛者,实痛也;无血而痛者,虚痛也。大都痛而且胀,或上冲胸胁,或拒按而手不可近者,皆实痛也,宜行之散之;若无胀满,或喜揉按,或喜热熨,或得食稍缓者,皆属虚病,不可妄用推逐等剂。"[7]上述腹诊方法,具有很大的临床参考价值。

元代朱丹溪在当时产后一概用攻的特定环境中,提出了产后大补气血,即有杂证,以末治之的主张,这一论点竟困惑了许多明代医家。《普济方》提出:"产前安胎,产后消瘀。于是遵依条例,斟酌轻重而调理之。安胎者何? 桑寄生、阿胶、缩砂为要药,他如桂枝、半夏、桃仁、大黄堕胎及燥热等辈,则不可轻用也。消瘀者何? 川芎、蒲黄、赤芍药、生地黄为要药,他如内补拦住,止血之剂,则不可轻进也。"[21]张介宾在《妇人规》中说:"初年诚然佩服,及执而用之,则每为所困,经者数次,始悟其言虽有理而未免言之过也。"又说:"凡产后气血俱去,诚多虚证,然有虚者,有不虚者,有全实者。凡此三者,但当随证随人辨其虚实,以常法治疗,不得执有诚心概行大补,以致助邪,此辨之不可不真也。"[7]张介宾的见解对扭转产后病治疗一概用补的流弊起到积极的作用。王纶在《节斋公胎产医案》中称:"产后气血暴虚,欲补之则恐恶露停滞,欲攻之又恐元气有亏,惟行中带补,化旧生新,方始万全。世之治者往往用四物汤,窃谓地黄性寒滞血,芍药酸寒无补,非治产之良剂也。产后生化汤:当归八钱,川芎五钱,甘草(炙)五分,干姜(炒黑)四分,桃仁(去皮尖)十粒。"[31]其理论最为中肯,为后世效法。《景岳全书》成书于1624年,书中指出生化汤出自钱氏,而《节斋公胎产医案》成书于1492年,应该是较早推崇生化汤的著作。

《妇人规》说:"古方谓之儿枕,皆指为胞中宿血,此大不然。夫胎胞俱去,血亦岂能独留,盖子宫蓄子既久,忽尔相离,血海陡虚,所以作痛,胞门受伤,必致壅肿,所以亦若有块,而实非真块。肿既未消,所以亦颇拒按,治此者,但宜安养其脏,不久即愈。"[7]张介宾的说法,与现代医学产后宫缩引起的腹痛则十分近似。

在论治产后血运时,《妇人规》认为,气脱证"速用人参一二两急煎浓汤徐徐灌之",血逆证"宜失笑散;若痰盛气粗宜二陈汤;如无胀痛气粗之类,悉属气虚,宜大剂芎归汤、八珍汤之类主之"[7]。这些治疗方法,亦足以说明产后血运辨证论治的成熟。

《邯郸遗稿》提出胎死腹中的检验方法,说:"视其母舌色指甲青黑者,腹闷,口中作尿臭,此胎死矣。"[9]提出口中作尿臭作为检验胎死腹中的诊断依据。其中舌色指甲青黑的现象,是胎死不下导致母体弥散性血管内凝血而出现的栓塞症状,口中作尿臭是病情进一步发展出现肾衰竭、尿毒症的表现。在王化贞的《产鉴》中,对死胎不下曾作如下报道:"有大贵人产难,胎死腹中,遍身如蓝,舌稍红,以大剂芎归汤,加官桂、牛膝、葵子制三服,每服,水二盏,煎一盏,一服胸膈宽,再服,觉胸膈间如石坠下,遂思饮食,至半夜并渣凡四服,四更时胎下已臭秽矣。次早产母颜红白如常,则亦未可以面青身蓝而不用药也。"[32]根据患者娩出胎儿已经臭秽的情况,可以推测胎儿宫内死亡稽留的时间已较久,加上患者出现全身严重缺氧的症状,这应是一例危急的胎儿死亡综合征抢救成功的案例。这一病案治疗成功,改变了以往认为必死的传统认识,因而具有特别重要的意义。

张介宾在《景岳全书·新方八阵》中对朱丹溪的产后不用芍药提出异议,以正视听。他说:"丹溪云:芍药酸寒,大伐发生之气,产后忌用之。此亦言之过也。夫芍药之寒,不过于生血药中稍觉其清耳,非若芩连辈之大苦大寒者也。使芍药犹忌如此,则他之更寒者,尤为不可用矣。余每见产家过慎者,或因太暖,或因年力方壮,而饮食药饵太补过度,以致产后动火者,病热极多。若尽以产后为虚,必须皆补,岂尽善哉?且芍药性清,微酸而收,最宜于阴气散失之证,岂不为产后要药乎?不可不辨也。"[7]《孕育玄机》也说:"丹溪云:产后不可用白芍,以其酸寒伐生生之气也。夫白芍酸寒,非比芩、连、栀、柏,且戒勿服,则余可知矣。虽然,予曾见一妇产后火症,大服山栀而愈。此盖元气充实,非寻常产妇之弱者可论也,亦千百而一二耳,岂可以例视之耶?"[27]该书设"产后药忌",发前人之未发,称:"产后疟疾,切不可用常山等截疟。产后感冒,风寒咳嗽,或身热,不可专散风寒。产后忿怒,不可专用乌药、厚朴、枳实等理气。产后失血,心神失守,妄言见邪,决不可执是痰火,用消导药并符尺。产后血崩决,用大剂参、芪、白术并桂、姜,不可用归、地补血,并一切凉血止血之药。产后目痛赤肿、昏热,不可用芩、连等药。产后大便燥结不通,决不可用大黄等通利之药,致成鼓疾。产后有生痈毒,多是血注,不可用败毒散、大黄等方,并针刀去毒。产后咳血吐血,不可用生地、黄柏等寒凉。产后无乳,宜大补气血,不可用川山甲等行乳。"[27]虽其言犹附未尽,终可救世俗之偏见。

《校注妇人良方》介绍了一种新的断脐方法,说:"断其脐带,先用线近脐札紧,帛裹咬断。如天气风寒,或难产,母子劳伤元气者,先札脐带,以油纸拈烧断,此又为回生起死之要法也。"又说:"世用刀器断脐带,子母致危者,竟不知其由矣。"[6]在不讲究器械消毒的明代,刀器断脐法肯定会给产母与婴儿带来许多的感染机会,帛裹咬断,尤其是油纸烧断的方法,可以降低这种感染的机会,后者堪称是产科的一大发明。

关于广嗣的著作,明代开始大量涌现,其中有《广嗣要语》《广嗣纪要》《祈嗣全诠》《广嗣全诀》《广嗣须知》《胤产全书》《孕育玄机》《妙一斋医学正印种子编》等。俞桥的《广嗣要语》说:"求嗣之要,在乎男精女血充满而无病也……夫男女精血既充,别无他疾;惟守投虚之法,是为知要。"[33]提出"男精女血"的理论和投虚之法。所谓投虚,即是月经净后血海空虚之时进行性交。袁黄的《祈嗣真诠》对投虚的概念再进一步具体化,认为一个月经周期中的某一天是最佳受孕时机,称:"天地生物,必有纲缊之时;万物化生,必有乐育之时……凡妇人一月经行一度,必有一日纲缊之候。"[34]张景岳对经水方净是种子佳期的说法表示异议,认为"有十日、半月及二十日之后受胎者"[7],这一说法是临床见多识广的表现,比较接近客观事实。《广嗣要语》认为:"男子以阳用事,从乎火而主动,动则诸阳生。女子以阴用事,从乎水而主静,静则众阴集。故治男子,毋过温热以助其阳;治女子,无过寒凉以益其阴……男子阳动之体,惟虑合而易失,未获中其肯綮;女人阴静之质,多苦交而弗孕,不能遂其生成。由是培养之术若不可废。"[33]提出了不孕症男女治疗的基本原则。明之前不孕症所治在男,到了明代始有所改观,甚至男女同治并重,《祈嗣真诠》批"世之艰嗣者,专谓病在妇人,是舍本而求末"[34]。《妙一斋医学正印种子编》分两卷,上卷为男科,下卷为女科,即是例证[22]。《广嗣要语》设"男女服药论"[33],《广嗣全诀》立"女服二十方"[28],《胤产全书》"求子类"

下置"调经类""审经多少""先期后期",并有"调经种子"之说[17]。《广嗣要语》说:"要知经脉不调者,气血之不和也,不和则生生之机灭息矣。然所以致其不和而不调者,岂无因哉?或天禀之素弱,而气血之本虚;或劳心于世务,而真元之耗损。此皆足以致妇人之病,而经之不调所由然矣。然则思欲生子,必使调经,舍调经而曰别有种子之仙丹,吾不信矣。"[33]调经种子的理论,自此确立,并为世人沿用。张介宾对不孕症的论述比较全面深刻,《妇人规》说:"不生不毛者出于先天之禀赋,非可以人力为也。"[7]提出不孕症中就有一种不能运用治疗手段达到痊愈目的的绝对性不孕患者。又说:"不知产育由于血气,血气由于情怀,情怀不畅,则冲任不充,冲任不充,则胎孕不受。"[7]认为精神因素是引起不孕症的重要因素。他还说:"凡唇短嘴小者不堪,此子处之部位也;耳小轮薄者不堪,此肾气之外候也……"[7]通过藏象的外部观察,来推断内在的不孕原因,为临床诊断提供了一种新的手段。关于不孕症的治疗,《妇人规》说:"种子之方,本无定轨,因人而药,各有所宜,故凡寒者宜温,热者宜凉,滑者宜涩,虚者宜补,去其所偏,则阴阳和而生化著矣。"[7]主张圆机活法,反对胶柱鼓瑟。还说:"凡饮食之类,则人之脏气各有所宜,似不必过为拘执,唯酒多者为不宜,盖胎种先天之气,极宜清楚,极宜充实,而酒性淫热,非唯乱性,亦且乱精,精为酒乱,则湿热其半,真精其半耳,精不充实,则胎元不固……"[7]张介宾的观点与今日孕期禁止酗酒的说法非常吻合。除了调经种子的方法之外,他还提出填补命门的种子法则。所谓填补命门,就是补肾填精、培根固本的治疗方法,这是对不孕症治疗方法的一大充实。

在杨继洲的《针灸大成》中谈及"石门(穴)……妇人禁针,禁灸,犯之绝子"。又说:"欲断产:灸右足内踝上一寸,合谷。又一法:灸脐下二寸二分,三壮,肩井。"[35]发现了针灸绝育的方法。在《邯郸遗稿》中还记载:"凡妇人生理不顺,怕产者,宜服九龙丹则不娠,其故何也?此药能令脂膜生满子室,不受孕矣。如后要嗣而受孕者,以车前子为末,温酒服一钱,数服仍可受孕,极善之法也……(九龙丹)男子服之精涩体强,女子服之则不孕。"[9]可见,明代已经有女性服用的避孕药物,同时还有解除避孕药作用、促使复孕的药物。虽然这些药物的疗效如何,至今难下定论,但这种意识的萌发是具有开创性的,避孕和复孕药物的研究具有深刻的意义。《妙一斋医学正印种子编》自序中记载"杭城中有标榜通衢,鬻打胎绝产之方为业者"[22],足见明代运用药物中止妊娠与绝育的方法,并有人以此维生,足见颇受广大民众的欢迎。

《邯郸遗稿》提出:"产后,前窍相连后窍,大小便易位而出者,名曰交肠。此气因不循故道,清浊混杂,宜五苓散合调气饮,加黄连、阿胶、木香、槟榔、桃仁、木通治之。若止小便出于大便者,以五苓散分利小水。"[9]这是关于膀胱直肠瘘的宝贵治疗资料。

《女科撮要》描述了血风疮的症状与治疗:"妇人血风疮,因肝脾二经风热郁火血燥所致,其外症身发疙瘩,或如丹毒,痒痛不常,搔破成疮,脓水淋漓。其内症月经无定,小便不调,夜热内热,自汗盗汗,恶寒憎寒,肢体倦怠,饮食不甘,寒热往来……"[15]可见血风疮是一种同月经失调密切相关的皮肤疾患,这在以前的妇产科书籍中未曾论及。

关于子宫脱垂,《校注妇人良方》说:"当升补元气为主。若肝脾郁结,气虚下陷,用补中益气汤;若肝火湿热,小便涩滞,用龙胆泻肝汤。"[6]孙一奎在《赤水玄珠》中有这样的医案:"子户中突出一物,初长可三寸,今则五寸许矣,状如坚筋,色赤,大可拱把,胀而且痛,不便起止,憎寒壮热。"[3]这是子宫脱垂导致感染的记载。

外科在明代,已经有了长足的发展。申斗垣在其《外科启玄》中设《明妊娠疮疡治法不同论》,称:"大凡妇女有孕,忽生痈疽疔毒,始发及未溃已溃之时,当知双见,而用药岂比寻常人也。如夺命丹、返魂丹，内有砒、硇、巴、射等类，有犯于胎禁，及内疏硝黄大下之药，焉可例用。止宜调气血、安胎托里之剂，可保无虞。此乃警生死之大要，不可不知也。"还设《明产后疮疡治法不同论》，称："大凡妇女生产之后，气血大虚之际，而感受七情六淫，致令荣卫不行，逆于肉理，乃生痈肿。况元气不足，岂能禁于巴、硇暴悍之剂？只宜大补气血、大托里之药，八珍汤丸内少加温暖药，使荣卫通行，毒气消散，无不安乎。不然，恐致虚损，疮亦败坏，溃而不敛，多致不救矣。"[26]明析妊娠疮疡与产后疮疡与普通疮疡治疗的不同，很有借鉴意义。

陈实功《外科正宗》谈到乳癌时说："忧郁伤肝，思虑伤脾，积想在心，所愿不得志者，致经络痞涩，聚积成核，初如豆大，渐如棋子，半年一年，二载三载，不疼不痒，渐渐而大，始生疼痛，痛则无解，日后肿如堆粟，或如覆碗，色紫气秽，渐渐溃烂，深者如岩穴，高者如泛莲，疼痛连心，出血作臭。其时五脏俱衰，四大不救，名曰乳岩。凡犯此者，百人百必死。如此证知觉若早，只可用清肝解郁汤，或益气养荣汤。患者再加清心静养，无挂无碍，服药调理，只可苟延岁月。唯初生核时，急用艾灸核顶，待次日起泡，挑破，用铍针针入四分，用冰蛳散条（药有大田螺、白砒、硇砂制成）插入核内，糊纸封盖，至十三日，其核自落，用红玉膏生肌敛口，再当保养不发，结核不知疼痛，久而渐大，破后流污水，宜养血清肝。"[36]陈实功对乳癌的描写十分贴切，其主张早发现早治疗，以及运用腐蚀的方法，是乳癌治疗上的一大突破。

梅毒作为一种性病，在元代已有记载。到了明代，也已将其加以分类，并归入辨证论治的范畴。申斗垣的《外科启玄》将其分为杨梅结毒、杨梅癣疮、翻花杨梅疮、阴杨梅疮、杨梅痘子、杨梅疳疮、杨梅圈疮等[26]。薛己在《薛氏医案》中说："湿胜者，宜先导湿；表实者，宜先解表；里实者，宜先疏内；表里俱实者，解表攻里。表虚者补气，里虚者补血，表里俱虚者补气血。"[37]在王肯堂《证治准绳》、陈实功《外科正宗》、张介宾《景岳全书》中都有详细的治疗方法。在《景岳全书》中有武定侯方，用雄黄、杏仁、轻粉、猪胆汁调敷，称其"百发百中，天下第一方"[7]。含砷药物（雄黄）的运用使梅毒的治疗效果有了突破性的提高。我国是世界上运用砷剂治疗梅毒最早的国家。

《本草纲目》说："秉赋，一定不移，常理也；而有男化女，女化男者，何也？……而其脏腑经络变易之微，不可测也。"[10]当时的科学对于男女性别变异的谜底无法揭示，但已引发医家们的思索。

徐春甫在《古今医统大全》中记载："一妇产后因子死经断，不行半年，一日，小腹忽痛，阴户内有物如石硬塞之，而痛不禁，群医不识。青林曰：石瘕也。用四物汤加桃仁、大黄、三棱、槟榔、延胡索、附子、泽泻、血竭为汤，三剂而愈。"[38]这是十分罕见的石胎排出案例。

《香奁润色》是一部明代妇人保健美容的专著，也介绍一些妇产科疾病的治疗，哀集此前各代五六十种医学著作，内容涉及头发部、面部、瘢痣部、乳部、身体部、手足部、阴部、经血部、胎部、怪异部等。其中的"女子初束脚苦痛难忍方""女儿拗脚软足方""宫内缩莲步法""玉莲步散""金莲稳步膏"，为当时遭受裹脚荼毒之苦的女性，解除了痛苦。此外，还介绍一种皮肤接触性传染性寄生虫病——阴虱（称为八脚子）的治疗，用生白果研烂涂擦[39]。

在明代诸多妇产科著作中，除了通常说理之外，取象类比的手法常常被运用，其中文采飞扬者不乏其数，从而取得异常良好的说理效果，为后世所乐道并沿用。如《女科撮要》以大产比喻栗熟自脱，以小产比喻采之生采、破其皮壳、断自根蒂。《景岳全书》将经闭比喻为雪，经潮比喻为春水；将期未至而催生，比喻成摘方苞之萼、揠宋人之苗，称执专方以种子，"且或见一人偶中，而不论宜否，而遍传其神，竞相制服，又岂知张三之帽，非李四所可戴也"。再如《孕育玄机》说："气虚则不能固胎，血虚则不能荫胎。譬诸草木果实，全赖地土肥厚则得其力荫,方能长大成熟。虽风雨摧,不致殒落,根深则蒂固也。如土硗则木瘁,木瘁则果落,纵使不落,则果亦细小不大。治在培养元气,则根本牢固,纵有剪伐之伤,必无堕落之患,自然日新月茂矣。”“盖胎犹舟也,血犹水也,气犹风也。水溢则舟利,风疾则行速,气血充而胞胎顺,理固然耳。且也气血既足,产不费力,产后诸病何由而生,何须大补?”[27]医长文茂,是明代这一时期医学著作的特点,妇产科也不例外。

三、封建礼教对明代妇产科的影响

在我国妇产科的发展史中,唐宋二代是腾飞发展的时代,到了相隔数百年之后的明代,虽然有光辉灿烂的科学技术的涌现,对于妇产科来说,已经失却了唐宋时代猛进的锐气,而明代封建礼教则是导致这一不幸的根基。

在唐代,妇女的社会地位还比较高。及宋,封建礼教渐见滋长,程颐虽曾于《二程遗书》中提出“饿死事极小,失节事极大”,然而夫未亡尚可再嫁也是容许的事实,封建礼教仅是言倡,非必厉行,也无关法律。明代是封建礼教鼎盛的时代,这在史学界早有定论。蔡尚思在《中国传统思想总批判》中说:“宋元政府渐尊理学,明清政府最尊理学,所以妇女贞操风气,成于宋元,盛于明清。”[40]

明代封建礼教对于妇女的心身摧残是罄竹难书的。其一是提倡贞节,大树贞节牌坊。《明史》收录贞节烈义之女,数逾半百[2]。《中国史话》说:“实录”及“郡邑志”所录不下万余[41]。其二是实行缠足。该陋俗宋尚罕见,元末明初已像陶宗仪《南村辍耕录》所说的“以此知札脚自五代而来方为之,如熙宁、元丰以前人,犹为者少。近年则人人相效,以不为者为耻也”[42]。清代王孟英在《四科简效方》中说:缠足之目的本“非饰美丽也……未嫁则父母拘之,既嫁则丈夫拘之。谨其闺门,严其出入,养其羞恶,课其女红,于以拘游走也”,致使“如受刖刑,遂令髫龄弱质,罹鞠凶于早岁,遭荼毒以终身,每见负痛饮疼,因此而瘠病者有之,由是而夭亡者有之……”[43]如宋恕在《六斋卑议》中说:“裹足一事,为汉人妇女痛苦,致死者十之一二,致伤者十之七八。”[44]其三是明代又出现了废止数百年的帝死嫔从的殉葬制度。

在封建礼教面前,明代妇女的生命显得微不足道,连拯救她们病苦的妇产科学,也显得束手无策了。封建礼教的盛行,导致了妇产科四诊的废弃以及产科的衰落。

在整个医学发展史中,明代四诊的运用已比较完善。如申斗垣著《伤寒观舌心法》,集舌诊之大成[1]。李梴《医学入门》列出问诊有48问,妇人加4问,产后再加4问[1]。明代涌现了很多脉学著作。徐春甫在《古今医统大全》中说:“望、闻、问、切四字,诚为医之纲领。若得四字之旨,则于医学可谓至矣。”[38]适此相反,在妇产科方面“况妇人女子之性……欲问以识所因,亦诚难矣”[6](《校注妇人良方》沈序)。《医学入门·习医规格》中说:“如诊妇女,须托其至亲先问证色与舌,及所饮食,然后随其所便。”[12]问诊之难,可想而知。《续名医类案》引汪石山话说:“世俗讳言试医,医复讳情妄臆。而豪贵妇女,往往不得望闻,岂不大错。”[11]望诊、闻诊也同样难施诸妇女。《妇人规》说:“今富贵之家,居奥室之中,处帷幔之内,复有以绵帕蒙其手者,既不能行望色之神,又不能尽切脉之巧……妇人之所以不易也。”[7]《医学入门》还说:“……或证重而就隔帐诊之,或证轻而就门隔帷诊之,亦必以薄纱罩手。贫家不便,医者自袖薄纱。寡妇室女,愈加敬谨,此非小节……”[12]本来“心中了了,指下难明”的切诊,再隔以纱帛,会有什么真情可得呢!?《明史》中就有一胡姓节妇者,“晚染疾,家人将迎医,告其父曰:‘寡妇之手岂可令他人视’,不药而卒……”[2]以不医成节妇,妄自菲薄竟至于此!明代妇产科的四诊早已名存实亡了。

明人闵齐伋在齐仲甫的《女科百问》序中十分深刻地描述说:"盖医之候病,止于四术而切脉为下,然望闻问三事可施诸丈夫婴儿而每穷于女妇,彼朱门艳质,青琐静姝,謦咳莫聆,色笑谁觇,望与闻既以嫌远矣,所恃问之一道。而其受病也,不于床笫不可说之地,则为悒郁莫能喻之惊;其为证候也,非关经产,即属带淋,可云某事曾否有无? 某处如何痛痒? 某物若为色状? 问之则医危,不问则病危,虽然胡可问也,于是,病者择言而授指奶妪,奶妪展转,而传语主人,主人未言先赧其面,欲言更软其词,乌三变成白,尚有真病入于先生之耳哉? 三指之下,所得几许,又安能浅深细按,如丈夫婴儿之得以从容谈笑以究其故也。"[45]他还感叹说:"舍四术(四诊)而至求之于意(臆测),无惑乎其难之也矣!"[45]在上述恶劣的医疗环境下,谈允贤作为当时极其少见的女科医家,应运而生,大受女性患者的青睐,也是情理之中的事情。故她在《女医杂言》自述中说:"相知女流眷属,不屑以男治者,络绎而来,往往获奇效。"[46]

　　宋元时代的医家,常兼妇产二技于一身,既能疗妇杂之疾,又能解产难之急,如宋代庞安时遇难产妇人,便"自为上下扪摩""隔腹扪儿手所在,针其虎口"而下胎[47];金代张子和治一收生伤胎,儿臂断而死于腹中的妇人,"急取秤钩,续以壮绳,以膏涂其钩,令其母分两足向外偃坐……次以钩其死胎",命人拽出而安[48]。及至明代,当贞节比生命更重要的时候,在连四诊都无法施诸妇人的情况下,产科早已成为医家们(几乎都是男性)望而却步的雷池。分娩收生成了洗生婆主宰的事情,像庞安时、张子和治难产的案例,已不复见到了。

　　医学的分工,本来常常是医学科学繁荣发展的需要,同时又可以给医学带来新的进步。明代妇产科的男女分工,则完全是封建礼教"男女授受不亲"所带来的恶果。洗生婆又称稳婆,其地位极其卑微。《南村辍耕录》中有三姑六婆条目,称:"三姑者,尼姑、道姑、卦姑也。六婆者,牙婆、媒婆、师婆、虔婆、药婆、稳婆。盖与三刑六害同也。人家有一于此,而不致奸盗者,几向希矣。若能谨而远之,如避蛇蝎,庶乎净宅之法。"[42]其结果如肖京《轩岐救正论》所说"以妻妾子女之性命付之医婆之手,被其妄治伤生者众矣"[49]。洗生婆们既少文化,又乏医学知识,不能够系统地学习前人的理论,又不能用文字总结自身的经验,致使产科只能成为一种散在于民间的经验流传下来,难以得到发展与提高。而医家们(指男性)要著书济世,又苦于脱离产科的临床实践,故只能承袭前人之说,搬弄陈词,再也无法写出像《十产论》那样意义重大而又创新的产科著作了。明代之前已经出现了治疗难产的手法、产后清宫术与类似阴道窥器的器械,明代其他科技领域十分发达,唯独没有给妇产科的技术带来一场革命,这不能不说是一件憾事。

　　诚然,明代也出现过像薛己、张介宾之类的为妇产科作出很大贡献的医家,也出现谈允贤这样留下妇科著作的极其罕见的女性医家,但从总体来说,已经失却了唐宋妇产科蓬勃发展、欣欣向荣的趋势,成为妇产科发展史上从鼎盛转向停滞不前的转折点。

第四节　妇产科医家及其医籍、妇科学术观点

一、谈允贤及其《女医杂言》

　　谈允贤能入史册,一是由于她是一位女性,因为历代能够从事妇科的医家,绝大多数是男性,女性者凤毛麟角(如宋代宋璟精医,其夫人余氏窃其术行世,专于妇女一科,为宋氏女科之发端)[50];二是从事妇科的女性医家,能够有著作遗世者,寥若晨星(如宋代汤夫人的《女

123

科秘方》)。

谈允贤,明代江苏无锡人,出生于天顺五年(1461)。其祖父谈复为当时名医,入赘到同里世医黄遇仙家中,娶妻茹氏,亦善医。其父谈纲、伯父谈经相继从仕途,家中"医用弗传"[46]。1469年,父亲中进士授任刑曹,将祖父母接府上奉养,此时,谈允贤10岁。据她回忆,"垂髫侍侧,亚中府君(对尊者、长者的尊称)命歌五七言诗,及诵《女教》《孝经》等篇"[46],为长辈助兴劝酒,祖父见其十分聪慧,认为"当不以寻常女红拘,使习吾医可也。妾(谈允贤自称)时能记忆,不知其言之善也。是后读《难经》《脉诀》等书,昼夜不辍,暇则请太宜人(祖母)讲解大义,顿觉了了无窒碍。是已知其言之善,而未尝有所试也"[46]。

年长,谈允贤嫁一杨姓夫君,故又称杨谈允贤。此后"连得血气等疾。凡医来必先自诊视,以验其言,药至亦必手自拣择,斟酌可用与否"[46]。她育三女一子,子女患疾,均请教祖母,亲自调理,此时她"已有所试而不知其验也"[46]。

祖母临终前,将平素经验方书及制药器具皆授予谈允贤。她因为过度哀伤生病不起,奄奄一息七个多月,婆婆暗地地为她办理后事。昏迷中她梦见祖母指示方药所在,告诉她的寿命应有73岁,应当光大祖母的医术以济人。她循方服药,疾病痊愈。此时她"已知其验",并开始正式悬壶行医。

明代封建礼教盛行,由于受"男女授受不亲"荼毒之害,男性医家诊疗妇女疾病,不能尽四诊之巧,望闻问切形同虚设。而谈允贤作为一名女性医生,便能亲近接触女性患者,深刻了解她们的病史,如其医案所载"诉得患之情""细询其原"便是。一些患者甚至吐露隐情,如"其夫因无子取一妾,带领出外""因夫不时宿娼。偶因经事至大闹,乘时多耗其血,遂成白淋,小腹冷痛""相知女流眷属不屑以男治者,络绎而来,往往获奇效"[46]。如朱恩所云:"唯妇人医妇人,则以己之性气,度人之性气,犹兵家所谓以夷攻夷而无不克者矣。"[46]她"生平活人不可以数计……其疗妇人病,应手如脱,不称女中卢扁哉?"[46]所以茹銮称:"名医多称三吴,女医近出吾锡山谈氏。"[46]

谈允贤50岁时,发现距离祖母预言她的寿命已经过去2/3,"窃叹人生驹过隙耳,余日知几何哉!谨以平日见授於太宜人,及所自得者,撰次数条,名曰《女医杂言》,将以请益大方家"[46],并"能为书以图不朽活人之心"[46],并由她儿子杨濂抄写,约于明正德六年(1511)付梓。以女性医生写妇科著作,便有其独到之处。故茹銮云:"夫医在丈夫,称良甚难。孺人精书,审脉投药辄应,女妇多赖保全……使由是而通内则诸书,则壶(妇女居住的内室。又指妇女、妻室)限以里之事,当更有条格仪节以传后也。"[46]

谈允贤侄孙谈修在明万历十三年(1585)的重刻跋中称她"庚午后年益高,术益神"[46],但子杨濂早亡,而"孙乔复以株连蔽罪死,爰室祀遂斩一焉"[46]。由于子孙俱殒,她没有再续医著。谈允贤卒于嘉靖三十五年(1556),寿96岁。

《女医杂言》为一卷,现存明万历十三年(1585)谈氏纯敬堂刊《谈氏文献录》本,为孤本。该书为临证医案,计31则。所治病种包括血崩、滑胎、产后寒热、不孕、经事不调、产后风瘁、吐血、两手麻木、病疮、火丹、缠腰疯、痰核、疮癞、泄泻、白泻、叠日疟痢、翻胃、荷叶癣风、失寐、痿症、女劳疸、荔枝鼻、隔气、积食等。治疗方法包括服药、艾灸、点刺出血、外搽、外洗。谈氏通常在处方下注明出处,如《良方》《拔粹》《丹溪》《局方》《袖珍》《摘玄》。纵观全篇,谈氏最擅长运用针灸法,使用者竟达14则,诸多沉疴顽疾,经她手治疗,都化险为夷。

医案举例:

一妇人年五十二岁,患翻胃呕吐,每日止饮酒几瓯,如见米粒,即呕去,如是者一年。羸瘦太甚,身如死形。遂以火灸五穴:上脘一穴,中脘一穴,下脘一穴,食关二穴。初上艾火,即爆去,比他人甚异。次又速粧(装)艾炷,亦就爆去。第三次方得火力。回家吃虾羹一碗,又吃鲜鱼粥一盏,即不吐。次日二更,复呕尤甚,见有一物,将水盆漾之,天明视之,乃一扁虫也,长五寸,阔一寸许。后服和胃白术丸一料,饮食渐加,形貌如常,遂获痊安。

一妇人年二十六七,有胎即堕,凡堕六胎。虽服药不得成。某问其故,其妇性沉怒,不发言。火内动之故。遂用紫苏安胎饮,后用於潜白术(米泔水浸)、鼠尾黄芩(醋炙)各二两。上为细末,每日空心紫苏汤调下二钱,始得胎安,遂生一女。

一妇人年三十八岁,曾产十胎,后有孕怕生,因服药堕胎,不期恶露去多将死。服药三月,止存残命。其母九月间去看,将猪脂肺及风菱与食。自此病加,至次年三月,一向诸食不进,略饮米汤。况经事不行,几欲命绝。其母特诉此情。某与调理煎药二贴。二陈汤、四物汤加砂仁、神曲、香附、枳实各一钱,并阿魏丸。其母将药回归,举家哀哭。先以煎药一盏,撬开患人口灌之,当得苏醒,又服煎药二十贴,丸药一升,遂得全愈。

二、薛己及其医籍和妇科学术观点

薛己,字新甫,号立斋,江苏吴县(今江苏苏州市)人。生活于1487—1559年。自幼生长于医门之家,父铠,弘治中以明医征为太医院医士。薛己自幼继承医业,先习疡医,后又以内科著名。正德嘉靖间(1506—1566),担任御医,官擢太医院判,嘉靖时迁太医院使,中年辞归,从事医书校著与临床。

薛己著作甚丰,其著作有《外科枢要》4卷、《内科摘要》2卷、《女科撮要》2卷、《疠疡机要》3卷、《正体类要》2卷、《口齿类要》1卷、《外科发挥》8卷、《外科心法》7卷、《外科经验方》1卷等。经他校注附以自己见解的著作有陈自明的《妇人良方大全》《外科精要》、倪维德的《原机启微》、王纶的《明医杂著》、钱乙的《小儿药证直诀》、陈文中的《小儿痘疹方论》、无名氏的《过庭新录》(又名《保婴金镜录》)、滑寿的《难经本义》、陶华的《痈疽神秘验方》、朱震亨的《平治会萃》、马宗素的《伤寒钤法》、薛铠的《保婴撮要》、徐彦纯的《本草发挥》、滑寿的《十四经发挥》等。他59岁时撰成《女科撮要》,61岁时校注了陈自明的《妇人良方》,以上各书后人总为一部,称为《薛氏医案二十四种》。

他的《女科撮要》撰于1545年,分上下两卷,上卷包括经候不调、经漏不止、经闭不行、带下、血分水分、小便出血、热入血室、师尼寡妇寒热、历节痛风、流注、瘰疬、乳痈乳岩、血风疮、㿗疮、阴疮;下卷内容有保胎、小产、保产、子死腹中、胎衣不出、交骨不开阴门不闭子宫不收、产后腹痛、产后血晕并失血、产后发痉,以及产后便血、大便不通、寒热、咳嗽、疟疾、泻痢等。书中每病先论病因、病机及治则,再附以临证治验及方药,论述精要,切合临床。他提出:"凡下血症,须用四君子以收功。斯言厥有旨哉!若大吐血后,毋以脉诊,当急用独参汤救之。其发热潮热、咳嗽脉数,乃是元气虚弱,假热之脉也,尤当用人参之类。此等症候,无不由脾胃先损而患,故脉洪大,察其中有胃气,受补可救。设用寒凉之药,复伤脾胃生气,使血反不归原也。"[15]使妇科血证之后以健脾收功,成为治疗大法。对于产前的调护,薛己说:"治法虽云胎前清气,产后补血,不可专执。若脾胃不实,气血不充,宜预调补,不然临产必有患难。"[15]此论特别具有实际意义。由于他谙熟外科,所以对历节痛风、流注、瘰疬、乳痈、乳岩、血风疮、㿗疮的治疗有诸多发明之处。如他说:"一妇人项核肿痛,察其气血俱实,先以必效散一服下之,更以益气养荣汤补之,三十余剂而消。常治此症,若必欲出脓,但虚弱者,先用前汤,待其气血稍充,乃用必效散去其毒,仍用补药,无不效。未成脓者,灸肘尖调经解郁及隔蒜灸,多自消,有脓即针之。若气血复而核不消,却服散坚之剂,月许不应,气血不损,须用必效散,其毒一下,即多服益气养荣汤,如不应,亦灸肘尖。如疮口不敛者,更用豆豉饼、琥珀膏。若气血俱虚,或不慎饮食七情者,不治。然此症以气血为主,气血壮实,不用追蚀之剂亦能自腐,但取去使易于收敛耳。血虚而用追蚀,不惟徒治,适足以败矣。"[15]诸如此论,可以垂示世人。

1547年,薛己据陈自明的《妇人大全良方》"曾以己意删订,附入治验,自为一书"(《四库提要》语)。该书是所有《妇人大全良方》校注本中最广为流行的一种,计有27种刻本。

薛己的妇科学术观点是重视脾肾先后二天。他说:"真精合而人生,是人亦借脾土以生。"[1]总结他的妇科临床遣方规律,正如《女科撮要》所说:"主治之法,脾经血燥者,加味逍遥散;脾经郁火者,归脾汤;肝经怒火者,加味小柴胡汤;血分有热者,加味四物汤;劳役火动者,补中益气汤;脾经血虚者,人参养荣汤;肝经血少者,六味地黄丸;气虚血弱者,八珍汤。"[15]黄凯钧评价道:"常用者不过十余方,而随机加减,变化无穷。"[51]《四库全书提要》也说:"然己治病,务求本原,用八味丸、六味丸直补真阳真阴,以资化源,实自己发之。其治病多用古方,而出入加减,具有至理,多在一两味间见神明变化之妙。"[52]他重视甘温补脾,渊源于李东垣,注重补肾却不同于朱丹溪,而是偏于温补,故他是妇产科史上较有影响的温补派代表。元安甫在《儒门事亲》叙中评价中允,说:"至若张戴人、薛立斋之学术,可谓百世之宗师矣,而究其设施之方,则戴人偏于泻,而立斋偏于补,既有所偏,则不能无弊,苟不能无弊,则又不可无辨焉。"[48]然而,薛己仍然是明代最负盛名的妇产科医家,在《名医类案》妇产科卷中,收录了其70多诊医案,便是最好的证明。

《校注妇人良方》记载:钱思习子室,年三十余无嗣,月经淋漓无期,夫妇异处几年矣。思习欲为娶妾,以谋诸余。余意此郁怒伤肝,脾虚火动而血不归经,乃肝不能藏,脾不能摄也,当清肝火,补脾气,遂与加味归脾、逍遥二药四剂,送至其家。仍告其姑曰:服此病自愈,而当受胎,妾可无娶也。果病愈,次年生子。[6]

《续名医类案》记载:有人亲戚妇人,产后胞衣不下,血胀迷闷,不记人事。告之曰,死矣。仆曰:某收得赵大观文局中真花蕊石散在笥中。漫以一帖赠之,以童便灌之,药下即苏。胞衣与恶物旋即随下,遂无恙。[11]

《校注妇人良方》记载:一妇人阴中突出如菌,四周肿痛,小便频数,内热晡热,似痒似痛,小便重坠,此肝脾郁结。盖肝火湿热而肿痛,脾虚下陷而重坠也。先以补中益气加山栀、茯苓、车前子、青皮以清肝火升脾气,更以加味归脾汤调理脾郁,外以生猪脂和藜芦末,涂之而收。[6]

三、张介宾及其医籍

张介宾,字会卿,号景岳。山阴人,生活于1563—1640年。13岁时随父到京城,从名医金英学医,尽得其传。中年从军,曾到过河北、东北等地。由于多年没有得到功名,幡然而归,致力于医学,日后医名大噪。

他的医学著作有《类经》32卷、《类经图翼》11卷、《类经附翼》4卷及《质疑录》等。1624年辑成《景岳全书》64卷。该书是内容全面的综合性医学著作,《妇人规》就是其中38~39卷的内容,内分总论、经脉、胎孕、产育、产后、带浊梦遗、乳病、子嗣、癥瘕、前阴十类。每类分若干证,先论理,后辨证立方,对病因病机、辨证论治作了系统的分析。

由于张氏对《黄帝内经》研究颇深,谙熟各家学说,临床经验丰富,因此在妇产科的理论与临床方面,都有不少建树和创新(内容见上面各论之中)。加上他雄文思辨,逻辑性强,使该书产生很大的影响。张介宾的学术观点是"阳非有余,真阴不足"[7],立法慎用苦寒攻伐,用药多施温补。对经病治疗,认为行经之际大忌寒凉,主张"补脾胃以资血之源,养肾气以安血之室"[7]。对薛己的妇科学术观点亦颇推崇,虽然他遣方用药有温补派的倾向,然而他别出心裁地创方以适应灵活多变的病证,这是薛己所望尘莫及的。

张介宾创制的方剂很多,许多方剂都是妇产科中具有代表性的。如大营煎、左归丸、左归饮、右归丸、右归饮、加减一阴煎、决津煎、折冲饮、固阴煎、固胎煎、保阴煎、胎元饮、泰山磐石散、柴胡疏肝散、脱花煎、毓麟珠等,都是疗效很高的妇产科名方。在《中国医学百科全书·中医妇科学》中收集方剂 390 余首,其中张介宾的方剂就有 31 首[53],其影响之大,不言而喻了。

第五节 有关妇产科学的其他文献资料

《五杂俎》记载:"九真女子赵姬,乳长始尺。冯宝妻洗氏亦长二尺,暑热则担于肩。"[54]这是对女性乳房特殊形态的记录。此外,还有"一产三男,史必书之,纪异也。然亦有产四男者。余在福州亲见之,守东门军人妻也。庚已编载武进人张麻妻一产五男。嘉靖六年,河间民疗公窝妇陈氏一产七女。此载籍以来所无者"[54]。《明史》记载:"成穆贵妃孙氏……年十八太祖纳焉。""恭肃贵妃万氏……四岁选入掖廷,为孙太后宫女……宪宗年十六即位,妃已三十有五,机警,善迎帝意,遂谗废皇后吴氏,六宫希得进御。帝每游幸,妃戎服前驱。成化二年正月生皇第一子。"[2]在民间的女子婚龄,《列女传》中有记载的戴氏 14 岁;石孝女、马节妇、王氏、徐氏、潘氏为 16 岁;江烈女、胡氏、朱氏、乾氏为 17 岁;胡氏、张烈妇、吴氏、黄氏、倪美玉、向氏为 18 岁;典柄女为 24 岁,嫁娶年龄大都在 16~18 岁[2]。徐光启对明代的宗室贵族人口增长情况进行调查,第一次在《农政全书》中提出"生人之率"[55]的说法,企图从人口增长率来反映人口繁衍的问题。冯梦龙曾在《太平广记钞》上批道:"不若人生一男一女,永无增减,可以长久。二男二女,每生加一倍,日增不减,何以养之?"[56]在明代,人口过分增长已引起人们的忧虑与关注,控制人口出生率,是控制人口增长的有效办法,明代已经认识到这一点。

《明史》记载:"天顺四年(1460)四月,扬州民妇一产五男";万历"十八年(1590),南宿州民妇一产七子,肤发红白黑青各色"(一产七子是产育有记录以来的最高数);成化"二十一年(1485),嘉善民邹亮妻初乳生三子,再乳生四子,三乳生六子"。这是多产多胎的记载。成化"十七年(1481)六月,宿州民张珍妻王氏脐下右侧裂,生一子。二十年(1484)十二月,徐州妇人肋下生瘤,久之渐大,儿从瘤出";隆庆"五年(1571)二月,唐山民妇生儿从左胁出"。虽然这种分娩方式至今仍难找到合理的解释,但古代类似的记载是很多见的。嘉靖"五年(1526),江南民妇生妖,六目四面,有角,手足各一节,独爪,鬼声";万历"四十六年(1618),广宁巴民妇产一猴,二角四齿";"崇祯八年(1635)夏,镇江民妇产一子,顶载两首,臀赘一首,与母俱毙。十五年(1642)十一月,曹县民妇儿,两头,顶有眼,手过膝"[2]。这是有关分娩畸形胎儿的记录。

《古今图书集成医部全录·医术名流列传》记载:"南都正嘉间,医多名家,乃各专一门,无相夺者,如杨守吉之为伤寒医,李氏、姚氏之为产医,周氏之为妇人医……自名其家。"[57]明代的妇产科分家,已促使产生了许多妇、产科专长的医家。

《明史》中还记载:"孝穆纪太后,孝宗生母也,贺县人。本蛮土官女。成化中征蛮,俘入掖庭,授女史,敬敏通文字,命守内藏。时万贵妃专宠而妒,后宫有娠者皆使堕。柏贤妃生悼恭太子,亦为所害。帝偶行内藏,应对称旨,悦,幸之,遂有身。万贵妃知而恚甚,令婢钩治之。"[2]这一史料证明,明代除了药物堕胎之外,已经产生了器械引产的方法,可惜没有更具体的文字记载。

小　结

明代出版了数量相当丰富的妇产科专著,在妇产科发展史上,产生过深刻的影响。妇产科辨证论治的体系已经确立,妇产科的理论与临床都取得一定的进展。如暗经的发现,对子宫位置的描述,女性先天性生殖器畸形伴有生理性缺陷的发现,治崩三步法的创立,用烧灼法断脐,对避孕药与复孕药物的研究,运用腐蚀法治疗早期乳腺癌,用砷剂治疗梅毒,用器械引产等,都具创造性。人口增长率与主张控制人口出生率的提出,也具有特别重要的意义。

然而,在明代封建礼教的严重影响下,妇产科领域的四诊得不到很好的运用,产科只能由洗生婆参与,给妇产科的发展带来很大的障碍,使明代妇产科从唐宋的迅速发展逐渐放慢了速度,出现了相对停滞不前的局面,这种影响,甚至延及以后的朝代。

主要参考文献

［1］李经纬,林昭庚.中国医学通史(古代卷)[M].北京:人民卫生出版社,2000.

［2］张廷玉,等.明史[M].北京:中华书局,2000.

［3］孙一奎.赤水玄珠[M].周琦,校注.北京:中国医药科技出版社,2011.

［4］张三锡.医学六要[M].济南:齐鲁书社,1995.

［5］楼英.医学纲目[M].北京:人民卫生出版社,1987.

［6］许润三,张崇,庞俊忠,等.《校注妇人良方》注释[M].南昌:江西人民出版社,1983.

［7］李志庸.张景岳医学全书[M].北京:中国中医药出版社,2002.

［8］韩懋.韩氏医通[M].丁光迪,点校.北京:人民卫生出版社,1989.

［9］赵献可.邯郸遗稿[M].杭州:浙江中医杂志编辑部,1982.

［10］柳长华.李时珍医学全书[M].北京:中国中医药出版社,2003.

［11］魏之琇.续名医类案[M].北京:人民卫生出版社,1957.

［12］李梃.医学入门[M].何永,等校注.北京:中国医药科技出版社,2011.

［13］傅沛藩,姚昌绶,王晓萍.万密斋医学全书[M].北京:中国中医药出版社,1999.

［14］陈素庵.陈素庵妇科补解[M].陈文昭,补解.上海:上海科学技术出版社,1983.

［15］薛己.女科撮要[M].吴小明,王勇,魏宝荣,等校注.北京:中国中医药出版社,2015.

［16］苏礼.武之望医学全书[M].北京:中国中医药出版社,1999.

［17］陆拯.王肯堂医学全书[M].北京:中国中医药出版社,1999.

［18］吴昆.医方考[M].李飞,校注.南京:江苏科学技术出版社,1985.

［19］戴思恭.秘传证治要诀及类方[M].北京:人民卫生出版社,2006.

［20］方广.丹溪心法附余[M].北京:中国中医药出版社,2015.

［21］朱橚,等.普济方[M].北京:人民卫生出版社,1959.

［22］岳甫嘉.妙一斋医学正印种子编[M].北京:中医古籍出版社,1986.

［23］王纶.明医杂著[M].北京:中国中医药出版社,2009.

［24］郑钦谕.女科心法[M].北京:学苑出版社,2015.

［25］吴有性.温疫论[M].上海:上海古籍出版社,1996.

［26］贺菊乔,杨志波.中华医书集成·外科卷［M］.北京:中医古籍出版社,1999.

［27］陶本学.孕育玄机［M］.上海:上海科学技术出版社,2004.

［28］陈文治.广嗣全诀［M］.北京:中国中医药出版社,2015.

［29］茅友芝.茅氏女科秘方［M］.北京:中国中医药出版社,2015.

［30］宋林皋.宋氏女科撮要［M］.北京:中国中医药出版社,2015.

［31］王纶.节斋公胎产医案［M］.北京:中国中医药出版社,2015.

［32］王化贞.《产鉴》注释［M］.张磊,庞春生,冯明清,等注释.郑州:河南科学技术出版社,1982.

［33］俞桥.广嗣要语［M］.北京:中国中医药出版社,2015.

［34］袁黄.祈嗣真诠［M］.北京:中国中医药出版社,2015.

［35］杨继洲.针灸大成［M］.北京:人民卫生出版社,2006.

［36］陈实功.外科正宗［M］.北京:人民卫生出版社,1964.

［37］薛己.薛氏医案［M］.上海:上海古籍出版社,1991.

［38］徐春甫.古今医统大全［M］.余瀛鳌,项长生,审校.项长生,校点.合肥:安徽科学技术出版社,1995.

［39］胡文焕.香奁润色［M］.王旭东,刘筱玥,江杨洋,校注.北京:中国中医药出版社,2016.

［40］蔡尚思.中国传统思想总批判［M］.长沙:湖南人民出版社,1981.

［41］许立群.中国史话［M］.北京:人民卫生出版社,1951.

［42］陶宗仪.南村辍耕录［M］.北京:中华书局,1959.

［43］盛增秀.王孟英医学全书［M］.北京:中国中医药出版社,1999.

［44］宋恕.宋恕集［M］.胡珠生,编.北京:中华书局,1993.

［45］齐仲甫.女科百问［M］.上海:上海古籍书店,1983.

［46］郑春敷.女科济阴要语万金方、女医杂言、妇科约囊万金方［M］//周仲瑛,于文明.中医古籍珍本集成.长沙:湖南科学技术出版社,2014.

［47］脱脱,等.宋史［M］.北京:中华书局,2000.

［48］张子和.儒门事亲［M］.北京:人民卫生出版社,2005.

［49］肖京.轩岐救正论［M］.北京:中医古籍出版社,1983.

［50］胡国华,罗颂平.全国中医妇科流派研究［M］.北京:人民卫生出版社,2012.

［51］黄凯钧.友渔斋医话［M］.乔文彪,张亚密,马建东,注释.上海:上海中医药大学出版社,2012.

［52］薛己.薛氏医案［M］.文渊阁四库全书电子版.上海:上海人民出版社,2005.

［53］黄绳武.中国医学百科全书·中医妇科学［M］.上海:上海科学技术出版社,1983.

［54］谢肇淛.五杂俎［M］.上海:中华书局,1959.

［55］徐光启.农政全书［M］.北京:中华书局,1956.

［56］冯梦龙.太平广记钞［M］.庄葳,郭群一,校点.郑州:中州书画社,1982.

［57］陈梦雷,等.古今图书集成医部全录［M］.北京:人民卫生出版社,1963.

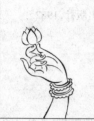

第十章
清代至中华人民共和国成立时期的妇产科学

（公元1644—1949年）

第一节　妇产科学发展的历史背景

　　1644年，满族统治阶级推翻了明，建立了清。清前期采取了奖励垦荒等政策，农业与手工业都有了较大发展。清政府是一个闭关自守、腐败无能的政府。19世纪初期，已经出现军备废弛，财政困难，社会财富集中到官僚地主手中，农民负担十分沉重的局面。日益发达的西方资本主义国家为了扩张，海外掠夺，已经具备了帝国主义的本性。1840年清政府为了抵制英国向中国倾销鸦片，爆发了鸦片战争。战争的结局，使中国沦为半殖民地半封建的国家。闭关自守的中国大门从此被打开，帝国主义列强趁机蜂拥而来瓜分中国的利益，清政府则加紧搜刮人民的钱财，来支付战争赔款。金田起义、捻军起义以及义和团运动，都在一定程度上打击了清政府。在外国资本主义的影响下，晚清时期也开始了"洋务运动"，刺激了中国资本主义的发展，产生了民族资本主义。"戊戌变法"则是接受新思想而企图实行的变革，以失败告终。1911年，孙中山领导的资产阶级革命，终于推翻了统治近300年的岌岌可危的清政权，废除了数千年的君主专制制度。然而，胜利的果实被袁世凯窃取，中国转而进入军阀混战的时期。在前苏联十月革命的影响下，1919年的五四运动，开始了新民主主义革命的新篇章。随着马克思列宁主义的传入，无产阶级的不断壮大，1921年诞生了中国共产党。1924年共产党与国民党合作北伐，在北伐战争胜利推进的时候，蒋介石背叛了革命，投靠美帝国主义，转而镇压革命力量。1937年日本帝国主义发动侵华战争，几乎使整个中国沦为殖民地。中国人民经过艰苦卓绝的抗日战争和解放战争于1949年建立了人民民主专政的中华人民共和国。

　　中国妇产科学已经过了几千年漫长的发展时间，随着晚清门户开放以后西方医学的传入，西方的妇产科著作与妇产科医院在我国相继出现。人们开始接受一些西方医学的观点，出现了一些中西医汇通的人物。尽管这种中西医汇通不可能是一种一步到位的有机结合，但产生的影响却是巨大的。在国民党统治期间，在民族虚无主义思潮的影响下，政府采取了发展西医与限制、消灭中医的政策，致使整个中医事业遭到扼杀，中医妇产科也日渐衰落。新中国成立以后，落实了党的中医政策，使中医事业又有了新的生机，中医妇产科学重新走上欣欣向荣的道路。

第二节　清代妇产科论著

妇产科学经过数千年的发展,内容越来越丰富。清代人口大幅度增加,从而有大量从事妇产科的医生和大量的妇产科书籍产生。虽然这些书籍中内容重复、相互转抄的为数不少,然而有所心得、有所创见的也占一定比例。由于民国时期中医妇产科著作十分有限,且多为西方妇产科的译著,除后面必要时提及之外,这里集中介绍清代的妇产科著作。

据资料看,目今现存的清代妇产科著作有:秦之桢的《女科切要》,萧壎的《女科经纶》8卷及《女科经验》,陈治的《济阴近编》5卷(末卷系辑取李自材之《女科纂要》及杨子建《十产论》),冯兆张的《女科精要》3卷,万全原著、王玉卿和贾弘祚重刊的《槐茂堂妇人科经验良方》3卷,何涛、浦天球的《女科正宗》4卷,陈梦雷等编的《古今图书集成医部全录·妇科》20卷,叶其蓁的《女科指掌》5卷及《妇科切要》,高斗魁等的《萃芳集》(附《竹林氏女科秘方》1卷及《家藏妇人秘科》3卷)9卷,舒诏的《女科要诀》1卷,吴谦等编的《医宗金鉴·妇科心法要诀》6卷,叶桂的《叶天士女科医案》,原题为叶桂撰的《叶天士女科全书》和《叶氏女科证治》(又名《叶天士女科证治秘方》)4卷,何梦瑶的《妇科良方》及《妇婴痘三科辑要》(系《妇科辑要》《婴科辑要》《痘科集要》三科合辑),原题徐大椿的《女科医案》、《种子要方》1卷及《女科指要》6卷,沈又彭的《女科辑要》2卷(又名《女科读》)和《沈氏女科辑要笺疏》2卷,张山雷笺疏的《沈氏女科辑要笺正》2卷,吴道源的《女科切要》8卷,沈金鳌的《妇科玉尺》6卷及《妇婴三书》18卷,柴得华的《妇科冰鉴》8卷,范和尚的《女科秘录》,郑玉坛的《彤园妇科》6卷,刘逸的《坤中之要》1卷(又名《内府经验女科》),刘常荣的《济阴宝筏》16卷,曾鼎的《妇科指归》4卷和《摘录妇科指归产后方》,邵登瀛的《女科歌诀》6卷(附经验方),陈念祖的《女科要旨》4卷,何应豫的《妇科备考》4卷,周纪常的《女科辑要》8卷(附单养贤的《胎产全书》),傅山的《傅青主女科》2卷、《女科仙方》(又名《女科良方》)3卷、《生化篇》、《傅氏女科证治》2卷、《产科四十三症》1卷、《傅青主女科全集》4卷、《傅青主女科歌括》3卷以及《女科全集》等,梅安德的《妇科秘方》4卷,周贻观的《秘珍济阴》3卷,翁藻的《医抄类编妇科》,王士雄的《女科简效方》,文晟的《妇科杂证》1卷,朱牧的《医学纂要妇人科》1卷,连自华的《妇科心法志疑》1卷(又名《读妇科心法志疑》1卷),潘霨的《女科要略》,凌德的《女科折衷纂要》1卷,黄寿南的《女科心法纂补》,包岩的《妇科一百十七症发明》1卷,曾懿的《妇科良方》4卷及《女学篇》2卷,陈莲舫的《女科秘诀大全》5卷,郑一桂的《女科全书秘本》2卷,刘起运的《济阴全生集》(附《保婴全生集》)4卷,杨凤庭的《女科枢》,陈稚泉的《妇科心得》,谢文祥的《救产全书》,亟斋居士的《达生篇》(又名《胎产问答》)3卷、《广达生篇》、《(新订)保生经验良方》1卷、《儿女至宝》、《四生合编》、《妇婴至宝续编》、《详要胎产问答》1卷、《胎产良方》及《胎产辑要》2卷,亟斋居士撰、毛祥麟增注的《增注达生编》,亟斋居士撰、郁载瑛增订的《增订达生编》2卷,朱鈖的《增订达生编》1卷,亟斋居士原撰、连氏增订的《增订达生编》3卷,亟斋居士原撰、悟元子编纂的《达生保婴汇编》,周毓龄的《广达生编》2卷,余二田的《达生保赤篇》,黄兴德、刘峰泰的《达生保赤全篇》2卷,郑晟的《生生录》3卷,杨恢基的《产科秘书》12卷,张日初的《胎产要诀》2卷,倪枝维的《产宝》,阎纯玺的《胎产心法》3卷以及《产科四种》,医无闾子的《胎产心法》(季维翰增订)2卷,倪东溟的《产宝家传》2卷,汪家谟的《胎产辑萃》4卷(一名《妇科胎产经验良方》),严洁、施雯、洪炜的《盘珠集胎产症治》3卷,洪金鼎的《女科一盘珠全集》(又名《盘珠集胎产全集》)2卷,唐千顷的《大生要旨》5卷和《三科大生合璧》，汪喆的《产科心法》2卷、《产科良法》及《评注产科心法》2集，黄德兴的《胎产集要》3卷，陈笏庵的《胎产秘书》(又名《胎产金针》)2卷，钱登谷的《明易调经胎产秘书》4卷，蔡璘的《胎产至宝》3卷，吴鞠通的《解产难》1卷(又名《胎产要旨》)，黄阳杰的《保生集要》1卷，许廷哲的《产保要旨》4卷，袁于江的《生生保录》(又名《胎产要书》)，张曜孙的《产孕集》2卷及《产孕生育指南》2卷、卷首末各1卷和《胎产症治录》，永思堂主人的《胎产合璧》3卷(附《种子心法》)，赵璧的《顺天易生篇》2卷，方金山的《胎产秘方》(一名《胎前产后神效秘方》)4卷，郑树森的《新订保产经验良方》4集，寄湘渔父的《达生保赤篇》4卷，刘文华的《保产金丹》4卷，王廷钰的《生产妙诀十六歌》，黄求的《娠妇须知》，王承谟的《大生集成》5卷，邵友谦的《难产神验良方 绣阁保产良方》，王上达的《济生集》6卷，博爱学人的《生产合纂》，周憬的《临产须知》1卷，员从云的《产科一得》，孙奎台的《保产良方》，武之望撰、汪淇笺释的《济阴纲目笺释》14卷，王叔平的《女科备要》，汪绂的《医林纂要妇科》1卷，陈佳园的《妇科秘方》1卷，徐敏泽的《妇科节要》，戚竹甫的《女科绳尺》1卷，丁淦可的《女科摘要》2卷，罗越峰的《妇科杂治验方》1卷，竹林寺僧的《竹林寺女科》(版本多，名称亦异，从略)、《女科医案》、《女科旨要》4卷、《女科秘要》8卷、《小蓬莱馆方抄》(又称《小蓬莱山馆女科方抄》)2卷、《产科秘本》2卷、《妇科旨要》、《妇科秘方》、《竹林女科》4卷、《竹林女科秘本》、《竹林寺三禅师女科三种》20卷、《竹林寺女科秘书》1卷、《竹林寺女科秘方》、《竹林寺女科秘传》、《竹林寺秘传女科切要》1卷、《竹林寺秘授女科一百二十症》、《秘授女科集成良方》2卷、《萧山竹林寺女科》、《萧山竹林寺妇科》及《增注萧山竹林寺妇科》、《宁坤秘笈》3卷，何书田的《女科粹言》，何松庵的《女科正宗》，茅氏的《龙江茅氏女科》，朱音恬的《妇科辑要》1卷，沈锦桐的《毓麟策》1卷，钱氏的《胎产秘书》，无名氏的《家传女科经验摘奇》、《存验录女科》、《胎产指掌》，周登庸的《续广达生篇》，崔秉铣的《妇科宗主》4卷，王实颖的《广嗣五种备要》5卷(包括《种子心法》《保胎方论》《达生真诀》《新产证治》《全婴须知》5种)，阎诚斋的《临床须知评正》，刘斋甫的《妇科三字经》，王之翰的《妇科胎产百问》，根心堂主人的《坤道指南》，丁其誉的《嗣育》，凤林寺僧的《凤林寺女科秘宝》1卷，从善堂的《玉液金丹》，凤林寺僧慧明传的《秘授妇科》(附调经问答)，文昌帝君的《妇科》16卷，方允淳的《广嗣编》2卷，王上达的《济生集》6卷，王之翰的《妇科胎产百病》1卷，王兰谷的《胎产症治录》2卷，王兆瑞的《养儿宝》3卷，王宏翰的《性原广嗣》6卷，王振声的《妇儿病症撮要》，冯兆张的《保产万全经》2卷，冯观察的《催生安胎良方》，冯采珍的《妇科采珍》1册，叶氏的《产育案》，永福氏的《求嗣指源》2集，田浩然的《旃檀保产万全经》2卷，石成金的《生产保全母子神方》及《产后必要芎归方》，刘荣枝的《长生草妇科》4卷，刘峰泰的《刘辑达生编》3卷，孙辰凤辑校的《产科秘本》1卷，庄一夔的《体生集》，庄大椿的《衍庆编》2卷，朱书的《妇科医方一得》，竹林寺明志宗师传的《产科秘录》，许立升的《语珍切要》1卷，何子愚的《保生三种合编》，何守愚的《广嗣金丹》4卷，何绍京的《胎产择要良方》，何德藻的《长沙妇科》1卷，余二田的《达生保赤编》4卷，余泽春的《达生保赤编》4卷，宋若昂的《胎产珍庆集》6卷，张子蕃的《生生要旨》，许廷哲的《保产要旨》4卷，许承尧的《保产万金经》1卷，吴云间的《都春堂熊罴梦》4卷，王珠、钱大治重订(张介宾著)的《重订宜麟策》2卷，张熙樵的《生育辑要》8卷，李泽身的《济世达生撮要》，李恭山的《经效妇科》2卷，李耕春的《胎前产后治法》，李遂贤的《达生编韵言》1卷，杜文澜的《妇科秘方》，杨凤庭的《女科枢要》，杨静山的《胎产拣要》1卷，汪有信的《产宝全书》4卷，汪迈园的《乌金丸录》，汪启贤的《女科胎产问答》1册及《广嗣秘诀验方》，汪淇的《保生碎事》1卷，沈棅的《增补胎产心法》5卷,芦江居士辑的《(新订)保生经验良方》4卷,陈起荣的《妇科秘书》,陈象贤的《妇科秘书》1卷,陈敬之的《胎产秘方》2卷,单养贤的《广嗣真传》1卷、《明易产科》6卷、《胎产全书》1卷、《胎产证治录》2卷及《胎产指南》7卷,周子椿的《种子金丹全集》,周登庸的《续广大生编》5卷,味琴氏的《保生汇编》20卷,孟葑的《仁寿镜》4卷,宝辉的《资生篇》,松柏老人的《广嗣要方》2卷,知新的《毓麟秘术》4卷,秉迁道人的《胎产经验良方》,罗国纲的《妇科》2卷,范和尚的《女科密录》及《妇科秘方》,轮应禅师的《女科秘旨》8卷,郑元良的《郑氏家传女科万金方》,郑文康编、陈犹兴重订的《产宝百问》,郑氏的《女科秘要》及《妇科秘要》,郑汉的《胎产须知》,郑祥征的《郑氏女科集义》3册,郑假山的《郑氏女科》1卷,郑照山的《女科秘笈》,易少华的《妇人科纂集》1卷,郑璇的《女科指南》,郑燕山的《郑氏女科家传秘方》,青江子的《宅谱修方催生》4卷,俞玉梁的《达生保赤合编》4卷,姚文田、邵友濂的《居家必用方》1卷(汇集清代姚文僖《难产神验良方》及沈二榆《绣阁保产良方》合刊而成),祝韵梅的《寿世汇编》,赵廷玉的《女科揭要》1卷,赵衣旗的《产后指南》,赵胜千的《保产辑要》,赵献可著、季维翰增订的《增订胎产心法》2卷,唐千顷的《三科大生合璧》3卷及《新增万应三科大生合璧》3卷,唐千顷原撰、马振藩增订的《增补大生要旨》5卷,唐千顷撰、叶灏增订的《增广大生要旨》5卷,唐千顷撰、施衍庆编订的《增订大生要旨》8卷,程从美的《胎产大法》2卷,戴圣震的《妇科要方》1卷,屠道和的《妇婴良方》2卷,唐成之的《妇人科纂集》,徐润之的《最新三字达生编》3篇及《最新三字达生编续编》4卷,真山老夫子的《真山老夫子女科八十症》2卷,积善堂童人的《医箴俚言　妇病要诀》1卷,袁于江的《生生宝录》3卷,袁霁堂的《济世达生篇》2卷,诸寿麟的《产宝百问》2卷,钱峻的《济阴纂要　保产良方》2卷(该书由《济阴纂要方》1卷和《保产良方》1卷合编而成),高要梁的《催生安胎良方》1卷,高莲溪的《胎产方案》4卷,康强的《种子奇方》,曹荫南的《女科证治歌诀》1卷,笠泽三省书屋老人的《达生胎产心法验方合编》3卷,阎观察的《胎产新法》3卷,阎纯玺的《临产须知评正》,黄体端的《女科秘方》1卷,黄朝坊的《妇科》5卷,傅山撰、陆懋修重订的《重订傅征君女科》8卷,葛元煦的《保生胎养良方》1卷,谢万青的《救生家宝》1卷,茅氏的《女科秘方》,钱继道的《钱医胎产秘传》1卷(又称《钱医产后秘方》),谢福庆的《谢氏增订达生编》3卷,窦渭的《女科胜览全集》7册,蔡氏的《保产经验简便良方》,蔡宗玉的《妇科》2卷,钱大治的《资生镜》2卷,静光轮应禅师考定的《妇科秘要》8卷,静光禅师的《竹林寺秘传产科》4卷,薛仲甫的《产宝百问方论》,醒道人的《妇科集说》2卷,戴尧的《胎产全书》,戴烈的《女科指南集》4卷,施雯、严洁、洪炜的《胎产证治》(又称《盘珠集胎产证治》)3卷,魏祖清的《树蕙编》,钱少楠的《钱氏秘传产科方书名试验录》3卷,钱氏原撰、翁元钧增补、郭彭年歌括的《胎产秘书歌括》3卷,程尔资的《女科》,方孝基的《妇科》4卷,李自求的《妇科产前》1卷及《妇科产后》1卷,刘莱的《胎产类要》,钱保瑭的《妇学》,钱受钧的《增订达生编》,刘逸的《坤中之要》,石成金的《达生法言》1卷,马人镜的《妇科全集》1卷等;不著辑者的《胎产秘书》(附保婴要诀)3卷《胎宝百问》;不著撰者的《女科心法纂补》2卷《女科录要》1卷、《保生胎养良方》、《胎产证治要方》、《妇婴良方》、《妇人子嗣门》、《妇病要诀》、《女科经纶补方》《仁寿镜中方》2卷、《东山妇人科》2册、《产后十八论方》1卷《产宝奇书》2卷《产科百问万金方》、《产科秘方》1卷、《产科集要》、《全形保生药方》、《妇人方》、《妇产婴惊治疗法》、《妇科总括》1卷、《妇科秘传》、《妇科秘宝》、《妇婴宝鉴》、《百发百中》、《竹林妇女幼科秘传》、《竹林寺妇科胎产摘要》、《竹林寺胎前产后证治》1卷、《红线女博识摘腴》2卷、《达生儿科合编》2卷、《何氏女科百十三方秘授要术》1卷、《戒溺女功过格阴骘文》、

《坤宁集》3 册、《明易胎前辨论诸症医方》、《临产要略》、《临产须知方论》、《保生造福录》5 卷、《保产万全经》、《保产回生方》、《保胎回生方》、《胎产书》1 册、《益生堂医学心镜录》、《秘兰全书》、《积善堂汇选保产论保产方合刊》、《资生要旨七篇》1 卷、《资生集》6 卷、《难产神验方》、《验所验》、《萧邑竹林寺世传产科经验良方》、《毓麟验方》、《女科秘传》、《妇科问答》1 卷、《妇科图》、《求嗣行孕法》、《济生录》、《毓麟良方》、《妇科胎前产后良方注评》、《医门式助》等。

除上述已知现存的清代妇产科著作外，还有一批存佚不明的妇产科书籍，这些书籍有：单养贤的《产宝新书》，傅山的《产科全集》，亟斋居士的《保生篇》，卫公孙的《经血起止》，刘杏五的《女科三要》，刘敦寓的《胎产须知》，李鉁的《女科指南》，樊恕的《妇科要旨》，张书绅的《妇科》，马永祚的《女科汇要》4 卷和《胎产新法》，荣玉璞的《妇科指南》，张善启的《妇科经验集》，武兆麟的《妇科辑要》，张辉廷的《胎产保元》2 卷，高宇泰的《保产集》，阎海岚的《妇人百问》，娄阿巢的《女科》2 卷，张辉的《妇科摘要》，于嘉善的《妇科备要》21 卷，《男女科经验良方》17 卷，陈本虞的《妇科铁镜》，傅秉甫的《妇科经验良方》，李培源的《妇科捷要》，袁应海的《妇科摘要》，张国瑄的《胎产指南》，于兰台的《男女险症治疗新篇》14 卷和《妇科产癥心得录》，郑嘉祥的《郑氏妇科》，刘书珍的《妇科指南》，郭玉柱的《妇科辨解备要》2 册，张修业的《胎产类编》6 卷，宋桂的《女科真传》，胡元懋的《胎产方脉集要》，胡永平的《妇人科胎产心法》3 卷，许振文的《五带论》，马琅的《妇科幼儿科经旨》，马印麟的《胎产须知》1 卷，苏云旋的《新产》，常建圻的《救产验方》，马作梅的《妇人科医方》，张冠贤的《女科摘要》，高琳的《女科辑要》，张同心的《妇科要旨》，隋策勋的《妇科宝鉴》，史俊卿的《妇科汇方》4 卷，郑文焯的《妇人婴儿方义》，丁仲麟的《妇科索隐》，王清的《医学世集妇人科》2 卷，堵仲陶的《堵氏家藏》1 卷，刘用康的《妇科辑要》1 卷，陈俊的《胎前产后全书》，郝鸣皋的《女科经验良方》2 卷，程义廉的《产科常识》，王敬义的《女科指要》，何炫的《保产全书》，许廷哲的《保产节要》，王珠、钱大治的《达生编补注》1 卷，钱大治的《大生二书》2 卷，陈遇天的《女科切要》，路藩周的《女科规条》，陈士锦的《女科选注》，杨雨森的《保产摘要》，魏祖清的《保产机要》1 卷，杨汝器的《女科正宗》，吴云纪的《女科集说》，张朝桂的《大生集》2 卷，王恒其的《女科纂要》3 卷，匡谦吉的《女科摘要》，张清湛的《女科撮要》1 卷，谈维曾的《保产益书》，章达的《女科医则》，单家桂的《胎产析疑》36 卷，谢登的《女科要略》，褚菊书的《胎产须知》，吴仪洛的《女科宜今》，蔡鹤的《催生验方》，孙荣台的《女科集成》，邹彬的《产后证治经验心法》，张廉的《胎产秘要》，杨五德的《女科辑要》，宋紫卿的《女科秘录》，王作楫的《保产要书》，曾鼎的《妇科宗旨》及《妇科幼科宗旨》，潘文元的《女科证治》3 卷(或称《妇科证治》)，裘琅的《万氏妇人科》，邱苏门的《女科》，倪枝维的《女科要略》6 卷，宋凤坤的《宋氏女科精要》和《宋氏女科产后篇》，原题陈士铎的《新增胎产秘书》2 卷，朱绍珂的《产科要言》，陈恕的《妇科述古》，宋紫清的《妇科秘录》，许银汉的《妇科胎前产后诸疾》，宣律祖的《妇科篇》，王肯堂撰、岳昌源重订的《胎产证治》，祁尔诚的《评注傅青主女科》，范永昌的《女科》，段富有的《增补大生要旨》，徐国显的《广嗣编》，叶风的《达生编》2 卷，严颢的《女科心会》，刘泽清的《女科指南》2 卷，宋自应的《女科专门》，李鸣的《保产机要》，洪烜的《济阴通玄集》，胡润川的《女科临证指南》，查晓园的《妇科精诣良方》，江允暐的《胎产秘书》，于云同的《产后指南》1 卷，邹成东的《保产篇》，林达的《胎产万全》5 卷，虞景熹的《胎产达生合编》，王三锡的《妇科摘要》，吴正己的《济阴备要》，汤应龙的《毓麟要览》，邹文苏的《产书博论》1 卷，杨经济的《达生编》，鲍相璈的《种子金丹》1 卷，罗绍说的《妇科辑要》10 卷，羊其峻的《验方》

及《调经种子方》，劳潼的《保产备要》，冯秉枢的《保产备要》，潘景旸的《广嗣篇》，马信道的《达生遂生福幼合编》，龙文的《妇科要诀》，萧绍端的《妇科微旨》，汤宸槐的《妇科便览》1卷，俞廷举的《增补达生篇》，潘玿瑾的《手订达生篇》，朱嘉畅的《女科备旨》，章汝鼎的《经带种胎论》，余学渊的《产科》1卷和《造命广嗣法》1卷，夏正邦的《产科心法》，黄金榜的《妇科验方》，王宫槐的《专门妇科》，王建中的《济阴备类》1卷，葛正儒的《产后经验良方》及《男女杂证要略》，张培芝的《妇科精蕴》，王有衡的《济阴奇文》，李荣孝的《女科宗要》，高愈明的《妇科维新》，徐国麟的《重定妇人规》8卷、《育嗣宗印》6卷、《剪红真髓》8卷，沈明宗的《女科附翼》1卷，许梿的《校正倪氏产宝》，阮贵堂的《阮氏妇科》，唐廷枚的《产科要编》，沈济远的《女科类案》(又名《女科名医类案》)10卷，王琦的《达生篇》2卷，何荣的《胎产金针》3卷，程文囿的《女科原旨》1卷及《女科集要》3卷，金玉相的《锡麟宝训摘要》4卷，陈维嵩的《妇人集》4卷，陈允昺的《女科得解》，马吕的《增广达生编》，马信道的《达生遂生福幼合编》，沈明宗的《医征女科》(又称《女科附翼》)，卜氏的《妇科秘方》，文晟的《女科摘录》及《妇科偏方补遗》1卷，王宏翰的《女科机要》，王恒其的《女科纂要》3卷，王琅的《妇科幼儿科要旨》，冯方贤的《种子妙法》，包诚的《广生编》，包容的《妇科秘书发明》，古愚的《妇女胎产方》，叶蕉村的《女科医案》，艾依塘的《赞育真诠》22册，龙飞抄辑的《内科女科各说》1卷，伊学曾的《女科医案》7卷，刘湘浦的《刘氏女科秘方》，朱鈖增订的《达生编》1卷，朱嘉畅的《女科备旨》，汤锡三的《秘传妇人科》1卷，竹林寺僧的《竹林女科要旨》、《竹林产科》及《妇科备要》2卷，许思文的《妇科阐微》，邬彬的《产后证治经验心法》，何炳元的《妇科学粹》5卷，何种台的《达生编》2卷，吴宁澜的《宜麟策续编》1卷，宋遂真的《广嗣论》，张崑的《妊娠子痞论》，杨璜的《临产真言》，汪必昌的《伤寒妇科》5卷，汪沅的《增注寿世编》，汪致中的《竹林女科》4卷，沈步云的《竹林妇科》3集，沈铭三的《胎产要诀》2卷，沈赓虞的《女科医案》，邹大麟的《男妇脉诀》1卷，陈书的《冲脉审谛》，陈洪春的《经效妇科》(即《新刊经效妇科》)2卷，陈鸿典的《陈鸿典所遗方书》，岳峦明的《妇科便览》，易艮山的《男妇小儿针灸》，林作建的《妇人古方歌括》，罗瑞霖的《续胎产秘书》1卷，郑学山的《女科心法纂补》2卷，郑承洛的《胎产方论》，金肇承的《金氏女科医案》1卷，胡瀛国的《生生外篆》，徐尚慧的《妇婴至宝》8卷，耕心山房的《秘传女科方论》1卷，郭毓秀的《男女小儿医方摘要》，钱三农注的《妇婴至宝》6卷，钱象埛的《胎产要诀》，梁序璇的《续刊达生编》，竟成堂主人的《女科医书》，黄予石的《妇科衣钵》及《妇科秘要》，傅尔范的《妇科传薪》64卷，黄兴德、刘峰泰的《达生保赤》3卷，黄良安的《医学产验录》4卷，黄尝侯的《女科要旨》，臧应詹的《伤寒妇幼三科》，潘文元的《女科证治》3卷，潘玿瑾的《达生编》，陈光汉的《医学汇编——胎孕》、《胎孕》及《医学备考产育类》，二妙居士的《二妙居士医学正印》，郭念祖的《广生集要》，郭恕斋的《女科秘方》，石成金的《种子心法》，鹤州野人的《石函嘉秘妇科良方》，汪广期的《胎产方》，史大受的《史氏实法妇科》1卷，袁恕的《生生理言》4卷，吴悔庵的《秘传内府经验女科》5卷，郑璿的《女科指南》，曳卓堂的《妇人病论》3卷，杨凤庭的《一壶天》3卷，谢照的《胎产备要》，王谭的《广生要旨》8卷，王肯获的《产科秘书》，周复初的《产科秘要》2卷，卓凤翔的《卫生至宝图说》，赵冬郎的《神效育子方》，张坦的《保产全书》2卷，石天基的《保产心法全婴心法》，净达居士的《求子达生福幼三编合刊》，刘渭川的《女科锦囊》，邵友濂的《保产良方》；无名氏的《妇科方论》、《妇科》6卷、《女科》4卷、《保产万金》、《保产育婴》、《产科秘略》、《达生全集》2卷、《妇病撮要》、《妇科药囊万金方》、《妇婴方书》、《难产第一神验良方》、《仙传乌金丸方》、《竹林寺女科产前产后秘方》、《经验女科方》等。

上面所举的妇产科著作数目十分丰富，但仍有挂一漏万的地方。这些书所涉及的面亦很广，除总体论述妇产科的著作之外，还有专论调经、治带、种子、养胎、疗产的书籍，从中可以侧面反映妇产科的一些情况。清代是著述和留下妇产科书籍最多的朝代，这是肯定无疑的，虽然这与年代相近，保存较全有一定的相关。

其中值得一提的是康熙敕令陈梦雷等历时28年编纂完成的《古今图书集成》(《医部全录·妇科》20卷为其中之一)和乾隆敕令太医院右院判吴谦等历时3年编写完成的丛书《医宗金鉴》(《妇科心法要诀》6卷包括其中)。前者是现存规模最大、资料最丰富的类书，正像英国著名科技史专家李约瑟在其巨著《中国科学技术史》的第一卷参考文献简述中所称的"我们经常查阅的最大的百科全书是《图书集成》"。后者《四库全书总目》称赞其"有图，有说，有歌诀，俾学者既易考求，又便诵习也"。《医宗金鉴》逐步成为全国医学教学的必读书和准绳。由于广泛需求，政府与商家刻本印刷十分频繁，至今其版本流传已有50余家。

除了官修妇科著作外，清代还有两部风格与众不同、值得一提的民间妇产科著作——亟斋居士的《达生编》和竹林寺僧的《胎产新书》。

《达生篇》是一部影响极大、流行最广的产科著作，各种版本已达130多种，无与堪比者。清代将《达生编》编辑、增订、增注、合编、校注的颇多，如方允淳的《广嗣编》、周毓龄的《广达生编》、阎纯玺的《产科四种》、钱三农的《妇婴至宝》、悟元子的《达生保婴汇编》、钱大治和王珠的《资生镜》、连氏的《增订达生编》、郁载瑛的《增订达生篇》、朱鈖的《增订达生篇》、毛祥麟的《增注达生编》，还有《四生合编》等。《达生篇》成为清代一部最为流行的畅销书，究其原因有二，其一立论精要，学术价值较高；其二文章俚俗，属于科普。"辞客有歌于郢中者，其始曰下里巴人，国中属而和者数千人。"《达生篇》的流行，印证了此语。

《胎产新书》又称《竹林寺三禅师女科三种》，分《女科秘要》《女科秘旨》《女科旨要》三部分，均系竹林寺僧所撰。全书有几大特点：内容宏富，病种齐全，一改前朝议病唯见主干、未见枝叶，仅议大病、不论小疾的套式。如《竹林寺女科》别开生面，巨细靡遗，细分经少为形瘦、形肥，经闭为心虚、脾虚、形肥痰热、形肥痰滞、形瘦血郁、形瘦血热、过食生冷、过食辛热、房事触伤、性急多怒、气郁血滞、妇女失志，分崩漏为郁气、肾虚、怒后等等。创新为该书另一特点，许多疾病为首次提出。如经来吊阴痛、经来小便痛、经来胁气痛、经来遍身痛、经来饮食后即吐、经来常咳嗽、经来下白寸虫、妇女逐年经证等等。此外，议病不论舌脉，也是特点之一。语言平民化更是该书特色，有经来如猪肝水、屋漏水、黄泥水、铜绿水、葱白色、臭如腐肉、如鱼脑髓、如牛膜片等等。遣方用药大都自出机杼，易简而廉验。病治于百姓，成书于百姓，这就是传承107代，历时1500年，流传有38种版本的寺僧妇科医籍的特色。

第三节 传统妇产科的发展与西方妇产科的输入

清代到中华人民共和国成立，经历了漫长的300多年时间。从封建社会到半殖民地半封建社会再到社会主义社会，社会制度发生了惊天动地的变化。这种变化，在妇产科方面，产生强烈反响，大致可以从四个方面加以总结：传统妇产科学的发展、西方医学的传入对传统妇产科学的影响、在我国西方妇产科的发展和民族虚无主义的影响，以及党的中医政策的落实对妇产科学的促进作用(为了简要说明这一问题，在论述的时间上作必要的推迟。)

一、传统妇产科学的发展

清代曾经出现三次医学分科改制,顺治间分为大方脉科、小方脉科、痘疹科、伤寒科、妇人科、疮疡科、针灸科、眼科、口齿科、咽喉科、正骨科等十一科。嘉庆二年(1797)痘疹科并入小方脉科,口齿科、咽喉科合为一科,成为九科。嘉庆六年(1801)奉旨以正骨科划归上驷院蒙古医生兼充,成为八科。道光二年(1822)奉旨以针灸之法究非奉君之宜,太医院针灸科永久停止,成为七科。同治五年(1866)改大方脉科(伤寒科、妇人科并入)、小方脉科、外科(即疮疡科)、眼科、口齿咽喉科等五科[1]。

传统妇产科学经历了数千年的探索和研究,其内容已经十分丰富了,清代传统的妇产科学主要是在上述基础上进一步的完善与提高。

在妇产科医学理论方面,石寿棠在《医原·女科论》中首次提出了妇女的气质学说。他说:"余谓欲诊其人之病,须先辨其人之气质阴阳。金水之质,其人肥白,多属气虚;再验之色、脉,如面色唇舌惨淡,脉息柔濡,此气虚见证……木火之质,其人苍瘦,多属血虚;再验之色脉,如面色唇舌多红多燥,脉息细涩,或弦或数,此血虚见证。"[2]气质学说的提出,为整体上认识妇女的不同体质秉性,具有重要的作用。因为这种认识是从体质的高度来认识人体,它可以针对未病的人,也可以针对已病的人,已经超出以往疾病诊疗过程中望诊的局限性,对于防病和临床治疗具有决策性的指导意义,这是妇产科诊断学上的一大进步。

妊娠十月养胎之说,最早见于战国时期的《胎产书》中,南北朝徐之才推广发挥而成为十月分经逐月养胎的学说。从此之后,历代奉为圭臬,视为金科玉律。明代马莳对此论已持异议。清代锐意改革的医家王清任在《医林改错》中大胆批驳:"古人论胎在子宫,分经轮养:一月肝经养,二月胆经养……若依其论,胎至两月,自当肝经交代,胆经接班,此论实在无情理。儿在母腹,全赖母血而成,一言可了,何必图取虚名,故作欺人之论。"[3]妇产科发展到清代,对于理论方面的探讨,已转向更接近科学和更本质方面了。

奇经八脉的理论,最早见于《黄帝内经》,经《难经》的发挥,才有了较系统的内容,然而,对妇产科学影响甚少,虽然《诸病源候论》常以冲任二脉来阐释病机,均属皮毛之论,而未涉及实质。此后,在妇产科领域中,奇经八脉的理论并未能切实指导妇产科的临床实践,虽则如此,其重要性则早在明代李时珍的《奇经八脉考》中作过论述:"医不知此,罔探病机;仙不知此,难安炉鼎。"[4]及至清代,奇经八脉的理论得到充实,尤其对妇产科临床实践的联系更加有机而密切,许多医家已能纯熟地运用奇经八脉的理论切实解决妇产科临床疾病。叶桂在《临证指南医案》中说:"肝肾下病,必留连及奇经八脉。不知此旨,宜乎无功。"还说:"奇经之脉,隶于肝肾为多。""凡冲气攻痛,从背而上者,系督脉主病,治在少阴;从腹而上者,治在厥阴,系冲任主病,或填补阳明。此治病之宗旨也。"[5]《王旭高临证医案》说:"夫冲为血海,任主胞胎,在女科原不可不讲,而经水之所以盛衰通塞,其根源不在乎是。《内经》言奇经之于十二经,犹江河之于沟渠也。江河充足,沟渠自盈溢。可知江河不充足,则沟渠涸竭窒塞矣。又可知江河充足,沟渠偶有不通不足、欲通之足之亦甚易矣。能知此理,断不以通瘀养血套剂了事。"[6]吴鞠通在《解产难》中说:"产后虚在八脉,孙真人创论于前,叶天士畅明于后,妇科所当首识者也。盖八脉丽于肝肾,如树木之有本也;阴阳交构,胎前产后,生生化化,全赖乎此。古语云:医道通乎仙道者,此其大门也。"[7]从此可见清代妇产科独重奇经的治疗方法了。《傅青主女科》中也有许多关于奇经八脉的论述,其中说:"夫带下俱是湿症。而以'带'名者,因带脉不能约束而有此病,故以名之。盖带脉通于任、督,任、督病而带脉始病。带脉者,所以约束胞胎之系也。带脉无力,则难以提系,必然胎胞不固,故曰带弱则胎易坠,带伤则胎不牢。"[8]他在治疗带下病时指出:"盖山药、芡实专补任脉之虚,又能利水,加白果引入任脉之中,更为便捷,所以奏功之速也。"[8]清代已经运用奇经八脉的理论对药物的归经作出研究,并运用于临床。严西亭等著的《得配本草》中,附有"奇经药考",其中收录归入奇经的药物达43种[9]。王燕昌在《王氏医存》中说:"八脉主病,皆由尺直上,或至关,或至寸,或贯两部,或贯三部不等。《脉经》既列之矣,然究不足拘也。唯督、任、带三脉为病,各有其证,按证诊治可耳。"[10]提出了奇经八脉疾病的诊断。叶桂的《临证指南医案》中,对于奇经病的用药,有许多创见。他说:"产后下元阴分先伤,而奇经八脉皆丽于下,肝肾怯不固,八脉咸失职司。经旨谓阳维脉病苦寒热,阴维脉病苦心痛。下损及胃,食物日减。然产伤先伤真阴,忌用桂、附之刚。温煦阴中之阳,能入奇经者宜之。"[5]他还说:"产后淋带,都是冲、任奇脉内怯,最有崩漏劳损淹缠之虑。但固补实下,须通奇经者宜之。""产后冬月,右腿浮肿,按之自冷……此乃冲任先虚,跷维脉不为用,温养下元,须通络脉。""产后十年有馀,病发必头垂脊痛,椎尻气坠,心痛冷汗。此督、任气乖,跷、维皆不用,是五液全涸。草木药饵总属无情,不能治精血之惫,故无效。当以血肉充养,取其通补奇经。""奇经为病,通因一法,为古圣贤之定例。"[5]他认为奇经阻滞,"必用苦辛和芳香,以通脉络"[5]。若"涩剂不能取效,必用滑药引导""通以济涩";若奇经虚证,"必辛甘温补,佐以流行脉络";"柔剂阳药,通奇脉不滞,且血肉有情,栽培身内之精血"[5]。他创制了"宣通奇脉""镇固奇脉""填补下焦""辛润通络""虫类通络"的治疗方法。这些理论与治疗方法的提出,均自出机杼,既有创见,又能符合临床,是治疗奇经八脉病十分宝贵的经验。龚商年在《临证指南医案》中总结叶天士的经验称:"至于奇经八脉,为产后第一要领。盖八脉丽于下,产后阴分一伤,而八脉自失所司,温补镇摄,在所必先……惟先生于奇经之法,条分缕析,尽得其精微。如冲脉为病,用紫石英以为镇逆;任脉为病,用龟板以为静摄;督脉为病,用鹿角以为温煦;带脉为病,用当归以为宣补。凡用奇经之药,无不如芥投针。"[5]林佩琴在《类证治裁》中说:"……奇经多丽于下,冲任督带,皆失所司,最多厥逆上攻,腰脊腹痛,红白自下等症。香岩先生案中,于冲脉为病,每用紫石英镇逆;任脉为病,用龟板静摄;督脉为病,用鹿角胶、鹿茸温煦;带脉为病,用当归宣补;阳维为病,苦寒热,用当归桂枝汤和营;阴维为病,苦心痛,用生化汤加肉桂温寒。此产后症所当审而用之者。"[11]薛生白有《扫叶庄医案》遗世,其中卷四收录妇科病60诊次,专从奇经论治者达21诊次之多,足见奇经八脉的理论在当时妇产科临床中的重要地位了。他用温卫和营法治疗阳维失护的烘热汗泄,身冷不寐;用温补收涩法治疗带脉虚寒的瘕疝麻木痿痹;用降气镇坠法治疗冲气上逆的里急;用滋阴固涩法治疗冲任虚损的崩漏带下;用温养滋阴法治疗督任亏虚的不孕腰痛;用温补宣通法治疗奇经虚中夹实的蓐劳,心腹痛,背腰酸[12]。内容精采纷呈,技巧纯熟,堪为后世楷模。

叶桂在《临证指南医案》中提出"女子以肝为先天"[5]的观点,颇受后人重视与推广应用。后人通过清肝、暖肝、疏肝、补肝、滋肝、柔肝等方法,成为妇产科疾病的重要治疗手段。

萧埙在《女科经纶》中说:"妇人得阴柔之体,以血为本。阴血如水之行地,阳气若风之旋天。故风行则水动,阳畅则血调,此自然之理也。"[13]此说既生动,又合理。

单南山在《胎产指南》中提出男女之血的不同,独成一家之言,颇值得玩味。单南山称:"男子之血宜静而不宜动,如或动焉,则吐血、衄血、泻血之病生矣。女子之血宜动而不宜静,如或静焉,则经闭、血枯之病生矣。"[14]

郑元良在《郑氏家传女科万金方》中对妇科治病用药有独到见解:"人身以谷为宝,但药料须视食之多寡而轻重用之,毋使药气胜于谷气,乃妙耳。"[15]此语成为治病时的用药准则,岂止于妇科。

关于月经异常现象的研究,《竹林女科证治》说:"妇人二七而天癸至,七七而天癸竭,此其常也。乃四十九、五十岁天癸犹不竭,而月经仍旧依期而行不见他证者,血有余也,不可用药止之。"[16]王士雄在《沈氏女科辑要》中评道:"有未及二七之年而经水已行者,有壮年而汛即断者,有带下过甚而经不行者,有数年而一行者,有产后自乳而仍按月行经者,有一产而停经一二年者,秉赋不齐,不可以常理概也。"[17]二位医学大家对不同寻常的月经现象,有一番更新的理解。

萧埙在《女科经纶》中提出月经病原发或继发的论点,对于治疗具有指导意义。他说:"妇人有先病而后致经不调者,有因经不调而生诸病者。如先因病而后经不调,当先治病,病去则经自调。若因经不调而后生病,当先调经,经调则病自除。"[18]吴瑭在《医医病书》中对月经的治疗原则有一个较新的见解,也有一定的意义。他认为:"调经先以胃气为本,次以调畅肝气为主,盖女子以肝为先天也。如肝胃无病,方责下焦,或通或补,视其病之虚实。"[7]

宋代许叔微在《普济本事方》中提出"大率妇人妊娠,唯在抑阳助阴"[19],齐仲甫也在《女科百问》中提出"抑阳助阴,调理经脉"[20],以治疗月经先期的主张。因此,一种阴阳矛盾的说法暗然而生。冯兆张在《冯氏锦囊秘录·女科精要》中申明:"妇人得阴柔之体,以血为本,阴血如水之行地,阳气若风之旋天,故风行则水动,阳畅则血调,此自然之理也。古方耗气以调经,殊失其本。夫太冲者,气也,任脉者,血也,气升则升,气降则降,血随气行,若独耗其气,血无所施,正气既虚,邪气必胜,而百病生焉,经安得调乎?况心生血,脾统血,胃为卫之元,养其心则血生,实其脾则血足,气胜则血行,安可独耗其气?此调经之至论也。行经之时,保如产母,当戒暴怒,远房室,多怒则损其冲任,多欲则伤其血海。一有抑郁,宿血必停,走于腰胁,注于腿膝,遇新血相搏,则疼痛不已,散于四肢,则麻木不仁,入于血室,则寒热不定,皆四气七情之所致也。但妇人郁滞居多,气郁而血亦滞,故调血者,以行气为先,岂耗气之谓欤!"[21]张氏的论点,一改宋人妇科领域阴阳对立的偏缪,还阴阳平衡、阴平阳秘的正常生理。

月经先期前人以热立论,《傅青主女科》提出实热先期与阴虚血热先期的鉴别与治疗,具有重要的意义。他说:"先期者火气之冲,多寡者水气之验。故先期而来多者,火热而水有余也;先期而来少者,火热而水不足也。"前者"但少清其热,不必泄其水",后者"不必泄火,只专补水,水既足而火自消矣"[8]。他创制的清经散和两地汤成为治疗实热和阴虚血热月经先期的代表方剂。

《叶氏女科证治》说:"经来或前或后,名曰愆期。"[22]明确提出了月经愆期的概念。《傅青主女科》在分析其病机时说:"肝郁则肾亦郁矣,肾郁而气必不宣,前后之或断或续,正肾之或通或闭耳……治法宜舒肝之郁,即开肾之郁也,肝肾之郁既开,而经水自有一定之期矣。"[8]他以肝肾立论治疗月经愆期,可谓抓住了该病的本质。郑元良在《郑氏家传女科万金方》中称:"室女经水既来,而复不通者,必须视其脉,有症无症,以验其是疾非疾。若面色不黄,饮食如常,身不热者,其名曰歇,非疾也,不须服药。"[15]他对室女月经先行后止的现象进行仔细分析、甄别,提出其中一种称为"歇"的现象是无须治疗的,具有十分重要的意义。

尤在泾在《医学读书记·续记》中提出:"妇人崩中下血,多因湿热伤脾胃而致。盖脾统血,伤则失守也。医者不知其脾湿,而但与固脱之剂,血虽止而湿转郁矣。是以崩中之后,多成胀满、黄病,医多不能识此。"[23]湿热损伤脾胃是对崩中下血病因的重要补充。程文囿在《程杏轩医案》中提出暴崩的治法："至于治法,方书虽有暴崩宜温,久崩宜清之语,要知此温清二字,乃示人大意,未可执论也。夫气为血之帅,暴崩气随血脱,每见晕汗诸证,故宜甘温,以益其气。盖有形之血,不能速生;无形之气,所当急固。初非指温字为温烈之温也。阴为阳之守,久崩血耗阴伤,每见躁热诸证,又当滋养,以培其阴。盖壮水之主,以镇阳光。盏中加油,浮焰自敛,亦非指清字为清凉之清也。"[24]其说十分中肯。陈修园在《医学实在易》中说:"经闭即为血崩之兆,切不可任意攻击,此症类多忧郁思虑、七情过用所致,属虚者十之六七。"[25]认定闭经与崩漏之间的转化关系,对于提前预防和治疗,大有裨益。对于崩漏和闭经的治疗,清代也有许多成功的经验。特别值得一提的是,《医宗金鉴》中明确提出肺结核引起的闭经与治疗,认为"女子之劳多因损其阴血,或因病后伤其阴血,或因素禀阴血不足。然必见阴亏骨蒸,血枯经闭,咳嗽,日久无已之证,始名曰劳。若不咳嗽,则谓之虚,不可谓之劳也。"[26]主张用扶养气血的劫劳散治疗。郑元良在《郑氏家传女科万金方》中说:"经脉不行,不可便认作死血,轻用通经破血之药。须审其脾胃如何,若因饮食劳倦,伤损脾胃,恶食少纳,泄泻疼痛;或因误食汗下攻克之药,伤其中气,以致血少而不行者,只宜补养脾胃,用白术、茯苓、芍药,兼黄芪、甘草、陈皮、麦芽、川芎、当归、柴胡等药,脾旺则生血,而经自行矣。"[15]他还记述:"治妇女经水不通,内热,干血痨症。患此症者,头顶中有红发一丝,患久者全红,患五六分者其发半红,拔去之,服后药(指二生丹,由大怀生地与锦纹大黄制成)。"[15]此属于他个人的经验之谈。

关于痛经的机理,清代之前常以寒湿气滞立论,《傅青主女科》则在"行经后少腹痛"中提出"肾气之涸"的见解,主张用补肝肾的调肝汤(山药、阿胶、当归、白芍、萸肉、巴戟肉、甘草)治疗[8],发前人所未发。在痛经发于经后属虚成为主流认识时,郑元良在《郑氏家传女科万金方》中提出:"经行后而腹痛者,虽曰属虚寒而当补,然气亦能作痛。若一概补之,岂不愈痛乎?须视其受补否。不受补者,四物汤加陈皮、香附;受补血虚者,用八珍汤加香附。"[15]竹林寺僧在《胎产新书·女科秘要》中说:"经来不止,兼下牛膜一样片色,昏迷倒地,乃血气结聚,变成此症。症虽惊人,却无事,服朱雄丸立安。"[27]这是对膜样痛经的精准描述和最早期的认识治疗。

炭类药物可以止血,冯兆张在《冯氏锦囊秘录女科精要》中说:"血证多兼用黑药者,以血者火之色也,黑者水之象也,血挟火势,令水化制之,故黑能胜红也。"[21]这便是对"血见黑便止"理论的最佳阐述,在妇产科领域运用广泛。竹林寺僧在《竹林女科证治》中说:"然治血(崩漏)药,切忌纯用寒凉,以血见冷即凝故也。如血崩初起遽止,则有积聚凝滞之忧,不止则有眩晕卒倒之患。"[16]指出炭类止血可能引起留瘀的弊端。赵晴初在《存存斋医话稿》中说:"楼全善《医学纲目》治血崩类用炭药,以血见黑则止也。香矾散用香附醋浸一宿,炒黑为炭,存性,每一两,入白矾二钱,米饮空心调服,一法用薄荷汤更妙……此气滞者用行气炭止之也;五灵脂散治血崩,用五灵脂炒令烟尽,为末,每服一钱,温酒调下,一法每服三钱,水酒童便各半盏煎服,名抽刀散,此血污者用行血炭止之也;荆芥散治血崩,用麻油点灯,多着灯心,就上烧荆芥焦色,为末,每服三钱,童便调下,此气陷者用升药炭止之也;治崩中不止,不问年月远近,用槐耳烧作炭为末,以酒服方寸匕,此血热者用凉血炭止之也;如圣散治血崩,棕榈、乌梅各一两,干姜一两五钱,并烧炭存性,为细末,每服二钱,乌梅酒调下,空心服,久患不过三服愈,此血寒者用热血炭止之也;棕榈、白矾为末,酒调服,每二钱,此血脱者涩血炭止之也。按同一血崩证,同一用炭药,而条分缕晰有如是。治病用药,首贵识证,可一隅三反矣。"[28]从中可见,当时使用炭类药物治疗血崩,已经到了运用辨证论治的纯熟地步。

关于带下的论述，沈又彭在《沈氏女科辑要》中说："天癸是女精，由任脉而来；月事是经血，由太冲而来。经言二七而天癸至，缘任脉通。斯时太冲脉盛，月事亦以时下。一顺言之，一逆言之耳！故月事不来、不调及崩，是血病，咎在冲脉，冲脉隶阳明；带下是精病，咎在任脉，任脉隶少阴。盖身前中央一条是任脉，背后脊里一条是督脉，皆起于前后两阴之交会阴穴。《难经》明晰，《灵》《素》传误。带脉起于季胁，似束带状。人精藏于肾，肾系于腰背。精欲下泄，必由带脉而前，然后从任脉而下。故经言任脉为病，女子带下。"[17]王孟英在评注中更有相当精辟的论述，他说："带下女子生而即有，津津常润本非病也……但过多即为病，湿热下注者为实，精液不守者为虚。苟体强气旺之人，虽多亦不为害，唯干燥则病甚。盖营津枯涸，即是虚劳。凡汛愆而带盛者，内热逼液而不及赤化也；并带而枯燥全无者，则为干血劳之候矣。汇而观之：精也、液也、痰也、湿也、血也，皆可由任脉下行而为带；然有虚寒、有虚热、有实热三者之分……而虚寒较少，故叶天士治带，必以黄柏为佐也。"[17]王孟英提出的生理性白带、病理性带下以及干燥无带的病理现象，是对带下现象最深刻的认识。在治疗方面他说："任脉虚而带下不摄者，往往滋补虽投而不能愈，余以海螵蛸一味为粉，广鱼鳔煮烂，杵丸绿豆大，淡菜汤下，久服无不收效，真妙法也。"[17]这就是清代创新的腥腻补治敛带法。唐容川的《血证论》提出瘀血带下的观点（详见清代中西医汇通派医家唐容川）[29]。在临床用药上另辟蹊径。

历来对于妊娠的诊断，切脉是一种重要的方法，且脉象的表现也有定式。王孟英在《沈氏女科辑要》评注中说："有甫受孕而脉即显呈于指下者；有半月一月后而见于脉者；有二三月而见于脉者；有始见孕脉，而五六月之后反不见孕脉者；有始终不见于脉者；有受孕后反见弦涩细数之象者；甚有两脉反沉伏难寻者。古人所论，原是各抒心得，奈死法不可以限生人，纸上谈兵，未尝阅历者，何足以语此。"[17]王孟英是认识上比较客观的医家，其所谈的是变异的妊娠脉象，是其临床的经验心得。

周学海在《读医随笔》中谈到："曾诊一人，其尺部沉细而快，指下似滑，短居关后，不能上寸，三部脉俱不扬，起伏甚小，诊于八九月之期，仅似初孕二三月者，别无奇怪之处，气血不足之妇，多有此脉。当时殊不知为鬼胎也，其后屡次腹痛欲产，而腹渐消索矣，亦无他病。"[30]他首次介绍了假孕脉象和症状，对于妊娠的鉴别诊断，具有较高的参考价值。

沈尧封在《沈氏女科辑要》中说："妊妇病源有三大纲：一曰阴亏。人身精血有限，聚以养胎，阴分必亏。二曰气滞。腹中增一障碍，则升降之气必滞。三曰痰饮。人身脏腑接壤，腹中遽增一物，脏腑之机栝，为之不灵，津液聚为痰饮。知此三者，庶不为邪说所惑。"[17]他推导式的妊娠病机学说，对于临床具有指导性意义。《王旭高临证医案》中说："胎前多实，实者多热，产后多虚，虚者多寒，理固然也。"[6]点明了胎前多实多热，产后多虚多寒的发病内在机理。

对于保胎，王孟英在《鸡鸣录》中称："妊娠无疾，不宜服药丸，无故服药，名曰保胎，适使堕胎。富贵之家，虽劝停药，必不肯信，真庸人自扰也。盖无病不必服药，凡人皆然，岂独妊妇哉？"[31]其说中肯。郑元良在《郑氏家传女科万金方》中说："有孕得保其胎，次调其疾，速治则可，若延后，自招其祸。"[15]其中说明两个要点：妊娠治病，以保胎为主；愈疾不宜过于产后，否则会留下祸害。这一教谕，固然有其意义。然而，萧埙在《女科经纶》中针锋相对地提出："古人用药，先以安胎为急。但邪不去，则胎亦未必安。故安胎莫先于去邪。"[18]其说在于纠偏，合二论则全。王严士在《市隐庐医学杂著》中记载："产前以攻病为安胎说：产前有病，以安胎为第一义，人尽知之。不知胎之所以不安者，病为之耳。病不去，则胎不安，虽日用安胎之药无效也。然则欲安胎者,必先审病之所由来而攻去之,病去胎安,其效甚捷。并非安胎之药,却是安胎之方;竟有碍胎之味,反收安胎之功者,此岂肤浅者所能识哉?即如厚朴、枳壳、半夏,皆为孕妇所忌。然湿满气逆者,舍此不为功。甚至大黄、芒硝、枳实、干姜、桂、附,更非孕妇所宜,然热闭寒滞者,非此不能治。"[32]冯兆张在《冯氏锦囊秘录·女科精要》中也说:"若形盛气衰,胎常下坠者,非人参举之之不安。形实气盛,胎常不运者,非香、砂耗之不安。血虚火旺,腹常急痛者,非归、芍养之不安。体肥痰盛,呕逆眩晕者,非半、苓豁之不安。此皆治母气之偏胜也。若因风寒所伤而胎不安,则桂枝汤、香苏散、葱白香豉汤,谅所宜用。伏邪时气,尤宜急下,此即安胎之要诀。"[21]

阎纯玺在《胎产心法》中对恶阻的病机作了较深刻的论述:"怀子病月,不在形之强弱,在于脏腑虚实。如中宫气健,胃中宿无痰饮,清浊自能升降,不令秽气上壅,自无恶阻等证。"[33]认为脏腑的虚实,尤其是脾胃的健弱,是发生恶阻的关键,而与身体外表的强弱无关。可谓提纲挈领,撇开表面现象,抓住疾病本质。

对于因跌损而引起的胎动不安,傅山有较深刻的认识。他说:"妊妇有失足跌损,致伤胎元,腹中疼痛,势如将堕者,人只知是外伤之为病也,谁知有内伤之故乎!凡人内无他症,胎元坚固,即或跌扑闪挫,依然无恙。惟内之气血素亏,故略有闪挫,胎便不安。若止作闪挫外伤治,断难奏功,且恐有因治而反堕者,可不慎与!必须大补气血,而少加以行瘀之品,则瘀散胎安矣。"[8]傅山治疗外伤引起胎动不安的方法,不是一味地行瘀或补气血,而是补中有行,主次分明,独具慧眼。

张璐在《张氏医通》中说:"平昔酷嗜烟酒,所产胎儿,身软无骨。"[34]提出平时嗜烟酗酒的妇女,可影响胎儿的发育,乃至畸形。这一创新的见解,是对妇产科的巨大贡献。

沈又彭在《沈氏女科辑要》中对妊娠肿胀的病机作了比较深刻的剖析。他说:妊娠肿胀"名色虽多,不外有形之水病,与无形之气病而已。何则?胎碍脏腑,机括不灵。肾者胃之关也,或关门不利,因而聚水;或脾不能散精归肺;或肺不能水精四布,此有形之水病也。又腹中增一物,则大气升降之道窒塞,此无形之气病也。病在有形之水,其证必皮薄色白而亮;病在无形之气,其证必皮厚色不变……更有痰滞一证,痰虽水类,然凝聚质厚,不能遍及皮肤,唯壅滞气道,使气不宣通,亦能作肿,其皮色不变,故用理气药不应,加化痰之品,自然获效"[17]。用化痰药物治疗妊娠水肿,这在清代之前未曾论及。郑元良在《郑氏家传女科万金方》中记载:"妇人四肢浮肿,有胎气,有湿,何辨?……以手按之,指起而即满者,气也;指起而渐满者,湿也。"[15]这是对于妊娠水肿证型鉴别的最准确方法。他还说:"孕妇遍身皮脱,因发浮肿,服药肿退而皮脱也。凡肿上半身者,宜发汗;下半身者,宜利小便;若上下俱肿者,汗利兼施,以分其湿。若肿退而皮脱者,不必服药。"[15]这些均是他治疗妊娠水肿的经验之谈。

羊水过多与畸胎、死胎有密切的关系,这一点在清代已得到普遍承认。《叶氏女科证治》说:"子满,此胞中蓄水也,若不早治,生子手足必然软短,形体残疾,或水下即死。"[35]《胎产心法》说:"若不早治,生子手足软短有疾,甚至胎死腹中……曾有妊娠腹胀服鲤鱼汤三五剂,大小便皆下恶水,肿胀消去,遂下死胎。此证每因怀孕腹大终不知胎水之患,即水渍损胎也。"[33]

子痫,及至明代才转向脏腑辨证来治疗。唐容川在《血证论》中说:"子痫者,血分之风也。"[29]《胎产心法》也认为:"此由血虚生热,热盛生风,皆内起之风火。养血而风自灭。"[33]提出血虚生风的发病机理和养血息风的治疗法则。《医宗金鉴·妇科心法要诀》则认为,子痫

"乃肝、心二经风热所致",主张用羚羊角散、钩藤汤治疗[26]。林珮琴在《类证治裁》中说:"子痫……此阴火鼓动其痰。"[36]提出阴血不足,虚火内动夹痰,是子痫发生的又一病因。程钟龄在《医学心悟》中指出:"大抵此症,胎气未动,以补气、养血、定风为主;胎气既下,则以大补气血为主。"[37]根据胎下与否,区别施治。这些内容,都代表了子痫治疗的新进展。

张璐在《张氏医通》中提出妊娠痢下有"三禁五审",具有一定意义:"一禁荡涤肠胃,二禁渗利膀胱,三禁兜涩滞气。盖荡涤则阳气下陷,胎气愈坠;渗利则阴津脱亡,胎失荣养;兜涩则浊气愈滞,后重转加……夫调气之药有三善:一使胃气有常,水谷输运;二使腹满腹痛后重渐除;三使浊气开发,不致侵犯胎元。此治妊娠下痢之大端也。……所谓五审者,一审饮食之进与不进……二审溲之通与不通……三审腹之痛与不痛……四审后之重与不重……五审身之热与不热……五审既明,三禁勿犯;又当审察其积之稠与不稠,色之鲜与不鲜,则元气之厚薄,病患之寒热,可晓然无惑矣。"[34]

对于难产的原因,许廷哲在《保产要旨》中作了归纳。他说:"难产之故有八,有因子横、子逆而难产者;有因胞水沥干而难产者;有因女子矮小,或年长遭嫁交骨不开而难产者……有因体肥脂厚,平素逸而难产者;有因子壮大而难产者;有因气虚不运而难产者。"[38]综上所述,难产的原因有产力、产道、胎儿、胎位异常诸因素,其中产母骨骼结构异常和产母年龄过大等因素,补充了以前这方面论述的欠缺。亟斋居士《达生篇》提出的临产六字真言——睡、忍痛、慢临盆[39],对于指导分娩、避免难产也具有积极的意义,而被广为传颂。程钟龄在《医学心悟》中用神验保生无忧散治疗"横生倒产,甚至连日不生,速服一二剂,应手取效"。他认为:"新孕妇人,胎气完固,腹皮紧窄,气血裹其胞胎,最难转动,此方用撑法焉。"[37]经过临床证实,该方对于转正胎位,确具卓效。

死胎不下是妇产科领域中十分棘手的问题,清代之前墨守攻法为成规。何松庵在《女科正宗》中说:"胎已死者,须设法逐下为佳,但须谨慎,不可轻用猛剂。"[40]《胎产心法》则说"必先固妊娠本元,补养气血而后下之",若"未能详审遽用峻厉攻伐,难免不测之祸"[33]。吴鞠通在《解产难》中说:"死胎不下,不可拘执成方而悉用通法,当求其不下之故,参之临时所现之证若何,补偏救弊,而胎自下也。"[7]他曾用救逆汤加人参治疗一大汗不止脉洪大而芤,胎死二日未下的患者,一杯汗敛,二杯神清而胎下。喻嘉言在《寓意草》中也记录了用泻白散加黄芩、桔梗下死胎的验案[41]。正如王孟英在《沈氏女科辑要》评注中说:"可见人无一定之病,病非一法可治,药无一定之用,随机应变,贵乎用得其当也。"[17]清代对于死胎不下的治疗,也已归入辨证论治的轨道。

在清代,毁胎术已运用于临床。《沈氏女科辑要》王孟英按说:"近有狡黠稳婆,故为恫吓,要取重价,斋而去之,索谢以去。"[17]王燕昌在《王氏医存》中亦说:"稳婆见妇疼减,诳曰早系死胎,乃用钩搭儿手足,零割而下,居功索谢。"[10]这里的"斋而去之""零割而下"就是毁胎术。《女科秘要》中说,稳婆对产妇"生采活剥,甚至逼死胎儿在腹,用碎割之法,以见己功,借此尚欲居奇射利,以至母则受伤,子则惨死,祸不胜言"[42]。上述所论,无一不是贬责诋毁的一面之辞。除了稳婆的"居奇射利"之外,这是由于人们并没有认识到在无法实现母子两全的前提下,毁胎术在拯救产妇生命过程中的重要性。再则,限于当时的医疗技术和条件,产妇受伤、感染乃至死亡的情况更是屡屡发生。但毁胎术在清代得到普遍应用,已经成为事实。

对于产后病的诊断,清代又有了新的内容。《张氏医通》提出了产后三审,说:"凡诊新产妇,先审少腹痛与不痛,以征恶露之有无;次审大便通与不通,以征津液之盛衰;再审乳汁行与不行及乎饮食多少,以征胃气之充馁。"产后三审对于产后病的诊断具有十分重要的意义。此外,他还提出产后三冲(败血冲心、冲肺、冲胃,清代以前曾有论述过),和产后三急,认为"产后诸病,唯呕吐、盗汗、泄泻为急,三者并见,必危"。[34]

对于产后病的治疗原则,柴得华在《妇科冰鉴》里中肯地说:"朱丹溪曰:产后气血两虚,惟宜大补,虽有他证,以末治之。张从正曰:产后慎不可作诸虚不足治。二公之论,不无各偏。尝见遵朱者,则失于温补;守张者,则误乎清凉。颠倒错施,比比皆然。躬救其偏者,指不胜屈,故特剖而析之。夫人禀赋不齐,勇怯各异,即产后诸证,亦各有虚实之殊。如证发壮热,色见红赤,脉息沉实滑数之类者,实也,热也。证候喜暖,色见黄白,脉息虚弱细迟者,虚也,寒也。治疗之法,虚则补之,实则泻之,寒则温之,热则清之。余守用有年,从未致误。总之,能于形、证、脉三者参详,何施不可?《经》曰:能合脉色,可以万全。其斯之谓欤!"[43]吴瑭在《温病条辨》中自有一番心得:"治产后之实证,自有妙法,妙法为何?手挥目送是也。手下所治系实证,目中心中意中注定是产后。识证真,对病确,一击而罢;治上不犯中,治中不犯下,目中清楚,指下清楚,笔下再清楚,治产后之能事毕矣。"[7]

关于胞衣不下,《傅青主女科》说:"产妇有儿已下地,而胞衣留滞于腹中,二三日不下,心烦意躁,时欲昏晕,人以为胞衣之蒂未断也,谁知是血少干枯,粘连于腹中乎?世人见胞衣不下,未免心怀疑惧,恐其冲之于心,而有死亡之兆。然而胞衣究何能上冲于心也?但胞衣不下,瘀血未免难行,恐有血晕之虞耳。治法仍宜大补其气血。"[8]还说:"子未下,补则益于子;子已下,补则益于母。益子而胞衣之气连,益母而胞衣之气脱。此胞胎之气关,通则两合,闭则两开矣。故大补气血而胞衣反降也。"[8]傅氏的认识自出机杼,发前人所未发,阐明了补益气血治疗胞衣不下的逆反机理。陈治在《济阴近编》中说:"若胀满腹中,上冲心胸,疼痛喘急,此是血水入胞中,胞为胀满,故不得下。治若稍缓,则伤人矣……或以二指随脐带而上,带尽处以指连胞向下一捺,血覆其衣,随手下矣。"[44]介绍了运用手法取下胎盘的详细过程。唐千顷在《大生要旨》中提出:"以手指顶其胞底,使血不留聚;或以指摸上口,扳开一角,使恶露倾泻,则中空自落矣。"[45]提出扩张宫口,排泄宫腔积血,以利胞衣排出的方法。

吴瑭在《医医病书》中对产后腹痛的治疗作如下论述:"产后之血,大概有三:有瘀滞而痛者,有络虚而痛者,有不寒不热,不虚不实,不必用药者。此中惟瘀血作痛、儿枕痛者,可用归芎……若血络虚而痛者,不但不可攻,且要急补络脉,如桂圆、人参之类,尚可攻哉?至于无病而妄用归、芎,窜其血中之阳气,不至于郁冒不止也,岂非天下本无事,庸人自扰之乎!"[7]

汉代张仲景提出产后病痉、郁冒、大便难三论,认为"亡血复汗、寒多,故令郁冒"。吴鞠通在《解产难》中改"寒多"为"阳孤",充分表现出他的卓识。他还说:"产后亡血,病久致痉,风家误下,温病误汗,疮家发汗者,虚痉也。"[7]他还说:"叶氏(天士)谓之肝风内动,余每用三甲复脉、大小定风珠及专翕大生膏而愈,浅深次第,临时斟酌。""盖此六方,皆能润筋,皆能守神,皆能增液故也。"[7]他所创制的这些方剂,均为阴血虚,肝风内动而设,成为治疗产后痉证疗效卓著的代表方。

产后大便难,常责之血虚肠燥。高鼓峰的《医家心法》认为:"产妇急于便,必多努力,往往成玉门不闭,子宫下坠之病。治之贵早,一味用八珍汤加桃仁、杏仁各二钱,多则二三剂,自下矣。"[46]认为便秘是造成产伤后外阴不易愈合和导致子宫下坠的原因。《女科秘旨》的治疗方法很有可取之处,说:"如大便燥结,十日以上,肛门有燥粪,用蜜枣纳入肛门,其粪自化,或用麻油,竹管吹入肛门,或用猪胆汁亦可。"[42]陈治在《济阴近编》中说:"产后大便秘,因去血过多,血虚火燥,津液因衰,故大肠干涸也。日数虽多,不可用通利之药。若泥其日期,饮食数多,用药通之,攻伤中气,则通而不止者有之,利后愈虚愈结者有之,惟宜四物汤。锁阳、麻仁、枳壳、人乳之类补血润肠,必至腹满觉胀,欲去不能。粪在直肠,以胆汁导之,毋伤胃气可也。"[44]将通导大便的灌肠法明确定在"粪在直肠",是十分恰当的。

产后恶露不下,清代以前从寒凝、血瘀立论。《医宗金鉴》在此基础上提出:"有因产时去血太多,无血下行者,面色必黄白,腹必不疼,以此辨之……无血者,用圣愈汤补而行之。"[26]提出以补为通的治疗方法。竹林寺僧在《女科秘要》中提出:"大率因伤食而误用消导,因气郁而误用顺散,又因多食冷物而停恶露,又因血虚大便燥结误下而愈胀。殊不知产后血气两虚,血块消后,便当大补气血,以补中虚。治者但知伤食当消,气郁当顺,恶露当攻,便秘当下。投药一帖不效,又投一帖。病者医者,不知新产妇服消耗药多,满闷益增。气不升降,温热助邪。积郁之久,遂成膨胀。医工以为尽技,病家咎于时气。又有喜食橘饼、橙丁,中满助成。岂知消导佐于补中汤,则脾强而所伤之物自消,则气亦散。助泻兼行,大便自通,而恶露即行矣。"[42]可谓自有一番心得。王孟英在《沈氏女科辑要》中评道:"恶露不来,腹无痛苦者,勿乱投药饵,听之可也。"[17]他在《回春录》中又说,若"素禀阴亏,血已随胎而去,虽恶露甚少,但无胀痛之苦者",宜养其阴,"使津液充而气血自复,庶可无忧"[47]。他极力反对产后概用生化汤的流弊,从温病学家顾护阴津的角度对产后恶露不下的治疗提出了新的见解。

恶露不绝的病因、病机和辨证治疗,清代已有新的认识。《医学心悟》说:"产后恶露不绝,大抵因产时劳伤经脉所致也。其症,若肝气不和,不能藏血者,宜用逍遥散。若脾气不和,不能统血者,宜用归脾汤。若气血两虚,经络亏损者,宜用八珍汤。若瘀血停积,阻碍新血,不得归经者,其症腹痛拒按,宜用归芎汤,送下失笑丸,先去其瘀而后补其新,则血归经矣。"[37]《医宗金鉴》提出依据恶露的颜色、气味来区别治疗,认为"当审其血之色,或污浊不明,或浅淡不鲜,或臭,或腥,或秽,辨其为实,为虚,而攻补之。"[26]这些对于恶露不绝的辨证论治,无疑具有特别重要的意义。

唐容川在《血证论》中谈到产后身痛时,认为是恶血作祟(详见清代中西医汇通派医家唐容川)[29]。他从瘀血的角度深刻讨论了产后身痛的机理与治疗。《医学心悟》提出:"若遍身疼痛,手按更痛者,是瘀血凝滞也,用四物汤加黑姜、桃仁、红花、泽兰,补而化之;若按之而痛稍止,此血虚也,用四物汤加黑姜、人参、白术,补而养之。其或有兼风寒者,则发热恶寒,头痛鼻塞,口出火气,斯为外感,宜用古拜散加当归、川芎、秦艽、黑姜,以散之。散后痛未除,恐血虚也,宜八珍汤以补之。此治身痛之大法也。"[37]程钟龄在治疗上已达到较高的水平。

《医学心悟》在论治产后精神病时说:"产后颠狂,及狂言谵语,乍见鬼神,其间有败血上冲者,有血虚神不守舍者。大抵败血上冲,则胸腹胀痛,恶露不行,宜用泽兰汤,并失笑丸。若血虚神不守舍,则心慌自汗,胸腹无苦,宜用安神定志丸,倍人参,加归、芎主之,归脾汤亦得。此症多由心脾气血不足,神思不宁所致。非补养元气不可,倘视为实证而攻之,祸不旋踵。"[37]在辨证治疗方面,较前代更臻完善。

陈莲舫在《女科秘诀大全》中对产后发热的病因及治疗有总结性描述:"产后发热有六证:一曰血虚发热,二曰劳力发热,三曰瘀血发热,四曰风寒发热,五曰伤食发热,六曰蒸乳发热。须分有余不足治法。如血虚劳力为不足,瘀血伤食、风寒蒸乳为不足中之有余,不足者固宜大补气血,而不足中之有余,亦不可以务末而忘本也。"[48]

在《张聿青医案》中,对产后出汗有这样的认识:"初产百脉沸腾,阴虚阳亢,啜热汤饮而津津汗出者,此卫气流通,阳从汗泄,身体自觉舒和。《金匮》云亡阴血虚,阳气独盛,故当汗出,阴阳乃复,此之谓也。若绝无汗,则卫气闭塞,必将有发热之症矣。所以产妇宜微汗,而不宜无汗,宜有汗而不宜多汗。"[49]可谓经验之谈。

　　生化汤创制于明代钱氏,是一张温经活血的代表方剂,可以治疗产后诸多瘀血病证。《傅青主女科》赞赏备至,经他化裁,治疗产后诸多疾病,书中提及生化汤者竟达86处之多[8]。《女科秘要》专设《竹林寺真传生化汤论》,认为:"凡有孕妇之家,照生化汤方于孕至七八月,预制二三帖,至产妇胞衣一破,连煎一帖,候儿下地,于未进食之先即服其余二帖,亦相从而进,不论正产小产,年纪少壮,服此方以消血块,生新血,能保产后一切危症,且长精神。"[42]《女科经纶》称:"《产宝新书》曰:产后气血暴虚,理当大补,但恶露未尽,用补恐致滞血,唯生化汤行中有补,能生又能化,真万全之剂也。"[13]倪枝维的《产宝》誉生化汤为"产后圣药"[42]。单南山著的《胎产指南》径称"产后悉以生化汤为主"[50]。因此,当时医儒相效,市肆兜售,以致形成了产后必服生化汤的陋习。清代对于胎、产病的治疗,取得很大进展,其中成就之一,就是反对以往一味使用温药的陋习。徐大椿在《慎疾刍言》中说:"妇人怀孕胞中一点真阳,日吸母血以养,故阳日旺而阴日衰。凡半产滑胎,皆火盛阴衰,不能全其形体之故也。近人有胎前宜凉之说,颇为近理。至于产后,则阴血尽脱,孤阳独立,脏腑如焚,经脉如沸,故仲景专以养血消瘀为主,而石膏、竹茹亦不禁用。余每遵之,无不立效。乃近人造为产后宜温之邪说,以姜、桂为主药。夫果阴阳俱脱,脉迟畏寒,血水淋漓,面青舌白,姜、桂亦有用时。乃血干火燥,纯现热证,亦用热药,则经枯脉绝,顷刻而毙,我见以百计。更有恶露未净,身热气塞,烦躁不寐,心烦腹痛,皆由败血为患,亦用姜、桂助其火而坚其瘀,重则即死,轻则变成蓐劳。"[51]这成为反对产后滥用温药的先声。

　　温病学说学的高峰形成于清代,对整个中医界均有非凡的影响。古代临床医家大都是杂病家,所以,温病学家会以其独特的视觉,审视当时中医妇科的现状,辨清旧俗,针砭流弊。他们善于用药甘凉、顾护阴津的风格和反对滥用温热药物的主张,犹如给当代的妇产科学吹来一阵清凉之风。叶桂是温病理论的奠基人,在他的《临证医案指南》中,留下诸多具有温病大家风范的妇产科医案。如调经案:①某,阳升风动,眩晕心悸,鼻衄,经停两月。生地、阿胶、麦冬、白芍、柏子仁、枣仁、茯神、炙草。②又,脉细数,腹痛,营热,经不通。人参、天冬、鲜生地、白芍、丹参,调入琥珀末三分。淋带案:陈(二七),色苍脉数,是阴不足,心中泛泛,即头晕腹痛,经水仍来,兼有带下。肝阳内扰,风木乘土。法当酸以和阳,咸苦坚阴。生白芍、细生地、清阿胶、牡蛎、樗根皮、黄柏。胎前案:①某,怀妊百日,丙丁养胎,胎热,从戌亥时升,耳前赤痱刺痛。当养阴制火。细生地、茯神、生白芍、建莲、桑叶、钩藤。②某,恶阻。本欲恶心厌食,今夹时邪,头痛身热。当先清热。竹叶、连翘、生甘草、黄芩、花粉、苏梗。产后案:①又,血分既亏,风阳动泄,汗出心悸。此辛气走泄须忌,所虑痉厥,如已见端。议静药和阳意。阿胶、鸡子黄、细生地、生牡蛎、丹参、茯神。②沈,产后未复,加以暑热上干,暑必伤气,上焦先受,头胀,微微呕恶,脘闷不晓饥饱,暮热早凉,汗泄不已,经水连至,热迫血络妄动。盖阴虚是本病,而暑热系客气。清上勿得碍下,便是理邪。勿混乱首鼠,致延蓐损不复矣。卷心竹叶、生地、炒川贝、连翘心、元参、地骨皮[5]。从医案中可以看到叶氏用药清、简、灵、巧的特色。薛雪是对湿热病进行论述的第一人,同样,在他的妇产科疾病医治中带有温病学家的特质。在清代吴金寿《三家医案合刻·薛雪医案》中记载:①骨小肉脆,定非松柏之姿,脉数经停,已现虚劳之候。先天既弱而水亏,壮火复炽而金燥。岁气一周一损,岂容再损。秋风乍荐,已伤难免重伤。证具如前,药惟补北,非敢说梦,聊以解嘲。生地、沙参、地骨皮、麦冬、金石斛、生鳖甲。②新产不满百日,天暑汗出气泄,加以澡浴汤蒸,更助开发,阳浮左升,阴弱莫制,遂喉痒咳逆,牵连左胁及气街背部皆痛。盖产后肝血未充,肾液未足,奇经诸脉悉皆怯弱,阴亏阳炽,血不能荣养筋脉,法当味厚质静流,护至阴之藏,兼温养奇经。仿仲圣阿胶鸡子黄汤。阿胶、生地、鸡子黄、白芍、稽豆皮、石决明。再诊,考足厥阴肝经过胃贯膈上,循喉咙。因肝阴少藏,阳气有升无降,每交暮夜咳甚如哕,戌亥乃肝阴旺时,肝阳扰胃,则阳明脉衰,四肢倦怠,面色青晦,阳化内风,掀越鼓动,为肌浮偏肿,心无液养,似嘈非嘈,似痛非痛,热酿涎沫,吐出复聚。余不以咳嗽为治,急於流护至阴,静制风阳内鼓,夜分更以胃药助之。午服:鸡子黄、白芍、枸杞子、阿胶、甘菊、炙草。暮服:人参、南枣、秋石[52]。《扫叶庄医案》记载:①经来甚少,脉左坚搏仍然,咳呛涎沫,夜热汗出,肝血肉枯,已属劳损。宜进甘缓,以养肝胃,令其纳谷,庶可望愈。若见热投凉,希图治嗽,胃伤速矣。生地、沙苑蒺藜、女贞子、阿胶、石斛、黑栀。②经先期三日,热多寒少。脉右弦大,血分偏热。治厥阴疟,邪室在血。生鳖甲、青蒿梗、冬桑叶、炒桃仁、川贝母、炒牡丹皮。③怀妊五月,昼夜身热。据述病起恶阻呕吐,吐止热来。思五月太阴司胎,木火犯中。营卫自怯,必致胎不育长。滋养血液,佐以清肝胆气中之热。小生地、白芍、麦冬、阿胶、条芩、胡黄连[12]。从中可见薛氏擅用养阴以清热,滋阴以息风,遣药轻灵,方无虚药的特点。吴瑭是温病学中三焦辨证的创始人,在他践行的妇产科治疗中,禀承温病学家的治疗特色,开发填补真阴的方剂,批判滥用温热的陋习。在《温病条辨》中,有妊娠热病急下存阴的黄氏案:温热,妊娠七月……大实大热,目突舌烂……用大承气一服,热退胎安[7]。在《吴鞠通医案》中有热入心营的普氏案:"产前暑伤肺卫,身大热,三日而生产,后十五日热不解……逆传心包,神呆痴疯,全入心营,大便结,六脉芤,虚症已深危。"投生地、元参、菊花、白芍、麦冬、桑叶、丹皮、生鳖甲、阿胶等,服牛黄清心丸而安[7]。在《温病条辨·解产难》中他专设《产后不可用白芍辨》一文,批驳朱丹溪的产后宜温论点,认为:"产后不可用白芍,恐伐生生之气,则大谬不然,但视其为虚寒虚热耳。若系虚寒,虽非产后,亦不可用;……若系虚热,必宜用之收阴。"[7]他说:"近见产妇腹痛,医者并不问拒按喜按,一概以生化汤从事,甚至病家亦不延医,每至产后,必服生化汤十数帖,成阴虚劳病,可胜悼哉。……近日刻本,直云:'治产后诸病',甚至有注'产下即服者',不通已极,可恶可恨。"[7]他还说:"按以上三大证,皆可用三甲复脉、大小定风珠、专翕膏主之。盖此六方,皆能润筋,皆能守神,皆能增液故也,但有浅深次第之不同耳。"[7]近代中医妇产科书籍每多援用吴氏的理论与方剂,作为临床治疗该病的准绳。王士雄是继以上三位之后最享盛誉的温病大家,在他的妇产科临床中除了具有非常显明的温病学家的风格之外,还对当时使用温药的流弊作了激烈的批判。在《回春新录诠》中误施温补者,达九例之多,都经王氏寒凉挽生,其中产后者尤多。他说:"世俗泥于产后宜温之谬说……即使温补而死,病家不怨,医者无憾也。"[31]一妇妊娠三月血崩,脉弦洪而数,他予大剂寒凉止血……胎堕复崩,后投生地、银花、茅根、柏叶、青蒿、白薇、犀角等,"或谓胎前宜凉,产后则否,乃招专科萧山竹林寺僧治之。咸用温药,且执暴崩宜补,服药数剂,虚象日著,时时汗出昏晕……崩仍不止……(孟英)曰:'……夫血因热而崩,胎因崩而堕。岂胎堕之后,热即化为寒乎?参、术、姜、桂、棕灰、五味这类,温补酸涩,既助其热,血亦奔流。又窒其气,津液潜消。至现以上诸证,脉或不知,而苔黄黑燥,岂不见乎?'因与:犀角、石膏、元参、知母、花粉、竹沥、麦冬、银花、栀子、石斛、旋覆、青蒿、白薇等,大剂投之,神气渐清,旬日后,各恙始平"[31]。他说:"凡产后,世俗多尚生化汤,是以一定之死方,疗万人之活病""人之阴受其害者数百年矣。从无一人能议其非,今特为此长夜之灯,冀后人不致永远冥行……"[31]王氏认为,生化汤性偏温热,"若血热之人或兼感温热之气者,而一概投之,骤则变证蜂起,缓则蒪损渐成,人但知产后之常有,而不知半由生化汤之历阶"[31]。在他的医案中,因误用或经他力挽而未用生化汤者,达六例之多,均经他救治回生。温病学家给妇产科临床带来移风易俗般的影响,起到了积极的作用。

郑元良在《郑氏家传女科万金方》中说:产后"泄泻而肿者,白术为主;遍体肿者,木香流气饮主之;上部肿者,风也,宜发散之;下部肿者,湿也,用紫苏饮加木通等分利药;脾胃虚发肿者,草果饮为主"[15]。颇有临床指导意义。

黄元御在《四圣心源》中说:"产后血虚气惫,诸病丛生,病则永年毕世不得平复。弥月之后,气血续旺,乃可无虑。盖妊娠之时,胎成一分,则母气盗泄一分,胎气渐成,母气渐泄,十月胎完,而母气耗损十倍,寻常不过数胎,而人已衰矣。母气传子,子壮则母虚,自然之理也。但十月之内,形体虽分,而呼吸关通,子母同气,胎未离腹,不觉其虚。及乎产后,胎妊已去,气血未复,空洞虚豁,不得充灌,动即感伤,最易为病。"[53]确切地解释了产后易虚的机理。

产后调护,历来是中医十分注重的内容。《王氏医存》中说:"及其新产一月内,诸旧病皆可乘此医愈。前产月内未愈之病,亦乘后产月内医治;若无后产,病痼终身矣。"[10]又说:"凡妇人未孕之前有宿病者,若是气分小恙,乘产后一月内医治可愈;若是气分大病,由新产以至满月,必得良医,细心调理,又须家人小心照护,寒暑雨旸,毫不可懈,乃能保全。"[10]通过产后认真的调护治理,可以使许多产前痼疾痊愈,这种认识,已将产后调护的重要性大大提高,超越了前人局限于防治产后病的认识。

沈金鳌在《妇科玉尺》中对胎前似火、产后如冰的说法进一步阐释,颇有临床意义。他说:"俗云,胎前一团火,产后一盆冰,理固然也。盖以胎前每多邪热,易至气血沸腾,故如火;产后真元大损,气血空虚,其如冰也必矣。"[54]

冯兆张在《冯氏锦囊秘录·女科精要》提出:"种子之道有四:一曰择地。地者,母血是也。二曰养种。种者,父精是也。三曰乘时。时者,精血交感之会是也。四曰投虚。虚者,去旧生新之初是也。"[21]具有简要精确的参考意义。女子不孕,调经为先,几成定律。王孟英在《沈氏女科辑要》评注中说:"妇人之病,虽以调经为先,第人禀不同,亦如其面。有终身月汛不齐而善于生育者,有经期极准而竟不受孕者。雄于女科,阅历多年,见闻不少,始知古人之论不可尽泥,无妄之药不可妄施也。"[31]王孟英已经认识到月经不调与不孕有内在联系,但不是不孕的决定性因素。他还说:"子不可以强求也,求子之心愈切,而得之愈难……唯有病而碍于孕育之人,始可用药以治病。凡无病之人,切勿妄药以求子,弄巧反拙,岂徒无益而已耶?"[31]提出精神因素和医源因素所致的不孕,以及治病助孕的治疗原则。陈士铎在《辨证录》中提出:"妇人有腰酸背楚,胸中胀闷,腹内生瘕,日日思寝,朝朝欲卧,百计求子,不能如愿……况任督之间有疝瘕之症,则外多障碍,胞胎缩入于疝瘕之内,往往精不能施。"[55]陈士铎提出了疝瘕内阻导致不能受精的不孕原因的新见解。在《女科秘要》中有"种子奇方"加味济坤大造丸,药有紫河车、人参、当归、生地、山药、天冬、牛膝、黄柏、杜仲、天冬、五味子,治疗"妇人气虚血弱,子宫寒不孕"[42]。运用含有各种激素成分的紫河车治疗气血虚弱的不孕,是具有很高的临床价值的。

《叶氏女科证治》说:"子宫脱出,痛不可忍,名曰㿗疾。此由临盆太早,努力太过而然。"又说:"儿胞下后,膀胱脱出,名曰痂病。或由临盆用力太过,或由气血两虚。"[22]对子宫脱垂与膀胱从阴道前壁膨出已有认识。

热入血室运用小柴胡汤治疗,自汉代张仲景提出之后,数百年以来,治疗上没有取得突破。清代温病学说的成熟,使热入血室的治疗产生飞跃。叶桂《外感温热篇》提出"仲景立小柴胡,提出所陷邪热……此与虚者为合治",而温病"邪陷入与血相结者,当从陶氏小柴胡汤去参、枣,加生地、桃仁、楂肉、丹皮或犀角等"[5]。确立了凉血化瘀的治疗原则。王孟英在《温热经纬》中提出更深一层的认识。他说:"温邪热入血室有三证。如经水适来,因热邪陷入搏结不行者,此宜破其血结。若经水适断,而邪乃乘血舍之空虚以袭之者,宜养营以清热。若其邪热传营,逼血妄行,致经来当期而至者,宜清热以安营。"[31]提出更细致的临证驭变的治疗方案,可谓丝丝入扣,大大提高了治疗效果。

关于癥瘕,王清任在《医林改错》中说:"积聚一症,不必论古人立五积、六聚、七癥、八瘕之名……气无形不能结块,结块者,必有形之血也。血受寒则凝结成块,血受热则煎熬成块。"[3]主张用膈下逐瘀汤治疗。王清任的血受热则煎熬成块,为癥瘕的成因开辟了新的思路。张锡纯在《医学衷中参西录》"论女子癥瘕治法"中说:"女子癥瘕,多因产后恶露未净,凝结于冲任之中,而流走之新血,又日凝滞其上以附益之,遂渐积而为癥瘕矣。"[56]又说:"然癥瘕不必尽属瘀血也。大抵瘀血结为癥瘕者,其人必碍生育,月信恒闭。若其人不碍生育,月信亦屡见者,其癥瘕多系冷积。""若其处觉凉者,多服温暖宣通之药,其积亦可下。"[56]他创制的理冲汤(生黄芪、党参、于术、生山药、天花粉、知母、三棱、莪术、生鸡内金)就是一张扶正消癥的著名方剂,是他学术思想的体现。

郑元良在《郑氏家传女科万金方》中说:妇人"遍身无力,好嗜茶叶者,血虚也,补中益气汤加白芍、知母治之"[15]。已经将嗜茶叶与引起妇女贫血的因果关系明确联系起来,是非常有见地的。

妇女的结核病研究,在清代已比较深刻。《血证论》中专设"抱儿痨"一节,颇有深意(详见清代中西医汇通派医家唐容川)[29]。《医林改错》中论及了妇女干劳,说"经血三四月不见,或五六月不见,咳嗽急喘,饮食减少,四肢无力,午后发烧,至晚尤甚"[3],主张用活血化瘀的通窍活血汤治疗。从症状来看,妇女干劳是由结核病引起的闭经,王清任的治疗方法,为后人开拓了思路。

关于性病梅毒的论述,元明期间已有论及。《医宗金鉴》中提出其发病原因:"由娼家妇人阴器,瘀精浊气未净,辄与交媾,以致淫精传染梅毒。"[26]肯定梅毒是由性交途径传播的传染病。《王氏医存》中亦说:"旧患杨梅毒者,业经医愈,此后产子,初胎无皮,次胎微皮,三胎虽有皮,周身似加白膜一层,此儿皆不存也,及至四胎,或有存者。"[10]其说虽近于迂,但确定了梅毒先天发病的情况。《医学心悟》在杨梅结毒中指出:"不可搽轻粉,恐毒气入内。主张用忍冬汤或金蝉脱甲酒内服,并提出忌口及房事百日,绝根矣。"[37]已经发现梅毒治疗过程中引起的汞中毒现象。

关于妊娠或产后疮疡的治疗,陈士铎在《洞天奥旨》中说:"孕妇亦往往有生疮疡者,不可与无孕妇人一概轻治之也。盖妇人怀孕,宜护其胎,一有损伤,其胎立堕,轻则杀子,重则并其母而亦亡矣,可不慎哉!或曰:孕妇既生疮毒,岂可以不治? 治之不知妇女既已怀孕,其气血半已荫胎,若再用败毒之药重伤气血,安得不堕胎乎? 虽有故无损,略消化其毒,亦正无害,然亦宜于补气补血之中,而少佐之以泻火败毒之味,则在腹之胎无损,而在肤之疮亦易散也。至于已产之后,毋论泻火败毒,万不可施,即少少内托,亦宜禁绝。盖产后亡血过多,血室空虚,止存游气,一用消耗之药,辄有头晕眼花之症,况禁消耗之乎。……治之法,惟大补其气血,而不必兼治疮疡。盖产妇生疮,尽是阴疡,而非阳疡也。阴疡在常人,尚纯用补剂,产妇阴虚,更无疑也,不补其阴,又将何补哉? 惟是产妇阴寒,补阴恐不能济阳也,必须补阳以生阴,而补阳之中,更宜用温暖之味,使荣卫通行,气血流转,则毒气不必攻而自散矣。否则,恐致虚损成瘵,甚或疮口不敛,卒至败坏而不可救也。"[55]冯兆张在《冯氏锦囊秘录·女科精要》中说:"新产半月左右,忽发痈肿于四肢胸腹者,是败血不尽,流滞经络,或气血虚弱,荣气不从,逆于肉理也。如败血瘀滞者,则焮肿赤痛,而脉弦洪有力,当补血行血之中,佐以导瘀疏气为主。如气血虚弱,荣涩卫逆者,则平塌散漫,而脉虚微无力,当大补气血为主,如十全、八珍之属,以固本元、扶胃气,气壮血和,其毒自解。若以毒治而用清凉解毒,势必不脓不溃,变成坏证矣。"[21]王维德在《外科证治全生集》中提出:"娠妇患疮疡,虽膏药不宜擅贴,恐内有毒药,能堕胎也。"[57]认为即使是外用药,也可以伤胎。这是妇产科学的进步。

王清任对活血化瘀学说有极深的造诣。他在《医林改错》中创制了许多有特殊临床效用的活血化瘀方剂。他在"少腹逐瘀汤说"中称该方(小茴香、干姜、元胡、没药、当归、川芎、官桂、赤芍、蒲黄、灵脂)"或经血见时,先腰酸少腹胀,或经血一月见三五次,接连不断,断而又来,其色或紫,或黑,或块,或崩漏,兼少腹疼痛,或粉红兼白带,皆能治之,效不可尽述""更出奇者,此方种子如神",并说该方能"将子宫内瘀血化净"[3],而用于滑胎的治疗,称"此方去疾、种子、安胎,尽善尽美,真良善方也"[3]。王清任的论述,为活血化瘀法在妇产科领域的广泛运用,尤其是滑胎的运用,开辟了新的途径。《医学衷中参西录》评道:"玉田王清任著《医林改错》一书,立活血逐瘀诸汤,按上中下部位,分消瘀血,统治百病,谓瘀血去而诸病自愈。其立言不无偏处,然其大旨则确有主见,是以用其方者,亦多效验。"[56]张锡纯的评价则公允不偏。

二、西方医学的传入对传统妇产科学的影响

据《元史·仁宗本纪》记载:"丙子,升广惠司秩正三品,掌回回医药。"[58]《元史·百官志》载:"大都、上都回回药物院二,秩从五品"。[58]"广惠司"和"回回药物院"是欧洲盛行的阿拉伯医学传入我国的产物。明万历年间(1573—1620)欧洲耶稣会传教士开创宗教文化和科学传播事业,抵华传教士利玛窦1595年写成的《西国记法》中,就介绍人脑与记忆之间的关系。德国人邓玉函的《泰西人身概说》是一部介绍西方解剖学的书,就是在此时期传入我国的。《人身图说》是他参与翻译的另外一部解剖学著作[59]。此后传入的西方医学书籍渐多,但古代欧洲的医学知识,比起传统的中医学来,仍不免逊色,所以对我国当时的传统医学的负面影响不大。到了清代,西方医学迅速发展并开始继续传入我国,尤其在鸦片战争以后,中国闭关自守的局面被打开了,从重洋以外吹进了强劲的西方医学之风。1805年皮尔逊在澳门、广州施种牛痘,编写《英吉利国新出种痘奇书》。1835年传教士伯驾第一个在广州开设眼科医馆。1838年"中华医药传道会"成立,除了协调来华的医学传教士事宜外,还有投资医院、图书馆,培养和教育中国学生的任务,从而开启中国医学近代化进程的重要篇章。此后,欧美各国的宗教团体不断派遣医学传教士开设诊所和医院,至1890年至少有38名女医生在天津、烟台、汕头等地开设女医馆和妇孺医馆。1879年开设的博济医校是中国第一所西式医学校;1881年李鸿章创立天津西医医学堂,聘请传教士主持,1894年又创办第一所中国人主持的西医医院——天津储药施医总医院。1899年开设广东女子医学院,此时已有医学教科书和汉译西医书籍出版,其中就有合信翻译的《妇婴新说》和嘉约翰的《妇科精蕴图说》。《自西徂东》一书称:"西医之器皿件件精良,用时辰表以验脉息,寒暑表以试血热。闻症筒以听心肺,化学验纸以试溺,银针探伤口,显微镜以观脓血。至若眼、喉、溺道、子宫、肛门皆有器以探阅。"[59]西方医学的传入,对传统的妇产科学也产生了深刻的影响。虽则如此,连中西医汇通派的代表人物唐容川在《血证论》中还是对中西医的各自长处作一番比较,认为"《内经》多言其神化,西洋多滞于形迹"[29],各有优劣(详见清代中西医汇通派医家唐容

川）。有人认为："中医失之庸，西医失之霸。中正和平，中医得之；体验详确，西医得之。中西之医学，得亦半失亦半也。"[60]1905年上海办了女子中西医学校。1906年徐定超向朝廷上《中西医派不同宜分办学堂折》，提出"西医于中医外别开蹊径，而亦有益民生""习中医以存国粹，习西医以辟新机"的观点。1907年清学部拟设京师专门医学堂，"中西医术各有独到之年，奏定医科大学章程于中西医学必令兼修"[59]。

西方医学的传入，深刻影响了我国的传统医学，针对当时中医的落后和流弊，许多人提出改良中医的主张，认为这种落后状况与没有西方式的学校和医生考试制度等有关。1862年标志中国近代教育的京师同文馆设立。1867年太医院教习厅"复设医学馆"（近代医学馆）。1885年最早的民间中医学校利济医学堂创办，并推出我国第一份学报——温州利济医学堂校刊《利济学堂报》，之后又有多所医学堂相继创办。1898年官立中医学堂京师大学堂成立。1903年制定章程，于中西医学必令兼习，但以西医学为主[59]。西方医学的传入，促成了一批主张中西医汇通的先驱人物的诞生，他们企图将西方医学的理念融入传统中医学术之中，开辟了一条中西医汇通的新道路，中西医妇产科汇通自然也成为其中的内容之一。

王清任是主张中西医汇通的人物，在《医林改错》中指出："结胎一月之内，并无胎衣。一月后两月内，始生胎衣。胎衣既成，儿体已定。胎衣分两段，一段厚，是双层，其内盛血（指胎盘和底脱膜）；一段薄，是单层，其内存胎（指羊膜）。厚薄之间，夹缝中长一管，名曰脐带，下连儿脐。母血入胎衣内盛血处（指绒毛间隙）转入脐带，长脏腑肢体，周身齐长，并非先长某脏，后长某腑。一月小产者，并无胎衣。两月小产者，有胎衣，形如秤锤，上小下大，不过三指长短。三月小产者，耳目口鼻俱备，唯手足有拳不分指。至月足临生时，儿蹬破胎衣，头转向下而生，胎衣随胎而下，胎衣上之血，随胎衣而下……"[3]王清任关于胎盘、羊膜、脐带形态的描述，以及母血通过脐带营养胎儿的整个过程，比起前人来说，已是很完美了。他还说："归而谋诸妇，访问收生婆。访问的确再下笔，断不致遗笑后人。"[3]他关于胎盘、羊膜等器官的确切描述，是西方医学传入和他谦虚务实工作的结果。王孟英在《沈氏女科辑要》评注中谈到王清任的解剖学说时说："然泰西《人身图说》一书，流入中国已有二百余年，所载脏腑与王说略同。"又说："《人身图说》云：胎居子宫，以脐带吸取母血以养之，有如树木以根吸取土湿。"[31]张山雷在《沈氏女科辑要笺正》中指出，书中的"附录合信氏全体新论诸说"系王孟英加入[61]。西方医学逐渐被中国医家所接受，重新用来阐释一些传统妇产科学的机理。

石寿棠在《医原》中说："西学云：女子子宫内，有精珠十五颗至十八颗不等，形如雀卵，薄膜裹之，内藏精液，是谓阴精。女子入月之年，精珠始生。暮年月信止，精珠即无。凡夫妇交媾，精珠迸裂，阴精与阳精交会，是以成孕。"[2]也许是由于当时西方妇产科学的不成熟，也许是翻译上的错误（将卵巢误译成子宫），这段文字在今天看来未免幼稚，但西方妇产科学对器官从解剖学和生理学方面的深入研究，已使得许多中国医家茅塞顿开，为之折服了。正如王学权在《重庆堂随笔》中所说："若非泰西之书入于中国，则脏腑其形，虽饮上池水者，亦未曾洞见也。"[62]

王宏翰是接受西方医学较深的人。他在《医学原始·命门图说》中说："浩然曰：夫男女交媾之始，皆动元火元气，而后精聚，两火气感，则两精渗洽，凝于子宫，如炉炼金，如浆点腐，两精凝结细皮，即成胚胎之胞衣矣。两精既相感凝，犹如哺鸡之蛋，虽未变未熟，而在将变之时，其内体尚未尽凝，犹如汁包，即有多线相接合，其外白而内红，如以血洒之，中见小鸡将变，其脐与细皮并化成胞衣矣。人之胚始子宫，概相似也。夫两精凝结细皮，变为胞衣，此细皮不但为胞衣裨益凝结之体，更为胚胎脉络之系，乃先生一血络与一脉络，以结成脐与命门。

但脐络乃九日结成,而脐系于胚,以代口之用,吸取母血以养,渐化为胚胎也。"[63]王宏翰试图糅合中医和西方胚胎学来谈论受精和胚胎发育的过程,虽不见得高明,但毕竟也是为中西医汇通作了一番努力。

张锡纯也是主张中西医汇通的人物。他在《医学衷中参西录》中说:"流产为妇人恒有之病,西方书所载保胎之方,未有用之必效者。诚以保胎所用之药,当注重于胎,以变化胎之性情气质,使之善吸其母之气化以自养,自无流产之虞。若但补助妊妇,使其气血壮旺固摄,以为母强自能荫子,此又非熟筹完全也。是以愚临证考验以来,见有屡次流产者,其人恒身体强壮,分毫无病;而身体软弱者,恐生育多则身体愈弱,欲其流产,而偏不流产。予以知或流产,或不流产,不尽关于妊妇身体之强弱,实兼视所受之胎善吸取其母之气化否也。"[56]张锡纯提出流产是由于胚胎本身的原因,超出了所有前人的见解,更接近于当代西方医学的内容。

到了民国初年,又出现了恽铁樵、陆渊雷为代表的主张改进中医和使中医科学化的倡导者。他们的见解,比之清代王清任、王宏翰辈又前进了一步。例如,恽铁樵在主张改进中医的同时,提出统一中医病名,以维护中医学术。他还认为中医的一些观点比之西医有自己独特的长处。他在《对于统一病名建议书之商榷》一文中说:"如女人停经,假使属瘀,则环唇必见青色;假使属孕,则脉滑而唇四白颜色华好。停经与有孕,属冲任子宫方面事,何故与环唇静脉有关? 其事有足以资研究者。第一步观宫监之无须,推知环唇与肾腺有连带关系。第二步观女人经阻小腹痛者,上唇辄显青色,因而推知子宫卵巢与无须之标著,而冲任之血,仍与上唇有连带关系。第三步观女人之有孕者,环唇色泽华好,因而推知瘀则血凝,故静脉隐青色;孕则血活,故唇四白华好。如此逐步推测,以为诊断之法,是为形能之学。其事千百试而不爽,此为事实,非可以口舌争也。子宫卵巢生殖腺与环唇静脉之关系,其途径若何? 为解剖所不可见,故形能之法,有时贤于解剖。胎元胎盘,同是血肉,同时能透爱克司光,故有孕与否,爱克司光不能断定,而中法能断定之,是形能之学,有时优于爱克司光也。类此之事,为鄙人所发现者多至数十条。故古书实无负于人,苦于后人不能研究耳。故云东方学术自有其立脚点。"[64]因此,他提倡借用西医可取之处来改进中医,但仍以中医学为主体。张山雷在《沈氏女科辑要笺正》一书中说:"吾国医学之十二经络及奇经八脉,原是西学解剖家所无。治新学者,恒诮旧籍为凿空。然以人身内外各部分之病状而言,某处是某经所过,若发现某种证候,即是某脏某腑之虚实寒热为病,则固确然可信,投药得当而效如影响。证据章章,不可诬也。今人某氏尝谓国医家十二经络之说,盖古人从治疗中得有经验,而推测其病之属于某脏某腑,然后按其部位,以悬拟其脏腑经脉之循行。为是说者,寿颐未尝不佩服其心思之灵敏,眼光之远到。吾国医学,发源极早,古之神圣,倡此学说,自必于气血运行之真,神而明之。洞瞩其互相感应之理,固不仅在血管之形迹,若欲刻舟求剑,剖而视之,以验其曲折之何若,吾知古之人,必无以异于今之人,手足肌肉之间,必无此十二条直行血管可寻索,是亦今之所敢断言者,此中自有神化功用。彼专以解剖为实验,虽曰器具精良,研求细密,断然不足语此。而犹以耳目器械之推测,器器然笑吾旧学之荒诞,殆无异于夏虫之语冰。"[61]在该书的《附录合信氏全体新论诸说》中,张山雷说:"西学以解剖为实验,显微有镜,所见最真。而习之既久,遂并其运行化育之途,亦稍稍悟到,其说固自不妄。"在子悬一节中说:"胎在腹部,必不能撞破膈膜,直犯心脏,此是古人笔下之不慎,读者不可误认。"[61]他认为,子痫发痉"顾脑神经之所以为病者,无非阴不涵阳,孤阳上逆,冲激震荡,扰其神经,以致知觉运动,顿失常度";他还说:"反张戴眼,亦是脑神经变动,必与足太阳经无涉。"[61]已经运用西方医学的知识来阐释子痫病因。

虽然这种中西医汇通至今看来仍是很粗糙的,但它毕竟是一种大胆的尝试,是对泥古不化治学的挑战,是一门新学科诞生的标志。

三、西方医学的传入对传统妇产科学的影响

西方妇产科学从清代起频频传入我国,并得到了迅速的发展。

《中国医史年表》记载,在我国 1860 年第一次施行胚胎截开术,1875 年第一次施行卵巢肿瘤截除术,1892 年第一次在博济医院施行剖腹取儿术并获得成功[65]。这些都标志着外来西方医学传播到我国所取得的成就。这些成就的意义不仅仅在于手术本身的价值,而在于对我国整个妇产科学的震撼和一种推进。

随着西方医学影响的扩大,尤其是解决了消毒、麻醉、输血等关键技术之后,西方外科手术的明显优势,越来越受到人们的重视与青睐。而当时传统的中医学尚未摈弃许多不科学的内容,更没有解决好中西汇通的难题。直面如此现实的情况,在晚清时期便涌现了一批主张中医改良的人物,他们提出中医存在的落后症结,也提出进行改良的措施,其中一批人认为中医的办学与执业医生的考试应该是主要改良的内容;另一批人提出"采取西法,以表彰中学则可,尽弃中学而惟学西学则不可"的主张;还有一批人认为惟古书中的本草药方往往很有奇效,提出废医存药的主张;一些外出重洋考察或学习西医的人常常带有民族虚无主义的思想,连同当时反对复古的知识分子,常常抓住一点,不及其余,将发展数千年的我国传统医学全盘否定[59]。如晚清文学家、教育家吴汝纶说:"医学西人精绝,读过西书,乃知吾国家殆自古妄说。""中医之不如西医,若贲育之与童子……故河间、丹溪、东垣、景岳诸书,尽可付之一炬,执事尚谓其各有独到,窃以为过矣。"又说:"不知近日五洲医学之盛,视吾国含混谬误之旧说,早已一钱不值。"他还说:"中医所称阴阳五行等说,绝与病家无关,此尚至公理。至以目疾为肝肾二经,则相去千里。我料公今所服药,大率治肝补肾之品,即今肝肾皆治,要于目光不相涉也。况中药所谓治肝肾者,实亦不能损益于肝肾也乎?然且劝公勿久服者:中药性质言人人殊,彼其所云补者不补,其所云泄者不泄,乃有偏弊,而本草家又不知,特相率承用之而几幸其获效,往往病未除而药患又深,此不可不慎防者。"[66]

民族虚无主义思想的滋长,竟导致了民国初年提出消灭中医的轻妄之举。

民国初年(1912—1913 年)北洋政府教育部的"学校规程"漏列中医药科目,此事关系到中医药的前途命运。中医界人士组织"神州医药总会",向全国中医界发出组织"医药救亡请愿团"的呼吁,提出中医药救亡问题,并赴京请愿。时任教育总长汪大燮竭力主张废除中医,称"余决意今后废去中医,不用中药。所谓立案一节,难以照准",并透露"内务部中人谓旧法医药决当改良,无保存腐败医药之必要"。几经全国中医同仁的努力,请愿虽然并未达到"中医药纳入国家教育系统"的目的,但毕竟阻止了对中医学校的取缔,争取到办学立案的许可。为了保存传统的中国医学,并使之发展壮大,1915 年丁甘仁首先在上海创办了中医专门学校,于 1917 年正式成立。此后,包识生、张山雷、恽铁樵等相继创办了中医学校,为中医的教育事业,为培养新一代的中医人才,作出了贡献。1908 年,上海发行的《医学世界》是一家中西医结合的杂志;1921 年,上海的《中医杂志》则是纯中医的杂志。传统的中医妇产科学是在这种逆境之中顽强地生存下去,并争取获得日后发展的机会[59]。日本留学归来的余岩,受到日本废止汉医的影响,提出取缔中医的"医学革命"。1917 年他在《灵素商兑》中宣称:"灵素之惑人,四千年来如此矣……医锢于岐黄,凿空逃虚,不征事实,其中毒久矣,不

殄《内经》，无以绝其祸根。""痛诋阴阳五行、十二经脉、五脏六腑之妄，从实地上指摘谬误，以忠告国人，使学士大夫，拥皋比、坐堂皇，号称教育指导之辈，得恍然于岐黄学说之非是，不致妄引曲护，以误后学；而有志学医者，得恍然于岐黄学说乃自欺欺人之事，绝无学术上之价值，庶几不致堕入罗网，误用心力，开倒车，逆潮流，昧事实，废法则，以学习必在淘汰劣败天演中之谬学也。"[59]他对中医理论持彻底否定的态度，而且还坚决反对中西医沟通，认为唐宗海等对中西汇通的尝试不过产生"新空论"，并断言"合中西医学而产生第三种医学，决无此事"[59]。1929 年他在第一届中央卫生委员会上提出"废止旧医以扫除医事卫生之障碍案"，认为"今旧医所用理论，阴阳五行六气藏府经脉，皆凭空结撰，全非事实，此宜废止，一也。其临证独持桡动脉，妄分一部分之血管为寸关尺三部，以支配藏府，穿凿附会，自欺欺人，其源出于纬候之学，与天文分野，同属无稽，此宜废止，二也。根本不明，诊断无法，举凡调查死因，勘定病类，预防疫疠，无一能胜其任，强种优生之道，更无闻焉；是其对民族民生之根本大计，完全不能为行政上之利用，此宜废止，三也……旧医乃日持其巫祝谶纬之道以惑民众，政府方以清洁消毒训导社会，使人知微虫细菌为疾之源，而旧医乃日持其'冬伤于寒，春必病温''夏伤于暑，秋必痎疟'等说，以教病家，提倡地天通，阻遏科学化，此宜废止，四也。要而言之，旧医一日不除，民众思想一日不变，新医事业一日不向上，卫生行政一日不能进展……"会议中通过六项具体办法来限制消灭中医[59]。由于广大中医界的联合反对，才使得这些措施未能得以实施。

经过几度磨难，1931 年政府成立中央国医馆，以后各省市及国外国医馆也相继成立。1936 年 1 月 22 日由国民政府训令正式公布《中医条例》。《中医条例》公布的意义在于：教育方面，条例规定"中医学校毕业得有证书者"可作为中医执业条件，这突破了教育部拒绝为中医学校立案的限制，"今有上项条文，是设校不成问题"；行政方面则是指使中医执业有法可循。1939 年 4 月，教育部公布《中医专科学校暂行科目表》，其中有如下内容：庚、妇产科类：妇科学讲授 36 小时、临证 60 小时(共计 96 小时)；产科学讲授 16 小时、临证 48 小时(共计 64 小时)。以上总计 160 小时[59]。1943 年，国民政府公布《医师法》，并废止原有的《医师暂行条例》(即《西医条例》)和 1936 年公布的《中医条例》，同年颁布《药剂师法》《助产士法》等。据统计，南京政府期间，先后颁布了妇幼卫生方面 14 个法规条例。截至 1947 年，中医师检核委员会历次会议通过准予及格的中医学校达 57 所。其中一些中医学校还开办中医院，某些中医院中设有妇科[59]。

民国元年(1912)，民国教育部公布医学和药学专门学校规程，确定官方学制和课程，妇产科为 48 门学科之一。医学传播方面由英美主导的教会医院和医学校，日本和以德国医学为主、日本主持的私人医院和医学校，以及中国官方和民办的中国式西医学校或中西医并重的新式中医学堂三股力量合力展开[59]。同年，上海设立女子中西医学室，并另设女病院，成为我国西法接生的第一所医院。民国初年教育部公布医科大学的《大学规程》，医学门所教授的医学科目中亦包括妇科学、产科学、产科模型实习、产科妇人科临床讲义、产科妇人科外来病人临床讲义等。公立医学专门学校则根据《医学专门学校教程》设立妇科学、产科学、妇科学实习临床讲义、产科模型实习等课程。民国四年(1915)，政府颁布《文官高等考试令》，其中医学专科者就需要通过产科学和妇科学的考试。卫生署还公布了《助产士考试规则》。民国十七年(1928)，卫生部公布《助产士条例》，民国十八年(1929)又修正公布，其中包括助产士的资格核准、手续办理、工作职责、工作细则、处罚事宜等 14 条内容。此外，颁布的《管理接生婆规则》，也属于当时实施的医药管理的内容。同年，卫生部与教育部设立助产教育委员会,第一助产学校于民国十八年成立,1930年拟定《助产士管理法》,设讲习所培训旧式接生员,呼吁新旧式助产士一律需登记注册。中央助产学校于民国二十年(1931)成立。据当时卫生署调查,省立的助产学校有10所、国立医学院附设的1所,公立医院附设的1所、私立的52所。民国二十年,国民政府卫生署设总务、医政、保健三科,其中,医政科办理的工作中,就包括对助产士资格及业务的审定监督工作。民国二十二年(1933)设置的卫生实验处的工作范围,包括掌握妇婴保护方法的设计及研究等。

民国时期中医妇科学教材有浙江中医专门学校杨子钧的《妇科讲义》、浙江兰溪中医专门学校张山雷的《沈氏女科辑要笺正》、铁樵函授中医学校恽铁樵的《妇科大略》、广东中医药专门学校谢泽霖的《妇科学讲义》、广东中医药专门学校李近圣的《妇科学讲义》、苏州国医学社王慎轩的《女科医学实验录》、上海中医学院沈仲理的《妇科讲义》、天津国医函授学院尉稼谦的《妇女科》、新国医传习所蔡鹏云的《最新妇科学全书》、上海秦氏医学同学会秦伯未的《妇科学讲义》、汕头新国医传习所蔡百星的《最新妇科学讲义》、太原山西中医改进研究会时逸人的《中国妇科病学》、广东保元国医学校苏天桂的《妇科学讲义》、上海新中国医学院祝怀萱的《妇科方剂学》、上海新中国医学院祝怀萱的《妇科学临证讲义》、四川国医学院王景虞的《实用女科学》、天津中国国医函授学院的《妇女科讲义》。

在当时的出版物中,以顾鸣盛编著的《中西合纂妇科大全》较为著名,书中汇集100余种中西古今医籍,全书共7卷,分调经、杂症、胎前、产后4门,子目170余节。每节详论病源,分列"中医学说""西医学说",两者比勘并观,"以中为经,以西为纬。中说之非者去之,西说之是者采之"。中医西医互为参考,能互相启发。书中收录外国处方共419方,不少是中药经西法研制而成。

民国期间,国内流行的西医妇产科译著有:丁福保的《近世妇人科全书》,汤尔和的《近世妇人科学》,鲁德馨的《葛氏妇科全书》,张方庆的《产科学》,林肇光的《产科手术学》、《产科治疗技术》,罗荣勋的《中国助产学教科书》,程瀚章的《实用助产学》等。国内医家编著的如:邓纯棣的《女科学》、《产科学全书》,杨元吉的《生理胎产学》、《病理胎产学》,瞿绍衡的《产科学讲义》,洪式闾的《助产学》,姚昶绪的《助产科学》等。当时还开办了《妇女医报》《江西助产月报》等妇产科刊物。

从晚清至民国时期,中医妇产科学走向两个不同的方向:绝大部分医家在继承传统的基础上对传统内容自有取舍,各有发挥,著述纷呈,使传统妇产科学的内容和水平得到较大幅度的丰富和提高;一小部分医家开始融入西医妇产科学知识,探索一条中西医汇通妇科学的新途径。由于西医妇产科对女性解剖、生理、病理的准确阐述,有效的手术方式、精良的器械、严密的消毒措施,以及抗感染、输血等治疗手段,明显优于传统的产科,并得到政府的肯定与支持,使传统的中医产科逐步萎缩。

在民国时期,传统妇产科学连同整个中医事业被质疑、否定和扼杀的同时,西医妇产科学有了较大的发展。从中、西妇产科所产生的悬殊变化,可以反映出民国初期蔑视中医、扼杀中医的民族虚无主义思潮对于整个中医事业造成的祸害之深。

四、党的中医政策的落实对妇产科学的促进作用

1949年,中国人民在共产党的领导下,推翻了压在人民身上沉重的三座大山,建立了中华人民共和国。

1949年,在中国人民政治协商会议共同纲领第四十八条中规定:"提倡国民体育,推广

卫生医药事业,并注意保护母亲、婴儿和儿童的健康。"妇女的身体健康得到了充分的重视。1950年,毛泽东主席在第一次全国卫生会议上作了"团结新老中西各部分医药卫生工作人员,组成巩固的统一战线,为开展伟大的人民卫生工作而奋斗"的题词。落实了党的中医政策,使中、西医事业(包括中、西医妇产科工作)得到了充分发展的良好条件。根据有数字记载的资料,1950年全国公立医疗机构医院总计510所,诊所910所,病床45 747张(其中包括妇产科医院和病床),助产学校69所;至1951年,全国各地改造旧接生婆56 925人;1952年公布助产士暂行条例,同年公布培养少数民族的助产士并训练接生员1980人;1953年,人民政府卫生部门配合民主妇女联合会训练乡间接生员,改造旧接生婆共16万多人。同年劳动部召开全国劳动保护工作会议,并专门拟定了"保护女工暂行条例",为参加工作的女工的健康采取了保护性措施。据统计,该年全国公立的妇产科医院、儿童医院、妇幼保健院、妇幼保健所,以及公立和私立的妇幼保健站、民办的接生站共有三万四千多处,形成了一个从上到下的妇女医疗保健的大网络。1956年,明令规定女职工产假56天,产假内享受工资待遇。到了1957年,全国接生站有8万多处,接生员有679 000多人。1958年,毛泽东主席在对卫生部党组《关于组织西医离职学习中医班总结报告》的批示中指出:"中国医药学是一个伟大的宝库,应当努力发掘,加以提高。"这一指示,使中国医药学的价值得到了充分的肯定,极大地鼓励了中医药人员的积极性,使我国的中西医结合又迈出了举足轻重的一步。从此,在我国的卫生战线上,在妇产科的领域中,出现了中医、西医、中西医结合的三支队伍。这三支力量的并存和发展,将妇产科领域的临床、教学、科研工作推向了一个新的高潮,为中国妇女的身心健康,为中国和世界的妇产科事业,作出了巨大的贡献。

第四节　清代至民国著名医家介绍

一、傅山及其《女科·产后编》

傅山(1607—1684),山西阳曲人。初名鼎臣,原字青竹,后改字青主。曾别署名公它、石道人、啬庐、老蘖禅等。为明末清初文人兼医家,博通经史百家,工诗文书画,精医药。明亡后,他保持民族气节,隐居崛嵋山中,改穿道装。清康熙皇帝召选博学鸿词,朝廷有人推荐傅山,傅山以病老为由辞归,因此常为后人所称颂。据考证,他著有《性史》《十三经字区》《周易偶释》《周礼音义辨条》《春秋人名韵》《地名韵》《两汉人名韵》(见稽曾筠的《傅青主先生传》)。经考证,原称清代陈士铎撰述的《辨证录》《石室秘录》《洞天奥旨》等书,实为傅山所作,后人从上述各书中抽取部分内容,辑成《傅青主女科》《傅青主男科》,方具作者真名。有人誉其医作"立方固奇,立论甚正,聚数贤之心思,发古人之灵慧,审疾疢之几微,定医治之龟鉴"。实非过誉之辞。

傅山的《女科·产后编》又名《傅氏女科全集》《女科全集》,由《女科》与《产后编》合成,前者有多种单行本,又名《傅青主女科》《傅氏女科》《女科摘要》《女科仙方》。傅山的《女科·产后编》约成书于17世纪,1827年始有初刊本,共4卷。其中《女科》2卷,内容有带下、血崩、鬼胎、调经、种子、妊娠、小产、难产、正产、产后等10门,共77篇,论述妇产科各病证治。《产后编》2卷,内容有产后总论,产前产后方症宜忌,以及血块、血晕、厥症等共43种产科疾病的证治。

关于《女科·产后编》的内容究竟是否出自傅山之手,目前还有几种不同的意见,归纳起来有以下几种：①为傅氏医学手著，经后人篡改或抄袭而成；②为他人加工傅氏临床经验而成；③系别人托名写成。然而因该书内容简要，选方实用，而广为流传。

该书的学术特色，是议病不落窠臼，常有自己独特的见解。往往先提出纰缪的论点，再引导出正确的思路，写作上别具一格。临床辨证以奇经、脏腑、精气血为中心，治病突出扶正，对调补奇经、健脾、调肝、补肾诸法均有创新和发挥。清代运用奇经八脉的理论分析病因，遣方用药渐臻成熟，傅山便是推波助澜者。书中所用方剂极少是前人使用过的，这些方剂的创制，药味精简，君臣佐使非常分明，方名与病名对应，方意清晰可辨，有很高的临床疗效，这是该书流传甚广，深为临床医家喜爱的主要原因。其中的完带汤、易黄汤、清经散、两地汤、调肝汤、健固汤、安奠二天汤、通乳丹等，都是妇科领域脍炙人口的方剂。1983年，上海科学技术出版社出版的《中国医学百科全书·中医妇科学》中载方380余首，出自《傅青主女科》一书者，竟达45首之多（《石室秘录》2首，《辨证录》1首），为众书之冠。傅山制方之妙，由此可见一斑。该书是清代妇产科书籍中影响最大的一部著作，具有极高的临床参考价值。

二、中西医汇通派医家唐容川

唐宗海（1846—1897），四川彭县人，字容川。晚清著名医学家。早年学文，进士及第。因其父体弱多病，转而习医。后其父患吐血、下血证，仿医书施治无效，延名医亦无功，遂着意探索血证的诊治。他遍览医籍，探微索隐，深得《内经》《伤寒论》奥旨，在此基础上，探讨血证病因、病机，创制方药，达到"用治血证，十愈七八"的空前疗效，著成"理足方效"的《血证论》，弥补了此前血证理论和临床诊治的空白。此书一经问世，各地重复刊印，洛阳纸贵，仅百年间就有版本20余种，足资证明该书对后世影响之大。

唐氏反封建思想，不同意"男子血贵，女子血贱"的旧说。又认为"《内》《难》、仲景之书极为精确""宋元以来尤多纰缪"[29]，又表现了较浓厚的尊经思想。

唐氏所生活的晚清时期，西学东渐，尤其在医学方面，西医已经蜂拥而入，传教士的到来，西医书籍的翻译、建立西医学校、医院、吸收留学生，所有这些，都迅猛地冲击了中国的传统医学。人们开始接触、认识西方医学，并从中了解西方医学的真谛。面对几千年遗留下来的传统医学，自然而然会发现其中内容并非全部真确。唐宗海便是当时除了坚执认为中医完美无缺、无须改良和中医一无是处，必须摒弃之外，提出"中西汇通"一辞的有识之士，而成为我国医学史上"中西汇通派"的代表人物之一。他从保存发扬我国传统医药的愿望出发，力图证明中医并非不科学，认为中西医各有所长，亦各有所短，主张"损益乎古今""参酌乎中外"，并吸收了一些西方解剖生理学知识。在他的《血证论》中对中西医作过如此比较："近日西洋医法书传中国，与《内经》之旨多有抵牾，实则《内经》多言其神化，西洋多滞于形迹。以《内经》之旨通观之，神化可以盖形迹。然西人逐迹细求，未尝无一二通于神化者也。《内经》之旨，谓脾主消磨水谷，肝胆之气寄在胃中，以疏泄水谷。西医则云，谷入于胃，有甜肉汁来注以化之，又苦胆汁注于小肠以化之，与胃津合并化其谷食。《内经》所言化谷以气，西医所言化谷以汁，有此气，自有此汁。今人读《内经》，不知经文举精以盖粗，竟至得用而遗体，反不若西医逐迹以求，尚知谷食之化在于汁液也。但西医有此论而用药不经，不足为训。"[29]他所主张的汇通中西医，主要是用西医来印证中医，认为凡西医学中可以印证和说明中医古典医理之处，才是可取的，也反映其思想的局限性。

唐氏的著作除《血证论》外，尚有《中西汇通医经精义》《伤寒论浅注补正》《金匮要略浅注补正》《本草问答》《医易通说》《医学见能》《痢症三字诀》。前五部著作合称《中西汇通医书五种》。

唐氏在《中西汇通医经精义》中说："人身阴阳:譬之女子之胎,内有血衣是阴也,其外先有水衣包之,水衣包血衣,此即阳卫于外,阴乃得固之义。"还说:"就人身而论之,则在外者皮肉筋骨皆属阳,在内者五脏六腑皆属阴。若就人身分而论之,则背象天覆为阳,督脉统之,而太阳经全司之;腹象地载为阴,任脉统之,而太阴经全司之。再以脏腑分论之,则五脏主藏为阴,六腑主泻为阳。夫外为阳,而有腹背之阴阳者,阳中有阴阳也;内为阴,而有脏腑之阴阳者,阴中有阴阳也。人必先明天地阴阳之理,而后知人身之气化。西医剖割视验,人之背面前面左右内外,层析详矣,而不能将各层分出阴阳,则止知其形,不知其气,以所剖割只能验死尸之形,安能见生人之气化哉。"[29]认为中医有阴阳之分,而西医无阴阳之分,这应该是中医的高明之处。"人身总统阴阳者,只是任督两脉。任居前面,属胃属心,主后天;督居背脊,属肾,主先天。二脉交会,则在胞中,胞居大肠之前,膀胱之后,乃是油膜中一个夹室。……西法于水中取气,凡人口鼻之气,著物皆化为水,而肾中天一阳气,所生之水,则为癸水至者,癸水发于肾系之中,下入网油,而至于胞中也,此是督脉所司,先天肾中之阳,交于胞中,是水非血也,属先天之气分。其属后天血分者,则为冲任两脉,冲任丽于阳明,属后天,主奉心化血,阳明饮食所化之精汁上归于肺,奉心火之化,则色赤为血,既化成血,则由冲任两脉导引而下行,以入胞宫,与天癸之水会合。所谓任脉通者,盖任脉起于胞中,天一阳气所化之癸水,既从督脉下入胞中,则后天任脉,感阳气而通畅,其丽于任脉者,为太冲脉,亦得天癸之阳,而所化之阴血,更加盛满,于是阴血循冲任,亦下入胞中,与癸水会合则为经血,每月一行,是为月事,故曰月事以时下。"他用"西法于水中取气"与中医的以气化水进行融汇沟通。唐氏又说:"胞宫之蒂,发于肾系,下为一大膜,前连膀胱,后连大肠,中间一个夹室。男子丹田、气海,又名精室,女子又名子宫、血海。阴道之内,结束为子宫下口,可收可缩,又名子脏。仲景所称妇人脏躁,脏结痛引阴筋,皆指此言,血管全绕,网膜全包,一主气,一主血,交会于此,为生化之大源。"他借助西医的解剖学,描述了子宫的位置与周边器官的关系,及其功能。唐氏还用西医的消化生理解释津液的敷布:"西医言甜肉汁入胃化谷,苦胆汁入胃化谷,同一意也,即化为汁,腾布于上,得肺气之化则色白,妇人之乳汁是矣。"[29]

唐容川在《血证论》中提出瘀血带下的新观点:"带漏虽是水病,而亦有挟瘀血者,以血阻气滞,因生带浊,小调经汤随寒热加减治之。"[29]在临床用药上另辟蹊径。他认为:"子痫者,血分之风也。"[29]认定子痫属于内风,从血分来治疗。他认为产后身痛属于瘀血停留。他说:"既产之后,身痛腰痛,恶血不尽,阻滞其气,故作痛也。盖离经之血,必须下行不留,斯气无阻滞,自不作痛,又能长生新血。若瘀血不去,则新血不生,且多痛楚,宜归芎失笑散及生化汤治之。夫产后百脉空虚,亟宜补血,而犹力主去瘀者,瘀血不去,则新血断无生理。"在《血证论》有专门讨论妊娠期肺结核病的"抱儿痨",这是对孕妇肺结核病最早的专论。书中说:"世谓妇人有胎,复得咳嗽发热骨蒸,或吐血,或梦交,名为抱儿痨。其胎不能孕满十月,或七八月,或五六月,胎便萎堕,儿不长成。其每坐产之后,不得满月,定然废命。古书不见名论,俗医又无治法,世皆以死证目之,而死者果相接踵,良可哀也。"还说:"夫抱儿痨之病根虽在胞,而其受病,则在于肺。抱儿痨,困惫之极,胎不能保,则亦无须存胎,但以保产母为急……听其安可也,堕亦可也,胎既下后,但照正产,按法治之,去瘀生新,自无不愈。"认为:"夫胎前属实热,产后属虚寒,平人大抵然也。至于病抱儿痨者,胎前之病,无一非热;至于产后,则不尽虚寒。盖胎前已病阴虚,而产后去血过多,其阴愈虚,发热发咳,尤属萎燥之极。若徒守产后宜温补之说,鲜不促命。"并提出:"治抱儿痨以保养肺金为第一要法,清燥救肺汤、紫菀散。"[29]唐容川提出妊娠肺结核病容易发生早产、胎儿发育不良,产妇常于产后病情恶化而死亡,不主张竭力保胎,而以保全母体为首务。认为该病多属阴虚,即使产后亦忌温补,应以保养肺金为治疗大法。唐容川的真知灼见,丰富了妇产科的临床治疗,具有指导性意义。此外,他的"胎之未生,气载之,胎之将产,气运之。知此,则知护胎者必调气,催生者必行气。而治一切血证皆宜治气,均可于此悟出。""产后气下泄,故多脱证。吐血气上逆,故少脱证。吐血之脱证皆宜降,产后之脱证则宜升,此绝不同。""夫水火气血,固是对子,然亦互相维系,故水病则累血,血病则累气。""失血家往往水肿,瘀血化水,亦发水肿,是血病而兼水也。"[29]均是他妇产科临床经验的结晶。他是中医妇科水血学说的倡导者。

唐容川是我国提倡中西医汇通的代表人物,对于推进中西医汇通起到了积极的作用。他的《血证论》一书,是对血证理论和临床诊治的创新。妇女以血为本,诸多疾病常与血证相关,所以,唐容川的血证学说,是对中医妇产科学的一大补充。

三、张锡纯

张锡纯(1860—1933),清末至民国间医家,字寿甫。河北盐山人。近现代中医学界的医学泰斗,时称医林四大家。自幼学习四书五经,欲走科举之路。父通医,清末科举废,遵父嘱青年时期开始学习中医。1911年前以教书为主要职业。辛亥革命后应德州驻军统领之聘,任军医正数年,开始专业行医生涯。30岁后自习西医,并试图吸收西医之长补充中医,是中西医汇通派的代表人物之一。1918年受聘到沈阳开办立达中医院,担任院长,该院为中国近代第一所中医式医院。他提倡中西医合作,声名大噪。1928年在天津办国医函授学校,设立中西汇通医社,培养后继人才。临证讲究细察病情,建立完整病历记录。用药不拘成说,有"用药以胜病为主不拘分量之多少"论,大胆实验药物特殊效能。他汇集10余年经验之方,方后缀以诠释与医案,采西人之说与方中义理相发明,撰辑《医学衷中参西录》8卷。曾力主沟通中西医学,主张以中医为主体,取西医之长,补中医之短,借鉴西医关于脏腑位置、心脏结构、血液循环、肾上腺功能等生理学知识,阐释中医学相关的传统观点,以中医藏象学说与西医解剖生理互证以发明中医理论;借鉴病原微生物、充血、出血等西医知识,补充中医病因病机学说的不足;根据中药的化学成分,探讨中西药物的性能和功用,尝试中西药并用,倡导"衷中参西"。其学术思想和实践对中西医结合产生了颇大影响,开辟了中西医汇通的新思路。

虽然,张锡纯并非以妇科鸣,然而他对于中医妇科的创建颇多,影响甚大,在民国医家中是不可不提的人物。

张锡纯的《医学衷中参西录》内容分为医方、药物、医话和医案四部分。他创制的妇产科方剂有玉烛汤、理冲汤、理冲丸、安冲汤、固冲汤、温冲汤、清带汤、加味麦门冬汤、寿胎丸、安胃汤、大顺汤、和血熄风汤、滋阴清胃汤、滋乳汤、消乳汤、升肝舒郁汤、资生通脉汤等17首,治疗涵盖经、带、胎、产、杂病的范围。其中,以理冲汤和寿胎丸最为著名,为诸多妇产科著作必定援用之方。在现代妊娠安胎的治疗中,使用寿胎丸的频率,不亚于产后病之使用生化汤。

在妇科领域,张锡纯十分重视奇经八脉理论的运用。在活络效灵丹条文中称:"热在大肠者,其热可随降药俱下,然又必所用之下药为咸寒之品,若承气汤是也。今其热,原郁于奇经冲任之中,与大肠无关,冲任主血,而活络效灵丹诸药品,皆善入血分,通经络,故能引龙胆、楝子直入冲任,而消解其郁热。况其从前所服之下药,原非咸寒之品,是以从前不效,而投以此药,则随手奏效也。"在温冲汤条文中说:"人之血海,其名曰冲。在血室之两旁,与血室相通。上隶于胃阳明经,下连于肾少阴经。有任脉以为之担任,督脉为之督摄,带脉为之约束。阳维、阴维、阳跷、阴跷为之拥护,共为奇经八脉。此八脉与血室,男女皆有。在男子则冲与血室为化精之所,在女子则冲与血室实为受胎之处。《内经·上古通天论》所谓'太冲脉盛,月事以时下,故有子'者是也。是以女子不育,多责之冲脉。郁者理之,虚者补之,风袭者祛之,湿胜者渗之,气化不固者固摄之,阴阳偏胜者调剂之。冲脉无病,未有不生育者。"在清带汤条文中说:"带下为冲任之证。而名谓带者,盖以奇经带脉,原主合同束诸脉,冲任有滑脱之疾,责在带脉不能约束,故名为带也。然其病非仅滑脱也,若滞下然,滑脱之中,实兼有瘀滞。其所瘀滞者,不外气血,而实有因寒因热之不同。"在《医学衷中参西录》中可以见到"阻塞奇经之经络""外感伏邪窜入奇经""伏气下陷于奇经""此奇经八脉中冲脉发出之气也""若于方中再少加辛香之品,引其温暖之力以入奇经"等与奇经相关的诊断、治疗论述。在他的方剂中就有以理冲、安冲、固冲、温冲来命名的。

《医学衷中参西录》的药物部分对79种药物提出解读,其中一些药物的妇产科功效颇有真知灼见,对后世启发良多。如石膏,"要知产后无外感之热,石膏原不可用。若确有外感实热,他凉药或在所忌,而独不忌石膏,以石膏之性非大寒,乃微寒也"。如玄参,"愚生平治产后外感实热,其重者用白虎加人参汤以玄参代方中知母"。如当归,"至于女子产后受风发搐,尤宜重用当归,因产后之发搐,半由于受风,半由于血虚(血虚不能荣筋)。当归既能活血以祛风,又能生血以补虚,是以愚治此等证,恒重用当归一两,少加散风之品以佐之,即能随手奏效"。如三棱、莪术,"药物恒有独具良能,不能从气味中窥测者,如三棱、莪术性近和平,而以治女子瘀血,虽坚如铁石亦能徐徐消除,而猛烈开破之品转不能建此奇功,此三棱、莪术独具之良能也。而耳食者流,恒以其能消坚开瘀,转疑为猛烈之品而不敢轻用,几何不埋没良药哉"。如乳香、没药,"乳香、没药不但流通经络之气血,诸凡脏腑中,有气血凝滞,二药皆能流通之。医者但知其善入经络,用之以消疮疡,或外敷疮疡,而不知用之以调脏腑之气血,斯岂知乳香、没药者哉"。如鸡内金,"女子干血劳之证,最为难治之证也,是以愈者恒少。惟善用鸡内金者,则治之多能奏效。愚向为妇女治病,其廉于饮食者,恒白术与鸡内金并用"。如水蛭,"凡破血之药,多伤气分,惟水蛭味咸专入血分,于气分丝毫无损。且服后腹不觉疼,并不觉开破,而瘀血默消于无形,真良药也。愚治妇女月闭癥之证,其脉不虚弱者,恒但用水蛭轧细,开水送服一钱,日两次。虽数年瘀血坚结,一月可以尽消"。

张锡纯经常凭借药物的成分作为临床用药的依据。譬如"石膏之质原为硫养轻钙化合而成,其性凉而能散,有透表解肌之力,为清阳明胃腑实热之圣药,无论内伤、外感用之皆效,即他脏腑有实热者用之亦效"。如代赭石,"其原质为铁养化合而成,其结体虽坚而层层如铁锈(铁锈亦铁养化合),生研服之不伤肠胃,即服其稍粗之末亦与肠胃无损"。再如地黄,"地黄生用,其凉血退热之功,诚优于玄参。西人谓其中函铁质,人之血中,又实有铁锈。地黄之善退热者,不但以其能凉血滋阴,实有以铁补铁之妙,使血液充足,而蒸热自退也"。还有朱砂,"为汞五硫一化合而成……愚从此知朱砂善化霍乱之毒菌"。"盖牡蛎之原质,为炭酸钙化合而成,其中含有沃度(亦名海典),沃度者善消瘤赘瘰疬之药也。"再如鸡内金,"鸡之脾胃也,其中原含有稀盐酸,故其味酸而性微温,中有瓷、石、铜、铁皆能消化,其善化瘀积可知"。他用中药配合"西药麦角"治愈血崩。在他的书中,还提及抱水(水合氯醛)、留苦(硫酸镁)、百布圣(胃蛋白酶)等西药。在当时年代,能够掌握一些中药成分和西药的中医师,真是凤毛麟角。

在《医学衷中参西录·医案》中收录"妇女科"医案计 13 则(他的验案则更多分散于其他各个部分内容之中),其中有一则医案颇值得阅读,收录于下:

产后手足抽掣

天津于氏妇,年过三旬,于产后得四肢抽掣病。

病因:产时所下恶露甚少,至两日又分毫恶露不见,迟半日遂发抽掣。

证候:心中发热,有时觉气血上涌,即昏然身躯后挺,四肢抽掣。其腹中有时作疼,令人揉之则少瘥,其脉左部沉弦,右部沉涩,一息四至强。

诊断:此乃肝气胆火,挟败血上冲以瘀塞经络,而其气火相并上冲不已,兼能妨碍神经,是以昏然后挺而四肢作抽掣也。当降其败血,使之还为恶露泻出,其病自愈。

处方:怀牛膝一两　生杭芍六钱　丹参五钱　玄参五钱　苏木三钱　桃仁三钱,去皮　红花二钱　土鳖虫五大个,捣　红娘虫即樗鸡,六大个,捣

共煎汤一盅,温服。

效果:此药煎服两剂,败血尽下,病若失。

第五节　有关妇产科学的其他文献资料

和明代一样,清代的妇女同样深受封建礼教的迫害。清代早婚之风反盛,《通礼》中规定,男 16 岁、女 14 岁可以嫁娶。对此,清廷新派梁启超于 1902 年特书《禁早婚议》,指出早婚害于养生,害于传种,害于养蒙,害于修学,害于国计的五大害处。他认为男子三十、女子二十五是最佳婚龄,并提出已早婚的应节制生育,"行避孕之法"[67]。汪士铎也提出"广施不生育之药""生三子者倍其赋"[68]等节制生育的措施。

民国时期,规定男子未满 18 岁,女子未满 16 岁的不得结婚。

中华人民共和国成立之后,于 1950 年通过了婚姻法,法定严格实行一夫一妻制,婚龄为男 20 岁,女 18 岁。并规定直系血亲,或同胞的兄弟姊妹和同父异母或同母异父的兄弟姊妹,不能结婚;五代内的旁系血亲间禁止结婚;花柳病或精神失常未经治愈,患麻风病或其他医学上认为不应该结婚的患者,均在禁止结婚之例。

《清史稿》记载,康熙十三年(1674),东阳某姓一妇"一产猕猴,手爪俱备";又记载,"十六年(1677),毕节民彭万寿女七岁出痘,及愈,变为男";"十七年春(1678),清河民家生子无首,两目在乳,口在脐"[69]。诸如此类的记载,为数不少。

褚人获《坚瓠集》中记载,长安刘氏之妇,六十二而育女[70]。这是少见的老年妇女生育的史料。

纪昀在《阅微草堂笔记》中记载:"壬戌、癸亥间(1742—1743),村落男妇,往往得奇疾:男子则尻骨生尾,如鹿角如珊瑚枝;女子则患阴挺,如葡萄如芝菌。"[71]提及阴挺的地方性发病现象。

钱泳的《履园丛话》记载,乾隆初年(1736 年稍后),"歙县槐塘地方有程姓者,产二男,背脊相连,啼声甚响。乃将琴弦作弓锯之,分而为两,以药敷之,不数日平,复生肌矣"[72]。这是我国有关连体婴儿手术分离成功的最早报道。

1829 年,郎锦麒在《检验集证·检验合参合刻》中介绍了许多堕胎的鉴定案例,作为法医鉴定的依据,其中有"打胎未下身死""堕胎身死""堕胎冒风身死"等,其中有因服红花、麝香打胎未下身死(中毒)者,有堕胎以后感染身死者,具有一定的参考价值。

小　结

清代妇产科书籍的数目极其宏富,是历代妇产科著作最多的朝代,妇产科的理论也从粗糙走向缜密,临床水平也越发提高。清晚期,开始溶进西方妇产科学的内容,出现了一批主张中西医汇通的医家,开辟了中西医汇通的妇产科学的新途径。

民国期间,由于民族虚无主义的影响,出现歧视中医,扼杀中医的现象,使中医妇产科的发展受到极大的阻碍,尤其是传统产科,逐渐走向衰亡。与此同时,西医妇产科学却得到了较大的发展。

新中国成立以后,落实了党的中医政策,中医事业有了新的生机,中医妇产科学又获得了发展,产生了中医、西医和中西医结合的三支妇产科队伍,为中国和世界的妇产科事业作出了贡献。

主要参考文献

［1］李经纬,林昭庚.中国医学通史(古代卷)［M］.北京:人民卫生出版社,2000.

［2］石寿棠.医原［M］.王校华,点注.南京:江苏科学技术出版社,1983.

［3］陕西省中医研究所革委会《医林改错》三结合评注小组.《医林改错》评注［M］.北京:人民卫生出版社,1976.

［4］柳长华.李时珍医学全书［M］.北京:中国中医药出版社,2003.

［5］黄英志.叶天士医学全书［M］.北京:中国中医药出版社,1999.

［6］王旭高.王旭高临证医案［M］.朱建平,许霞,点校.北京:学苑出版社,2012.

［7］李刘坤.吴鞠通医学全书［M］.北京:中国中医药出版社,2002.

［8］傅山.傅青主女科［M］.上海:上海科学技术出版社,1959.

［9］严洁,施雯,洪炜.得配本草［M］.姜典华,姜洪涛,姜典勋,等校注.北京:中国中医药出版社,1997.

［10］王燕昌.王氏医存［M］.南京:江苏科学技术出版社,1983.

［11］林佩琴.类证治裁［M］.刘荩文,主校.北京:人民卫生出版社,2000.

［12］薛生白,也是山人.扫叶庄医案　也是山人医案［M］.上海:上海科学技术出版社,2010.

［13］萧埙.女科经纶［M］.北京:中国中医药出版社,1999.

［14］单南山.胎产指南［M］.北京:人民军医出版社,2012.

［15］郑元良.郑氏家传女科万金方［M］.何清湖,等点校.北京:中医古籍出版社,1998.

［16］竹林寺僧人.竹林寺女科二种［M］.由昆,等点校.北京:中医古籍出版社,1993.

［17］沈又彭.沈氏女科辑要［M］.南京:江苏科学技术出版社,1983.

［18］萧埙.女科经纶［M］.太原:山西科学技术出版社,2012.

［19］许叔微.普济本事方［M］.上海:上海科学技术出版社,1959.

［20］齐仲甫.女科百问［M］.上海:上海古籍书店,1983.

［21］田思胜.冯兆张医学全书［M］.北京:中国中医药出版社,1999.

［22］叶桂.叶氏女科证治［M］.北京:中国中医药出版社,2015.

［23］孙中堂.尤在泾医学全书［M］.北京:中国中医药出版社,1999.

［24］曹炳章.中国医学大成·程杏轩医案［M］.上海:上海科学技术出版社,1990.

［25］林慧光.陈修园医学全书［M］.北京:中国中医药出版社,1999.

［26］吴谦,等.医宗金鉴［M］.北京:人民卫生出版社,1973.

［27］裘吉生.珍本医书集成·外科妇科儿科类［M］.上海:上海科学技术出版社,1986.

［28］沈洪瑞，梁秀清.中国历代名医医话大观（上）［M］.太原:山西科学技术出版社,1999.

［29］王咪咪，李林.唐容川医学全书［M］.北京:中国中医药出版社,1999.

［30］郑洪新，李敬林.周学海医学全书［M］.北京:中国中医药出版社,1999.

［31］盛增秀.王孟英医学全书［M］.北京:中国中医药出版社,1999

［32］王严士.市隐庐医学杂著［M］.李紫慕，李鸿涛，李哲，注.北京:人民军医出版社,2012.

［33］闫纯玺.胎产心法［M］.北京:人民卫生出版社,1988.

［34］张璐.张氏医通［M］.太原:山西科学技术出版社,2010.

［35］叶桂.叶氏女科证治［M］.北京:中国中医药出版社,2015.

［36］林佩琴.类证治裁［M］.王雅丽，校注.北京:中国医药科技出版社,2011.

［37］程国彭.医学心悟［M］.北京:人民卫生出版社,1963.

［38］许廷哲.保产要旨［M］.迎曦书屋刻本,1806（嘉庆十一年）.

［39］亟斋居士.达生编［M］.上海:上海古籍出版社,1996.

［40］何松庵，浦天球.女科正宗［M］.北京:中医古籍出版社,1994.

［41］陈熠.喻嘉言医学全书［M］.北京:中国中医药出版社,2003.

［42］裘吉生.珍本医书集成［M］.上海:上海科学技术出版社,1986.

［43］柴得华.妇科冰鉴［M］.北京:中医古籍出版社,1995.

［44］陈治.济阴近编［M］.叶平，张丽，叶骞，等校注.北京:中国中医药出版社,2015.

［45］唐千顷.增广大生要旨［M］.叶灝，增订.松郡华署东穆瑞钊刻印,1858（清咸丰八年）.

［46］高鼓峰.医家心法［M］.王新华，校点.南京:江苏科学技术出版社,1983.

［47］王孟英.回春录新诠［M］.周振鸿，重按.长沙:湖南科学技术出版社,1982.

［48］陈莲舫.近代中医珍本集·女科秘诀大全［M］.杭州:浙江科学技术出版社,2003.

［49］张聿青.张聿青医案［M］.上海:上海科学技术出版社,1963.

［50］单南山.胎产指南［M］.张晋峰，杨威，李哲，等校补.北京:人民军医出版社,2012.

［51］刘洋.徐灵胎医学全书［M］.北京:中国中医药出版社,1999.

［52］叶天士，等.三家医案合刻、沈氏医案［M］.吴寿金，校.上海:上海科学技术出版社,2010.

［53］孙洽熙.黄元御医学全书［M］.北京:中国中医药出版社,1999.

［54］沈金鳌.妇科玉尺［M］.北京:中国中医药出版社,2015.

［55］柳长华.陈士铎医学全书［M］.北京:中国中医药出版社,2001.

［56］张锡纯.医学衷中参西录［M］.石家庄:河北人民出版社,1977.

［57］王维德.外科证治全生集［M］.北京:人民卫生出版社,2006.

［58］宋濂，等.元史［M］.北京:中华书局,1966.

［59］朱建平.百年中医史［M］.上海:上海科学技术出版社,2016.

［60］王韬.格致书院课艺第十一册·胡永吉答卷［M］.上海图书集成印书局印本.1893（光绪十九年）.

［61］张山雷.沈氏女科辑要笺正［M］.上海:上海卫生出版社,1958.

［62］王学权.重庆堂随笔［M］.施仁潮，蔡定芳，点注.南京:江苏科学技术出版社,1986.

［63］王宏翰.医学原始［M］.陈熠，编选.王翘楚，审定.上海:上海科学技术出版社,1989.

［64］恽铁樵.临证笔记·论医集［M］.太原:山西科学技术出版社,2010.

［65］郭霭春.中国医史年表［M］.哈尔滨:黑龙江人民出版社,1978.

［66］吴汝纶.吴汝纶全集［M］.施培毅，徐寿凯，校点.合肥:黄山书社,2002.

［67］张品兴.梁启超全集［M］.北京:北京出版社,1999.

［68］汪士铎.汪梅翁乙丙日记·汪梅村年谱稿［M］.邓之诚，辑录.赵宗复，编.台北:文海出版社,1967.

［69］赵尔巽，等.清史稿［M］.北京:中华书局,1977.

［70］褚人获.坚瓠集［M］.上海:上海古籍出版社,1996.

［71］纪昀.阅微草堂笔记［M］.上海:上海古籍出版社,2016.

［72］钱泳.履园丛话［M］.张伟，校点.北京:中华书局,1979.

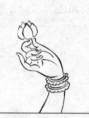

附 一

中医妇产科发展史大事记

年代	大事	出处
商		
武丁时期	已有关于不孕、难产、胎动不安等妇产科疾病的记载	胡厚宣《殷人疾病考》 詹鄞鑫《卜辞殷代医药卫生考》
商末	对分娩时产门是否裂伤的记录	《诗经》
	提倡胎教	《列女传》
周		
公元前 11 世纪	发现"使人无子"或"宜子""不字""宜女子"的药物	《山海经》
春秋		
公元前 722 年	记载足先露的分娩及过期分娩 预测胎儿性别	《左传》
	反对同姓结婚,以防影响繁衍 提倡女子晚婚"二十而嫁"	《周礼》
战国		
	提出妊娠十月中胚胎逐月发生变化和妊娠期间的摄养 产生了预防难产、养育胎儿,求子助孕的方剂 意识到求嗣是男女双方的事 已有助产的措施	《胎产书》
	记载子痫的病因、临床表现与治疗 女子小便癃闭的治疗、产痫的治疗 已经使用类似于月经带一样的布织物	《五十二病方》

续表

年代	大事	出处
	称子宫为"女子胞""胞"或"子处",属于"奇恒之府"	《黄帝内经》
	论述女子出生、发育、衰老过程中出现初潮、孕育、绝经等生理变化	
	提出妇人"有余于气,不足于血"的论点	
	认为五脏功能的失常、情志因素、失血、误治等,均可以导致闭经	
	认为温热病、情志因素可以导致血崩	
	提出妇科肿瘤的鉴别诊断与治疗。督脉与不孕的关系;妊娠脉象诊断	
	提出"有故无殒,亦无殒"的主张	
	通过观察人中沟来推测子宫的病变	
公元前 5 世纪	妇科医生——带下医的出现	《史记》
公元前 306 年	关于两性畸形的记载	《汉书》
秦		
秦汉时期	通过检查(泡入水中)识别血块包裹的胚胎组织	《睡虎地秦墓竹简》
	妇产科药物学知识的丰富,标明妇产科功效的药物有 85 味,涉及妇产科疾病 20 多种	《神农本草经》
汉		
	淳于意用莨菪治疗难产成功	《史记》
	出现专职的妇科医生宫廷内堕胎;反对早婚	《汉书》
公元前 64—前 3 年	报道女性假两性畸形	《汉书》
27—约 97 年	反对多产	《论衡》
2 世纪中—3 世纪	将恶阻、胞阻、妊娠腹痛、妊娠合并子宫肌瘤、产后发热、产后腹痛、产后下利、脏躁、崩漏下血、月经先期、经水不利、热入血室、转胞、阴吹等疾病分为妊娠、产后、杂病三类提出治疗	《金匮要略》
	提出产后三病,突出津血在妇女产褥过程中的重要作用	
	提出虚、积冷、结气为妇科病的病因	
	提出食物的致畸作用	
	阴道外用药已有丸、散、洗剂的剂型	
汉末	妇产科药物学知识不断丰富,标明妇产科功效的药物 140 种	《名医别录》
	发现具有促使女子性功能亢奋的药物	
	提出产后破伤风、胞衣不下、产后血晕、恶露不绝等疾病的治疗	
	华佗使人用手探取滞留不下的死胎	《汉书》

续表

年代	大事	出处
魏		
225 年	报道一妇人从右腋生、小腹下出,其母无他异痛,疮口愈合,母子平安无害,可能是我国第一例子母存活的剖腹产手术	《三国志》
晋		
3 世纪	论述了特殊周期的生理性月经——居经、避年妊娠早期周期性子宫少量出血——激经 论述了月经与津液之间的关系,提出了津液损伤可致月经失调。从脉学的角度推测崩漏的预后 提出闭经与妊娠的鉴别诊断 根据中冲脉测定妊娠的月份 提出临产的脉症 介绍羊水早破(孤浆预下) 提出五色带下,认识到带下的危害性 根据孕妇腹壁温度推测胎儿存活情况 讲究经期卫生,反对经期性生活	《脉经》
	论述传染性热病引起孕妇出血,并损伤胎儿	《王叔和脉诀》
4 世纪初	认为分娩时骨盆的关节(耻骨联合、骶髂关节)松弛、活动度增大 详细确切记载了子痫的症状与治疗 治疗横产(横位分娩)和足先出(臀位分娩),提出预防难产的方剂 提倡产后的卫生保健 从优生学的角度实行堕胎,有意识地运用避孕药物	《小品方》
306 年	1 例两性畸形的记载	《晋书》
317 年	1 例女性外生殖器异位(在腹部)的记载	
419 年	1 例女性阴蒂过长的记载	
南北朝		
465 年	妇科第一部肿瘤专书的出现——《疗妇人瘕》	《中医大辞典·医史》
473 年	多产多胎的报道(一产四男,四产十六男)	《魏书》
473—476 年	报道针刺引产	《南史》
	认为某些妇女疾病不适宜结婚	《梁书》
	主张妇女节制性生活,认为父母年龄与体质可以影响下一代的健康,提倡晚婚,认为早育、多产要影响母子健康	《褚氏遗书》
	提出子宫下垂与举重物有关	《集验方》
	女性性慰式治疗	《太清经》

续表

年代	大事	出处
473—476 年	徐之才论述十月养胎的理论	《备急千金要方》
	妇产科药物剂型的丰富——《杂汤丸散酒煎薄贴膏汤妇人少小方》	《中国医籍考》
559—560 年	已能准确推算预产期 报道地方性遗传性畸形——骈指、骈趾	《北史》
隋		
610 年	妇产科病因病机学说的诞生 提出月经是经络之余的论点 提出倒经的现象 提出漏下与带下的概念 提出种子先调经的论点 认识到羊水过多可致胎儿宫内死亡;羊水过少可致胎儿发育不良,活动受限,与羊膜粘连,甚至胎儿宫内死亡。羊水在分娩过程中可起到润滑产道的作用,羊膜早破可致难产或胎儿宫内死亡 提出妊娠患病时的去病养胎与去胎保母的主张 提出产后血晕虚实的鉴别 记载坐式分娩与卧式分娩 认为恶露不绝可断不可断应根据瘀血有无决定	《诸病源候论》
	用醋涂口鼻或饮醋,治疗产后血晕	《心经方》
	提出妊娠期间禁用药 82 种 无脑儿的记载	《产经》
唐		
659 年	根据药物的妇产科功效加以分类	《新修本草》
7 世纪中叶	认为过早临盆易致难产 用启齿灌药或鼻饲法治疗产后血晕	《产图》 《图经》
	列妇人病于众疾之首,认为要"妇人别立方" 产后护理摄生学的出现 出现葡萄胎的记载 产蓐期破伤风称为蓐风	《备急千金要方》
678 年	报道连体婴儿及其分离手术,但未成功	《新唐书》
682 年	妇女讲究卫生与美容	《千金翼方》
8 世纪初	阴道内药物引产	《广济方》
750 年	记载蹲式分娩,开始出现助产	《外台秘要》
	提出"试痛"的概念,以区别"痛作阵来"的子宫有规律性收缩 活血化瘀法治疗产后恶露不绝	《产乳集验方》

续表

年代	大事	出处
852 年	将胎动不安分母病与子病,区别治疗 根据胎动与否以及母体颜面、唇舌色泽变化推断胎儿存活与母体安危的情况。产生具有安胎与下死胎的双相性作用的方剂——佛手散 产生预防传染性热病影响胎儿,导致堕胎的方法。产后按摩下腹、帮助子宫缩复。炼蜜成栓纳肛中治疗产后便秘	《经效产宝》
	催产术的运用 运用马齿苋催生 胎儿过大可引起难产,并提出食忌	《产书》
	民间出现卖堕胎药的专业户	《名医录》
宋金元		
978—992 年	运用兔脑等具有类似脑垂体后叶素功效的药物催生	《太平圣惠方》
1076 年	太医局下设九科,产科为其中之一,这是妇产科独立分科的标志	《宋史》
1078—1085 年	开始妇产科理论教育,设有教授、助教等教学人员	《元丰备对》
1098 年	介绍横位、臀位、额位、脐带缠绕等因素引起难产的手法治疗,这是有效助产的开端	《十产书》
1099 年以前	庞安时按摩子宫助产	《宋史》
1127 年前后	记载产道异常引起的难产 妊娠遗尿与羊水早破的鉴别 记载产后三冲 将月经色、质的异常当做临床辨证的依据 记载葡萄胎的鉴别诊断与治疗	《陈素庵妇科补解》
12 世纪中期	主张妊娠抑阳助阴的治则	《普济本事方》
1184 年前	初虞世提出"妇人生产须使之自能通晓,方为尽善,斯乃至论"	《备产济用方》
1200 年以前	以湿热论治带下 提出"妇人童幼天癸未行之间,皆属少阴;天癸既行,皆从厥阴论之;天癸已绝,乃属太阴经也"	《河间六书》
1228 年以前	用钩钩取死胎	《儒门事亲》
1237 年	内服中药检验妊娠 阴道内运用润滑剂来治疗羊膜早破,羊水流失过多引起的难产 类似阴道窥镜器械的运用	《妇人大全良方》
1264 年	带下与崩漏概念的明确区分 提出产前顺气安胎,产后扶虚消瘀的论点	《仁斋直指方论》

续表

年代	大事	出处
1265 年	介绍一生经闭不通,非药所治的石女	《女科万金方》
	北宋时民间已出现专业产科医生	《东京梦华录》
1266 年	提出催生药物的运用时机 用手进行产后清宫术	《类编朱氏集验医方》
	南宋时民间已出现产药铺	《梦粱录》
	宋代妇产科阴阳、气血学说已经产生,辨证论治也已出现,经、带、胎、产序列业已确立	
1285 年	太医院十三科中设产科兼妇人杂病,开始重视妇人杂病 禁止贩卖堕胎药	《元典章》
1297 年	观察妇女乳头色泽的变化,诊断妊娠	《儒吏考试程式》
1347 年	描述子宫输卵管形态 提出调经方面气主血配的理论	《格致余论》
	提出产前清热养血,产后大补气血	《丹溪心法》
	用导尿术治疗妇女转胞	《卫生宝鉴》
明		
1536 年	提出治崩三步法——塞流、澄源、复旧	《丹溪心法附余》
1547 年	子痫已转向内风来治疗 用油纸烧灼断脐	《校注妇人良方》
16 世纪中期	描述 5 种女子先天性生殖器畸形,伴有生理性缺陷的"五不女"	《广嗣纪要》
1575 年	测定预产期为 270 天	《医学入门》
1590 年	介绍一生无月经而可以怀孕的暗经	《本草纲目》
16 世纪下半期	已有避孕药丹和解除避孕作用、促使复孕的药物	《邯郸遗稿》
1617 年	运用腐蚀法治疗早期乳腺癌 运用含砷剂治疗梅毒	《外科正宗》
1624 年	对子宫位置的描述 通过阴道触摸子宫	《类经附翼》
	治愈胎儿死亡综合征 1 例	《产鉴》
	报道药物排出石胎 1 例	《古今医统》
	记载器械钩取来引产	《明史》
1633 年	提出"生人之率"来反映人口增长情况	徐光启

续表

年代	大事	出处
清		
1695 年	提出产后三审——审少腹痛否,以验恶露有无;审大便通否,以验津液盛衰;审乳汁行否以及饮食多少,以验胃气强弱	《张氏医通》
1715 年	提出临产六字真言——睡、忍痛、慢临盆	《达生篇》
1736 年稍后	报道连体婴儿分离手术成功	《履园丛话》
1830 年	描述胎盘、羊膜、脐带的形态与胚胎发育的情况用活血化瘀方剂种子、安胎	《医林改错》
1861 年	提出女子的气质学说	《医原》
1866 年	提出生理性带下	王评《沈氏女科辑要》
1875 年晚清	产科毁胎术的运用西方医学传入我国——妇产科医籍的传入与医院的设立、国内出现中西汇通派	《王氏医存》
1860 年	在我国第一次施行胚胎截开术	《中国医史年表》
1875 年	在我国第一次施行卵巢肿瘤切除术	
1892 年	第一次为产妇剖腹取胎	

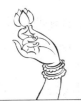

附 二

中华人民共和国成立以前妇产科著作名录（按拼音排序）

书名	卷数	存佚	作者	朝代	成书或刊印年代
安胎保产全书	1卷	存	钱养庶	明	明末
安亭茅氏世传女科	1卷	存	茅友芝	明	1489年
百发百中		存	不著撰者	清	刊于1888年
半产论			张氏	明	
宝产全书（即《保产全书》）			何炫	清	
保产备要			冯秉枢	清	
保产备要			劳潼	清	
保产回生方		存	不著撰者	清	刊于1908年
保产汇编	4卷	存	柯炼	清	1779年
保产机要	1卷	存	柯炼	明	刊于1787年
保产机要	1卷	存	汤处士	明	
保产机要			李鸣	清	
保产机要	1卷		魏祖清	清	
保产集			高宇泰	清	
保产集	1卷	存	不著撰者		
保产辑要			赵胜千	清	
保产节要			许廷哲	清	
保产金丹	4卷	存	刘文华	清	约1849年
保产经验简便良方		存	蔡氏	清	
保产良方			邵友濂	清	1893年

续表

书名	卷数	存佚	作者	朝代	成书或刊印年代
保产良方		存	孙奎台	清	1873 年
保产篇(又称《保产集》)			邹成东	清	
保产全书	2 卷	存	曹弼臣	明	
保产全书	2 卷		张坦	清	
保产万金			不著撰者	清	1744 年
保产万金经	1 卷	存	许承尧	清	1890 年
保产万全经		存	不著撰者	清	1683 年
保产万全经	2 卷	存	冯兆张	清	1890 年
保产万全书	1 卷	存	陈治道	明	刊于 1613 年
保产心法全婴心法			石天基	清	1795 年
保产要书			王作楫	清	
保产要旨	4 卷	存	许廷哲	清	刊于 1806 年
保产益书			谈维曾	清	
保产育婴	2 卷	佚	不著撰者	明之前	
保产育婴			不著撰者	清	1834 年
保产育婴录	2 卷	存	不著撰者 周敏学校	明	1528 年
保产摘要			杨雨森	清	
保生汇编	20 卷	存	味琴氏	清	1876 年
保生集			不著撰者		
保生集福录	5 卷	存	不著辑者		
保生集要	1 卷		张文邃	明	
保生集要	1 卷	存	黄阳杰	清	1798 年
保生录					
保生篇			瓯斋居士	清	1715 年
保生三种合编		存	何子愚	清	1896 年
保生碎事	1 卷	存	汪淇	清	1665 年
保生胎养良方	1 卷	存	葛元煦	清	刊于 1876 年
保生造福录	5 卷	存	不著撰者	清	1911 年
保室方			不著撰者	明之前	
保胎方论			王实颖	清	刊于 1821 年
保胎回生方		存	不著撰者	清	刊于 1908 年
备产济用方		佚	虞流	宋	1140 年后
便产须知	2 卷	存	颜汉	明	刊于 1500 年

续表

书名	卷数	存佚	作者	朝代	成书或刊印年代
辨疑集	3 卷		不著撰者	明之前	
参释济阴纲目			金德生	明	
产宝			皇甫泰	明	
产宝	1 卷		朱震亨（托）	元	
产宝		存	倪枝维	清	1728 年
产宝百问		存	郑文康编，陈犹兴重订	清	1688 年
产宝百问	2 卷	存	诸寿麟	清	1812 年
产宝百问	5 卷	存	朱震亨（托）	元	刊于明末
产宝百问方论		存	薛仲甫	清	1680 年
产宝百问万金方	2 卷	存	不著撰者	清	1911 年
产宝家传	2 卷	存	倪东溟	清	1744 年
产宝奇书	2 卷	存	不著撰者	清	约清末
产宝全书（《新刻删补产宝全书》）	4 卷	存	汪有信	清	1679 年
产宝新书			单养贤	清	
产宝杂录（又名《产宝杂录药方》）		存	齐仲甫	宋	1279 年
产宝诸方		存	王卿月	宋	
产宝诸方		存	不著撰者	元	1279 年
产保方	3 卷	佚	周挺	五代后蜀	
产后必要芎归方		存	石成金	清	
产后经验良方			葛正儒	清	
产后论	1 卷		杨全迪、李寿	宋	
产后三十六论		存	不著撰者		
产后十八论方	1 卷	存	不著撰者	清	1729 年
产后十九论	1 卷	存	不著撰者	宋之前	
产后证治经验心法			邹彬	清	
产后指南	1 卷		于云同辑	清	
产后指南			赵衣旗	清	
产家要诀		存	金世英	明	明末
产家要诀	1 卷		卜氏	明	
产鉴	3 卷	存	王化贞	明	1558 年
产经	2 卷		郭稽中	宋	
产经			宋永寿	宋	

续表

书名	卷数	存佚	作者	朝代	成书或刊印年代
产经	1卷		不著撰者	隋	
产经	12卷		德贞常	唐	
产经	2卷	佚	时贤	唐	
产科		存	陆清洁	民国	
产科	1卷	佚	余学渊	清	
产科百问万金方		存	不著撰者	清	1911年
产科常识			程义廉	清	
产科大全			不著撰者	明以前	
产科大通论方	1卷	佚	张声道	宋	
产科集要		存	不著撰者	清	清末
产科经真环中图	1卷			宋之前	
产科良法		存	汪喆	清	1780年
产科秘本	1卷	存	孙辰凤辑校	清	刊于1875年
产科秘本	2卷	存	竹林寺僧	清	1786年
产科秘方	1卷	存	不著撰者	清	刊于1818年
产科秘方	1卷	存	不著撰者		
产科秘录		存	竹林寺明志宗师传	清	1786年
产科秘略			不著撰者	清	1803年
产科秘书			王肯获	清	刊于1805年
产科秘书	12卷	存	杨恢基	清	1722年
产科秘要	2卷		周复初	清	
产科全集			傅山	清	
产科四十三症	1卷	存	傅山	清	1690年
产科四种		存	阎纯玺	清	1730年
产科心法	2集	存	汪喆	清	1784年
产科心法			夏正邦	清	
产科要编			唐廷枚	清	
产科要言			朱绍珂	清	
产科一得		存	员从云	清	清末
产前后论	1卷	佚	王守愚	宋	
产乳备要			傅常	宋	
产乳集验方	3卷		杨归厚	唐	
产乳十八论			沈柄	南宋	
产乳书	2卷		刘祐	隋	

续表

书名	卷数	存佚	作者	朝代	成书或刊印年代
产乳志	2卷		刘祐	隋	
产书	1卷	佚	王岳	唐	
产书博论	1卷		邹文苏	清	
产图	2卷		不著撰者	隋	
产图	1卷	佚	崔知悌	唐	
产宜秘要方	1卷		不著撰者		
产育案		存	叶氏	清	清末
产育宝庆集方	1卷		张声道	宋	
产育宝庆集方	2卷	存	不著撰者		
产育保生方			张元素	金	
产孕集	2卷	存	张曜孙	清	1830年
产孕生育指南	2卷	存	张曜孙	清	1830年
长沙妇科	1卷	存	何德藻	清	1896年
长生草妇科	4卷	存	刘荣枝	清	1894年
陈鸿典所遗方书			陈鸿典	清	
陈素庵妇科补解	5卷	存	陈沂著述,陈文昭补解	明	1644年
冲脉审谛			陈书	清	
重订傅征君女科	8卷	存	傅山撰,陆懋修重订	清	1864年
重订生育问题		存	杨志一	民国	1935年
重订宜麟策	2卷	存	张介宾著,王珠、钱大治重订	清	刊于1780年
重定妇人规	8卷		徐国麟	清	
崔氏产鉴图	1卷		孙思邈(托)	唐	
催生安胎良方		存	冯观察	清	1861年
催生安胎良方	1卷	存	高要梁	清	
催生验方			蔡鹤	清	
萃芳集	9卷	存	高斗魁	清	1725年
存验录女科	1卷	存	不著撰者		
达生法言	1卷	存	石成金	清	1719年
达生保赤	3卷		黄兴德、刘峰泰	清	
达生保赤编	4卷	存	余泽春	清	刊于1886年
达生保赤编	4卷	存	余二田	清	刊于1841年
达生保赤合编	4卷	存	俞玉梁	清	1849年
达生保赤全篇	2卷	存	黄兴德、刘峰泰	清	刊于1906年

书名	卷数	存佚	作者	朝代	成书或刊印年代
达生保婴汇编	1卷	存	亟斋居士	清	1715年
达生编	2卷		何种台	清	1774年
达生编			杨经济	清	
达生编	2卷		叶风	清	
达生编	1卷	佚	朱釿增订	清	
达生编补注	1卷		王珠、钱大治	清	
达生编韵言	1卷	存	李遂贤	清	刊于1901年
达生儿科合编	2卷	存	不著撰者	清	刊于1895年
达生录		存	褚胤昌	明	1604年
达生篇（又名《胎产问答》）	3卷	存	亟斋居士	清	刊于1715年
达生全集	2卷		不著撰者	清	刊于1857年
达生遂生福幼合编			马信道	清	
达生胎产心法验方合编	3卷	存	笠泽三省书屋老人	清	辑刊于1879年
达生约言		存	不著撰者	民国	刊于1930年
达生真诀	1卷	存	王实颖	清	1821年
大生二书	2卷		钱大治	清	
大生方论			大生子	明	
大生集	2卷		张朝桂	清	
大生集成	5卷	存	王承谟	清	1890年
大生秘旨			钱氏	宋	
大生要旨	5卷	存	唐千顷	清	刊于1762年
东山妇人科	2册	存	不著撰者	清	刊于1829年
洞元妇人科		存	不著撰者	民国	1916年
都春堂熊罴梦	4卷	存	吴云间	清	刊于1839年
读妇科心法志疑	1卷	存	连自华	清	1866年
堵氏家藏	1卷		堵仲陶	清	
儿女至宝		存	亟斋居士	清	1892年
二妙居士医学正印			二妙居士	清	1911年
二难宝鉴		存	李荥	明	刊于1542年
方书慈航普渡	1卷	存	桂人瞻	民国	刊于1927年
凤林寺女科秘宝	1卷	存	凤林寺僧	清	
妇病撮要			不著撰者	清	1909年
妇病要诀		存	不著撰者	清	

续表

书名	卷数	存佚	作者	朝代	成书或刊印年代
妇产科			不著撰者	清	1911 年
妇产婴惊治疗法		存	不著撰者	清	1908 年
妇儿病症撮要		存	王振声	清	1911 年
妇科	6 卷		不著撰者	清	
妇科	2 卷	存	蔡宗玉	清	1802 年
妇科	4 卷	存	方孝基	清	1911 年
妇科	5 卷	存	黄朝坊	清	1804 年
妇科	2 卷	存	罗国纲	清	刊于 1789 年
妇科	16 卷	存	文昌帝君	清	刊于 1850 年
妇科			张书绅	清	
妇科百辨	6 卷	存	庄履严	明	1644 年
妇科百问	1 卷	存	不著撰者		
妇科宝案		存	原题李中梓	清	1655 年
妇科宝鉴			隋策勋	清	
妇科备考	4 卷	存	何应豫	清	1820 年
妇科备要	1 卷	存	刘孝友	民国	1912 年
妇科备要	21 卷		于嘉善	清	
妇科备要	2 卷		竹林寺僧	清	1786 年
妇科便览	1 卷		汤宸槐	清	
妇科便览			岳峦明	清	
妇科辨解备要	2 册		郭玉柱	清	
妇科冰鉴	8 卷	存	柴得华	清	1776 年
妇科不谢方		存	周岐隐	民国	刊于 1930 年
妇科采珍	1 册	存	冯采珍	清	
妇科产后（又名《增订产后心法》）	1 卷	存	李自求	清	1894 年
妇科产前（又名《增订胎产心法》）	1 卷	存	李自求	清	1894 年
妇科产癥心得录			于兰台	清	
妇科阐微			许思文	清	
妇科传薪	64 卷		傅尔范	清	1908 年
妇科大略	1 卷	存	恽树珏	民国	刊于 1928 年
妇科方案		存	王慎轩	民国	1933 年
妇科方论	1 卷		不著辑者	清	

续表

书名	卷数	存佚	作者	朝代	成书或刊印年代
妇科方书	1卷	存	不著撰者		
妇科概要（又名《妇科概要问答》）		存	钱公玄编		
妇科稿本		存	不著撰者	明末清初	1644年
妇科黑神丸方引	1册	存	不著撰者		
妇科汇方	4卷		史俊卿	清	
妇科集		存	顾膺陀	民国	1934年
妇科集说	2卷	存	醒道人	清	1851年
妇科辑要		存	何梦瑶	清	1751年
妇科辑要	1卷		刘用康	清	
妇科辑要	10卷		罗绍说	清	
妇科辑要			武兆麟	清	
妇科辑要	1卷	存	朱音恬	清	1753年
妇科节要	2卷	存	徐绎敏		
妇科捷要			李培源	清	
妇科经验集			张善启	清	
妇科经验良方		存	杨志一	民国	刊于1933年
妇科经验良方	3卷	存	傅锡信		
妇科经验良方			傅秉甫	清	
妇科精诣良方			查晓园	清	
妇科精蕴			张培芝	清	
妇科良方	4卷	存	曾懿	清	1906年
妇科良方		存	何梦瑶	清	1751年
妇科秘宝		存	不著撰者	清	
妇科秘传		存	不著撰者	清	
妇科秘方	1卷	存	陈佳园	清	1892年
妇科秘方		存	杜文澜	清	刊于1892年
妇科秘方		存	范和尚	清	
妇科秘方	4卷	存	梅安德	清	1829年
妇科秘方	1卷		卜氏	清	1866年
妇科秘方（又名《妇科秘传》《竹林寺秘授女科》）		存	竹林寺僧	清	1786年
妇科秘方（又名《宁坤秘籍》《竹林寺女科秘传》《竹林寺女科秘方》）		存	竹林寺僧	清	1786年

续表

书名	卷数	存佚	作者	朝代	成书或刊印年代
妇科秘方胎产护生篇		存	李长科	清	1798 年
妇科秘兰全书(又名《妇科秘兰》)	1 卷	存	陈选	宋	1133 年
妇科秘录(又称《女科秘录》)		佚	宋紫卿	清	
妇科秘室	1 卷	存	不著撰者		
妇科秘书		存	陈起荣	清	1885 年
妇科秘书	1 卷	存	陈象贤	清	刊于 1873 年
妇科秘书发明			包容	清	
妇科秘效方	1 卷	存	不著撰者		
妇科秘要			黄予石	清	
妇科秘要	8 卷	存	静光轮应禅师考定	清	1771 年
妇科秘要		存	郑氏	清	辑于 1908 年
妇科难题		存	陈无咎	民国	1924 年
妇科偏方补遗	1 卷		文晟	清	1864 年
妇科篇			宣律祖	清	
妇科奇方	1 卷	存	不著撰者		
妇科切要		存	叶其蓁	清	
妇科全书	2 卷	存	不著撰者		
妇科全集	1 卷	存	马人镜	清	1880 年
妇科三字经	6 卷	存	刘让	民国	1914 年
妇科述古			陈恕	清	
妇科索隐			丁仲麟	清	
妇科胎产百病	1 卷	存	王之翰	清	
妇科胎产问答要旨(又名《女科产后问答要旨》《女科胎产问答要旨》)	2 卷	存	薛辛	南宋	1265—1279 年
妇科胎前产后良方注评		存	不著撰者	清	1858 年
妇科胎前产后诸疾			许银汉	清	
妇科铁镜			陈本虞	清	
妇科通书	1 卷	存	不著撰者		
妇科图		存	不著撰者	清末	清末
妇科微旨			萧绍端	清	
妇科维新			高愈明	清	
妇科问答	1 卷	存	不著撰者	清末	清末

续表

书名	卷数	存佚	作者	朝代	成书或刊印年代
妇科心传			不著撰者	清	1911 年
妇科心得	4 卷	存	陈澍霈	民国	1924 年
妇科心法要诀	6 卷	存	吴谦	清	刊于 1742 年
妇科心镜			徐春甫	明	
妇科学粹	5 卷	佚	何炳元	清	
妇科学讲义		存	程门雪	民国	
妇科验方			黄金榜	清	
妇科药囊万金方			不著撰者	清	1870 年
妇科要方	1 卷	存	戴圣震	清	
妇科要诀			龙文	清	
妇科要旨			张同心	清	
妇科要旨			樊恕	清	
妇科一百十七症发明	1 卷	存	包岩	清	1903 年
妇科一览知			卢鹤宾	明	
妇科衣钵		佚	黄予石	清	
妇科医案	2 卷	存	夏福康	民国	1939 年
妇科医方一得		存	朱书	清	
妇科易知	1 卷	存	中华书局	民国	1915 年
妇科易知录	1 卷	存	孙崧樵撰,洪昭和参校	民国	1936 年
妇科幼儿科要旨			王琅	清	
妇科幼科宗旨			曾鼎	清	
妇科玉尺	6 卷	存	沈金鳌	清	1775 年
妇科约编		存	周禹锡	民国	1938 年
妇科约囊万金方	2 卷	存	郑春敷	宋	
妇科杂证	1 卷	存	文晟	清	1850 年
妇科杂治方	1 卷	存	不著辑者	清	1911 年
妇科杂治验方	1 卷	存	罗越峰	清	1875—1908 年
妇科摘抄要诀	1 卷	存	不著撰者		
妇科摘要			王三锡	清	
妇科摘要			袁应海	清	
妇科摘要			张辉	清	
妇科知要	2 卷	存	夏福康	民国	1939 年
妇科旨要	4 卷	存	竹林寺僧	清	1786 年
妇科指归	4 卷	存	曾鼎	清	1814 年

续表

书名	卷数	存佚	作者	朝代	成书或刊印年代
妇科指南			刘书珍	清	
妇科指南			荣玉璞	清	
妇科至宝	4卷	存	不著撰者		
妇科至要	2卷	存	周鼎	民国	1924年
妇科宗旨			曾鼎	清	
妇科宗主（又称《妇科正宗》）	4卷	存	崔秉铣	清	1834年
妇科总括	1卷	存	不著撰者	清	1899年
妇科纂要讲义	3卷	存	吕楚白	民国	1931年
妇女病		存	茹十眉	民国	刊于1932年
妇女病	1卷	存	朱振声	民国	刊于1929年
妇女病经历谈		存	祝怀萱	民国	
妇女病续集		存	朱振声	民国	刊于1931年
妇女科治方		存	荫南氏		
妇女摄养新书		存	万波居士	民国	刊于1932年
妇女胎产方			古愚	清	
妇人			杨惟正	明	
妇人百问			阎海岚	清	
妇人病论	3卷		曳卓堂	清	1849年
妇人产育保庆集（又称《产育宝庆集方》）	1卷	存	郭稽中	宋	
妇人大全良方	24卷	存	陈自明	宋	1237年
妇人方			胡氏	明	
妇人方		存	不著撰者	清	
妇人方			郭稽中	宋	
妇人方	10卷	佚	不著撰者	唐之前	
妇人方	1卷	存	不著撰者		
妇人方论	1卷	存	不著撰者		
妇人古方歌括			林作建	清	
妇人规	2卷	存	张介宾	明	1624年
妇人规古方	1卷	存	张介宾	明	
妇人集	4卷		陈维嵩	清	
妇人产带记	1卷	存	陈朝阶	明	
妇人经验方	1卷	存	不著撰者		

书名	卷数	存佚	作者	朝代	成书或刊印年代
妇人经验方			不著撰者		
妇人科		存	陆清洁	民国	
妇人科经验方	原书8册，现存4册	存	不著撰者	民国	1949年
妇人科经验良方（即《槐茂堂妇人科经验良方》）	3卷	存	王尚滨、王尚湄	清	1723年
妇人科全书			不著撰者		
妇人科胎产心法	3卷		胡永平	清	1796—1850年
妇人科医方			马作梅	清	
妇人科纂集		存	唐成之	清	1906年
妇人科纂集	1卷	存	易少华	清	1893年
妇人良方补遗大全	24卷	存	熊均	明	
妇人秘科	3卷		万全	明	
妇人明理论			不著撰者	明之前	
妇人千金家藏方			不著撰者	明之前	
妇人胎藏经	1卷	佚	卫汛	后汉	
妇人调经			吕献策	明	
妇人婴儿方	19卷	佚	不著撰者		
妇人婴儿方义			郑文焯	清	
妇人月水与乳俱脾胃所生论			程若水	明	
妇人诸证辨览			李春茂	明	
妇人子嗣门		存	不著撰者	清	1723年
妇学		存	钱保瑭	清	1895年
妇婴宝鉴		存	不著撰者	清	1871年
妇婴痘三科辑要		存	何梦瑶	清	
妇婴方书		存	不著撰者	清	1874年
妇婴良方		存	不著撰者	清	
妇婴良方	2卷	存	屠道和	清	刊于1863年
妇婴全书	3卷	存			
妇婴三书	18卷	存	沈金鳌	清	1773年
妇婴杂治方	1卷	存	不著撰者		
妇婴至宝	6卷		钱三农注	清	1750年
妇婴至宝	8卷		徐尚慧	清	1750年

续表

书名	卷数	存佚	作者	朝代	成书或刊印年代
妇婴至宝续编		存	亟斋居士	清	1715 年
附益产育保庆集	1 卷		杜莅	南宋	
傅青主女科(《女科良方》《女科全集》)	2 卷	存	傅山	清	
傅青主女科歌括	3 卷	存	傅山	清	
傅青主女科全集	4 卷	存	傅山	清	1690 年
傅氏女科证治	2 卷	存	傅山	清	1690 年
戈存橘秘用女科伤寒秘要一袖钗		存	陶华	明	1445 年
古今图书集成医部全录·妇科	20 卷	存	陈梦雷	清	
观音普济丹		存	不著撰者		
广达生编	2 卷	存	周毓龄	清	1776 年
广达生篇		存	亟斋居士	清	1876 年
广生编		存	包诚	清	1867 年
广生集要			郭念祖	清	
广生要旨	8 卷		王谭	清	
广嗣编	2 卷	存	方允淳	清	1750 年
广嗣编			徐国显	清	
广嗣纪要		存	万全撰,蔡朝衣校	明	1549 年
广嗣纪要	16 卷	存	万全	明	刊于 16 世纪中叶
广嗣金丹	4 卷	存	何守愚	清	刊于 1886 年
广嗣精要			万全	明	
广嗣论			宋遂真	清	
广嗣秘诀验方		存	汪启贤	清	1696 年
广嗣秘要方	1 卷	存	不著撰者		
广嗣秘旨	10 卷	佚	不著撰者	明之前	
广嗣篇			潘景旸	清	
广嗣全诀	12 卷	存	陈文治	明	1591 年
广嗣全书			刘草窗	明	
广嗣全书			赵金	明	1522—1566 年
广嗣五种备要	5 卷	存	王实颖	清	刊于 1821 年
广嗣新书		存	魏兆良	民国	1926 年

续表

书名	卷数	存佚	作者	朝代	成书或刊印年代
广嗣须知		存	胡文焕	明	1592 年
广嗣须知（又称《螽斯集》）	1 卷		蔡龙阳	明	
广嗣要方	2 卷	存	松柏老人	清	清末
广嗣要语		存	俞桥	明	1545 年
广嗣真传	1 卷	存	单养贤	清	
闺房书库		存	王定九	民国	刊于 1946 年
闺阁事宜			不著撰者	明之前	
闺门宝鉴		存	李荥	明	1540 年
闺中宝录	1 卷		不著撰者		
邯郸遗稿	4 卷	存	赵献可	明	1617 年
何氏女科百十三方秘授要术	1 卷	存	不著撰者	清	
红线女博识摘腴（又名《博识摘腴》）	2 卷	存	不著撰者	清	1852 年
胡氏济阴方			不著撰者		
槐茂堂妇人科经验良方	3 卷	存	万全原著	清	1722 年
黄帝素问女胎	1 卷		不著撰者	隋	
黄帝养胎经	1 卷		不著撰者	隋	
积善堂汇选保产论保产方合刊		存	不著撰者	清	1795 年
急救仙方	6 卷	存	著者不详	五代	959 年
集产后论	1 卷		杨全迪、李寿	宋之前	
集产后十九论	1 卷	佚	不著撰者	宋之前	
集验广嗣珍奇			不著撰者	明之前	
济生产宝论方	2 卷	存	不著撰者	明	1535 年
济生妇人方	1 卷		乡均	明	
济生集	6 卷	存	王上达	清	刊于 1896 年
济生录		存	不著撰者	清末	清末
济世达生撮要		存	李泽身	清	1889 年
济世达生篇	2 卷	存	袁霁堂	清	刊于 1808 年
济世女科经验全方		存	刘伦	明	
济世珍宝		存	王咏汇集	明	
济阴宝筏	16 卷	存	刘常棐	清	1812 年

续表

书名	卷数	存佚	作者	朝代	成书或刊印年代
济阴备类	1 卷		王建中	清	
济阴备要			吴正己	清	
济阴方			胡氏	明之前	
济阴纲目	5 卷	存	武之望	明	1620 年
济阴纲目笺释	14 卷	存	武之望撰,汪淇笺释	清	
济阴近编	5 卷	存	陈治	清	刊于 1697 年
济阴举要			陈文治	明	
济阴奇文			王有衡	清	
济阴全生集	4 卷	存	刘起运	清末	清末
济阴天机辑要			阮国	清	1911 年
济阴通玄集			洪烜	清	
济阴万金方			郑和阳	明	
济阴要略	1 卷	存	不著撰者		
济阴要旨		存	郑玉峰	宋	
济阴纂要方	1 卷	存	钱峻	清	1707 年
继嗣秘刮		存	不著撰者		
家宝义囊	1 卷	佚	不著撰者	宋之前	1041 年
家传产后歌诀治验录		存	薛辛	宋	1279 年前
家传产科全书(又称《四明宋氏家传产科全书秘本》)	4 卷	存	宋博川	明	
家传女科经验摘奇	2 卷	存	不著撰者		
剪红真髓	8 卷		徐国麟	清	
绛雪丹书		存	赵贞观	明	1644 年
校附产育保庆集	2 卷	存	冀致君	元	
校增产乳备要		存	赵莹	宋	
校正倪氏产宝			许楻	清	
校注妇人良方	24 卷	存	薛己	明	1529 年
节斋公胎产医案(又称《胎产医案》)	1 卷	存	王纶	明	1492 年
解产难(又名《胎产要旨》)	1 卷	存	吴瑭	清	
戒溺女功过格阴骘文		存	不著撰者	清	刊于 1860 年
巾帼遗编			邬有坦	明	
金氏女科医案	1 卷		金肇承	清	

续表

书名	卷数	存佚	作者	朝代	成书或刊印年代
经带种胎论			章汝鼎	清	
经效产宝(又名《产宝》)	3 卷	存	昝殷	唐	847 年
经效妇科	2 卷	存	李恭山	清	1857 年
经效妇科(即《新刊经效妇科》)	2 卷		陈洪春	清	1857 年
经血起止			卫公孙	清	
经验妇人产育小儿方			禹益之、郭之才	宋	
经验救生录妇科		存	不著撰者		
经验女科方			不著撰者	清	清末
精审实验种子第一奇书		存	卢方	民国	刊于 1922 年
景岳十机摘要	10 卷		张介宾	明	
救产全书		存	谢文祥	清	刊于 1697 年
救产验方			常建圻	清	
救生家宝	1 卷	存	谢万青	清	1870 年
居家必用方	1 卷	存	姚文田、邵友濂	清	1893 年
坎离种子神方	1 卷	存	不著撰者	明	
客尘医话	3 卷	存	计楠		
坤道指南	全 1 册	存	根心堂主人		
坤宁集	3 册	存	不著撰者	清	辑于 1886 年
坤元是保	2 卷	存	薛轩	宋	1165 年
坤中之要	1 卷	存	刘逸	清	刊于 1800 年
兰阁秘方	2 卷	存	古愚公	明	1643 年
疗妇女方	2 卷		不著撰者		
疗妇人产后杂方	3 卷		不著撰者	隋	
疗妇人方	2 卷	佚	张机(托)	汉	
疗妇人瘕	1 卷		徐文伯	南北朝南齐	
疗妇人药方	11 卷		范汪	晋	
临产须知	1 卷	存	周憬	清	刊于 1906 年
临产须知方论		存	不著撰者	清	清末
临产须知评正			阎纯玺	清	
临产要略		存	不著撰者	清	刊于 1880 年
临产真言			杨璜	清	
刘辑达生编	3 卷	存	刘峰泰	清	1756 年

续表

书名	卷数	存佚	作者	朝代	成书或刊印年代
刘氏女科秘方			刘湘浦	清	
秘传妇人科	1卷	佚	汤锡三	清	
秘传内府经验女科	5卷		吴悔庵	清	1908年
秘传女科	2卷		周震	明末	
秘传女科方论	1卷		耕心山房	清	
秘传女科原病要言	1卷	存	不著撰者	民国	1927年
秘传女科摘要奇方		存	不著撰者		
秘传延龄种子方			黎民化	明	刊于1608年
秘兰全书		存	不著撰者	清	1911年
秘授妇科(附调经问答)		存	凤林寺僧慧明	清	
秘授女科集成良方	2卷	存	竹林寺僧	清	1868年
秘珍济阴	3卷	存	周贻观	清	1830年
妙一斋医学正印种子编(又名《种子全编》《医学正印女科》)	2卷	存	岳甫嘉	明	1635年
明易产科	6卷	存	单养贤	清	1662—1722年
明易妇产诸症医方	8卷	存	不著撰者		
明易胎产秘要	6卷	存	辑者不详		
明易胎前辨论诸症医方		存	不著撰者	清	
明易调经胎产秘书(又称《胎产秘书》)	4卷	存	钱登谷	清	1782年
牡丹十三方	1卷		郭敬仲	宋	
男妇脉诀	1卷		邹大麟	清	
男妇小儿针灸			易艮山	清	
男女科经验良方	17卷		于嘉善	清	
男女脉位图说			杨慎	明	
男女绅言			龙遵叙	明	1615年
男女险症治疗新篇	14卷		于兰台	清	
男女小儿医方摘要			郭毓秀	清	
男女杂证要略			葛正儒	清	
难产第一神验良方			不著撰者	清	1908年
难产神验方		存	不著撰者	清	1903年
难产神验良方		存	姚文僖原本	清	刊于1893年
内府秘传经验女科	1卷	存	龚廷贤	明	1664年

续表

书名	卷数	存佚	作者	朝代	成书或刊印年代
内科女科各说	1卷		龙飞抄	清	
宁坤宝航	1卷	存	不著撰者		
宁坤秘笈	3卷	存	萧山竹林寺僧传	清	刊于1786年
女科		存	程尔资	清	1850年
女科			范永昌	清	
女科	2卷		娄阿巢	清	
女科	4卷		无名氏辑	清	
女科			邱苏门	清	
女科·产后编		存	傅山	清	
女科百病补遗	1卷		钱国宾	明	
女科百病问答	4卷	佚	钱国宾	明	
女科百问	2卷	存	齐仲甫	宋	1220年
女科百效全书	4卷	存	龚居中	明	1630年
女科宝藏神书	1册	存	不著撰者	清	1911年
女科备要			王叔平	清	
女科备旨		佚	朱嘉畅	清	
女科粹言		存	何其伟	清	1840年
女科撮要	2卷	存	薛己	明	1548年
女科撮要	1卷		张清湛	清	
女科得解			陈允昌	清	
女科方论			周季芝	明	
女科方脉注意	1卷	存	龚廷贤	明	
女科附翼(又称《医征女科附翼金匮》《医征女科》)	1卷	佚	沈明宗	清	
女科歌诀(附经验方)	6卷	存	邵登瀛	清	1815年
女科规条			路藩周	清	
女科汇要	4卷		马永祚	清	
女科机要			王宏翰	清	
女科集成(又名《女科指要》)			孙荣台	清	
女科集说			吴云纪	清	
女科集要	3卷		程文囿	清	
女科辑要			杨五德	清	

续表

书名	卷数	存佚	作者	朝代	成书或刊印年代
女科辑要(初名《女科读》)	2卷	存	沈又彭	清	1764年
女科辑要(附《单养贤胎产全书》)	8卷	存	周纪常	清	1823年
女科济阴要语万金方	2卷	存	郑春敷	宋	1165年
女科简效方		存	王士雄	清	1838年
女科简要方	1卷	存	不著撰者		
女科揭要(又名《女科要旨》《女科撮要》)	1卷	存	赵廷玉	清	1907年
女科锦囊			刘渭川	清	1904年
女科经产百问	1卷	存	不著撰者		
女科经纶	8卷	存	萧埙	清	刊于1684年
女科经纶补方		存	不著撰者	清	1911年
女科经论补方	1卷	存	不著撰者	清	1911年
女科经验		存	萧埙	清	
女科经验良方	2卷		郝鸣皋	清	
女科精华	3卷	存	严鸿志	民国	1920年
女科精要	3卷	存	冯兆张	清	1890年
女科抉微		佚	沈庶	明	
女科类案(又名《女科名医类案》)	10卷	佚	沈济远	清	
女科临证指南			胡润川	清	
女科录要	1卷	存	不著撰者	清	1796年
女科秘传		存	无名氏	清	1829年
女科秘方			郭恕斋	清	1875年
女科秘方	1卷	存	黄体端	清	
女科秘方		存	茅氏	清	
女科秘方			汤夫人	宋	
女科秘笈	1卷	存	郑照山	清	1906年
女科秘诀大全	5卷	存	陈莲舫	清	1909年
女科秘要			陈谢	明	
女科秘要		存	郑氏	清	1908年
女科秘要	8卷	存	竹林寺僧	清	1771年
女科秘旨	3卷		唐达仙	明	
女科秘旨	8卷	存	轮应禅师	清	1786年

续表

书名	卷数	存佚	作者	朝代	成书或刊印年代
女科密录		存	范和尚	清	1795 年
女科切要		存	秦之桢	清	1677 年
女科切要	8 卷	存	吴本立	清	刊于 1773 年
女科切要			陈遇天	清	
女科全书秘本		存	不著撰者	清	1911 年
女科三要			刘杏五	清	
女科三种	全 1 册	存	不著撰者	清	1850 年
女科神效秘传			不著撰者		
女科绳尺	1 卷	存	戚竹甫	清	
女科胜览全集	7 册	存	窦渭	清	
女科枢要			不著撰者	明之前	
女科枢要		存	杨凤庭	清	1847 年
女科胎产问答	1 册	存	汪启贤	清	1662—1722 年
女科万宝方			郑氏传	元	1265 年
女科万金方	1 卷	存	薛辛	宋	1265 年
女科万金方传灯（又称《郑枥庵先生女科万金方传灯》）	4 卷		郑枥庵		
女科微论			李中梓	明	
女科五带论			许振文	清	
女科仙方（又名《女科良方》、《女科摘要》）	3 卷	存	傅山	清	刊于 1831 年
女科心传			不著撰者	清	1911 年
女科心得			不著撰者	清	1911 年
女科心法	2 卷	存	郑钦谕	明	
女科心法纂补	2 卷	存	不著撰者	清	
女科心法纂补	2 卷		郑学山	清	
女科心会			严颢	清	
女科选注			陈士锦	清	
女科学笺疏	2 卷	存	张山雷	民国	1922 年
女科验方	2 卷	存	不著撰者	清	
女科要诀		存	黄达贤	民国	1935 年
女科要诀	1 卷		舒诏	清	1739 年
女科要略		存	潘霨	清	1877 年

续表

书名	卷数	存佚	作者	朝代	成书或刊印年代
女科要略			谢登	清	
女科要略（附产宝）	1卷	存	潘霨	清	1877年
女科要论			许兆桢	明	
女科要言	3卷	存	万全	明	1549年
女科要症		存	不著撰者		
女科要旨	4卷	存	陈念祖	清	1803年
女科要旨			黄尝侯	清	
女科一盘珠全集（《盘珠集胎产全集》）	2卷	存	洪金鼎	清	1735年
女科医案		存	徐大椿（托）	清	1764年
女科医案			叶蕉村	清	
女科医案	7卷		伊学曾	清	
女科医案		存	竹林寺僧	清	
女科医案			沈赓虞	清	
女科医案大成			秦昌遇	明	
女科医书			竟成堂主人	清	1869年
女科医则			章达	清	
女科宜今			吴仪洛	清	
女科原病要旨	10卷	存	不著撰者	宋之前	
女科原旨	1卷		程文囿	清	
女科则要			唐翼真	明	
女科摘录			文晟	清	
女科摘要	2卷	存	丁淦可	清	
女科摘要			张冠贤	清	
女科摘要			匡谦吉	清	
女科折衷纂要	1卷	存	凌德	清	1892年
女科真传			宋桂	清	
女科正录		存	陈彻	明	1641年
女科正宗		存	何涛	清	1664年
女科正宗			杨汝器	清	
女科证治	3卷		潘文元	清	
女科证治歌诀	1卷	存	曹荫南	清	
女科证治全编（又称《女科全编》）		存	岳甫嘉	明	

续表

书名	卷数	存佚	作者	朝代	成书或刊印年代
女科证治约旨	4卷	存	严鸿志	民国	1920年
女科证治准绳	5卷	存	王肯堂	明	刊于1602年
女科旨要	4卷	存	竹林寺僧	清	1786年
女科指南	1卷	存	叶衡隐	民国	刊于1926年
女科指南			李鉁	清	
女科指南	2卷		刘泽清	清	
女科指南			郑璇	清	
女科指南			郑璿	清	1908年
女科指南集	4卷	存	戴烈	清	刊于1893年
女科指要		存	徐大椿(托)	清	1764年
女科指要(《女科选粹》《女科选要》)			王敬义	清	
女科指掌	5卷	存	叶其蓁	清	1705年
女科专门			宋自应	清	
女科宗要			李荣孝	清	
女科总论	1卷	存	不著撰者		
女科总论		存	不著撰者		
女科纂		存	李中梓	明	
女科纂要	3卷		王恒其	清	
女学篇	2卷	存	曾懿	清	刊于1905年
女医杂言	1卷	存	谈允贤	明	1620年
盘珠集胎产证治	3卷	存	严洁、施雯、洪炜	清	
评注产科心法	2集	存	汪喆	清	1784年
评注傅青主女科			祁尔诚	清	
浦江本产宝		存			
祈嗣真诠		存	袁黄	明	1644年
钱氏秘传产科方书名试验录	3卷	存	钱少楠	清	
钱医产后秘方	1卷	存	钱继道	清	
钱医胎产秘传(又称《钱医产后秘方》《钱医产女科秘传》)	1卷	存	钱继道	清	
求嗣秘书	4卷		钱大义	明	
求嗣秘要			何古朴	明	
求嗣行孕法		存	不著撰者	清末	

续表

书名	卷数	存佚	作者	朝代	成书或刊印年代
求嗣指源	2集	存	永福氏	清	1825 年
求子达生福幼三编合刊			净达居士	清	1911 年
全形保生药方		存	不著撰者	清	1911 年
仁寿镜	4卷	存	孟對	清	1892 年
仁寿镜中方	2卷	存	不著撰者	清	1826 年
妊娠子喑论			张崑	清	
阮氏妇科			阮贵堂	清	
三科大生合璧	3卷	存	唐千顷	清	1762 年
单氏胎产全书秘旨	1卷	存	不著撰者		
伤寒妇科	5卷		汪必昌	清	
伤寒妇幼三科			臧应詹	清	
摄生种子秘方	4卷	存	洪基	明	1638 年
娠妇须知		存	黄求	清	刊于 1887 年
神授保产经验简便良方		存	不著撰者	清	1911 年
神效育子方			赵冬郎	清	1873 年
沈氏女科辑要笺疏	2卷	存	沈又彭	清	1933 年
生产保全母子神方		存	石成金	清	
生产符仪	1卷		不著撰者	隋	
生产合纂		存	博爱学人	清	1792 年
生产妙诀十六歌		存	王廷钰	清	1886 年
生化篇		存	傅山	清	1690 年
生生宝鉴		存	不著撰者	民国	1928 年
生生宝录	3卷	存	袁于江	清	刊于 1825 年
生生编			不著撰者	明以前	
生生理言	4卷		袁恕	清	1850 年
生生录	3卷	存	郑晟	清	1718 年
生生外箓			胡瀛国	清	
生生要旨		存	张子蕃	清	刊于 1905 年
生生直指	6卷		沈太洽	明	
生育宝鉴方			不著撰者	明之前	
生育辑要	8卷	存	张熙樵	清	1861 年
生育指南	4卷	存	洪基	明	1638 年
十产论		存	杨康侯	宋	1098 年
石函嘉秘妇科良方			鹤州野人	民国	1949 年

续表

书名	卷数	存佚	作者	朝代	成书或刊印年代
史氏实法妇科	1 卷		史大受	清	1781 年
手订达生篇			潘珆瑾	清	
寿世汇编		存	祝韵梅	清	
树蕙编		存	魏祖清	清	1748 年
顺天易生篇	2 卷	存	赵璧	清	1835 年
四明宋博川先生产后全书			宋北川	明	
四明宋林皋先生女科秘书		存	宋林皋	明	
四生合编		存	呕斋居士	清	1715 年
嗣产法论	1 卷		薛己	明	
嗣育		存	丁其誉	清	1673 年
宋氏家传产科全书秘本		存	冯绍蓬重订	民国	
宋氏家传产科全书秘本	4 卷	存	宋博川	民国	
宋氏女科产后篇			宋北川	明	
宋氏女科秘书		存	宋林皋	明	1612 年
素女方	1 卷		不著撰者	隋	
胎宝百问		存	不著辑者	清	
胎产保生编			王辂	明	
胎产保元	2 卷		张辉廷	清	
胎产备要			谢照	清	
胎产病理学	6 篇	存	王慎轩	民国	1927 年
胎产达生合编			虞景熹	清	
胎产大法	2 卷	存	程从美	清	刊于 1846 年
胎产方			汪广期	清	1827 年
胎产方（又称《徐氏胎产方》）	1 卷		徐守贞	明	
胎产方案	4 卷	存	高莲溪	清	刊于 1898 年
胎产方论			郑承洛	清	
胎产方脉集要			胡元懋	清	
胎产方选	1 卷	存	不著撰者		
胎产合璧（附种子心法）	3 卷	存	永思堂主人	清	1862 年
胎产护生篇		存	李长科	清	1786 年
胎产集要	3 卷	存	黄德兴	清	1756 年

续表

书名	卷数	存佚	作者	朝代	成书或刊印年代
胎产辑萃(一名《妇科胎产经验良方》)	4 卷	存	汪家谟	清	刊于 1746 年
胎产辑要	2 卷	存	亟斋居士	清	刊于 1840 年
胎产拣要	1 卷	存	杨静山	清	刊于 1842 年
胎产经验方(又名《胎产集验方》)	1 卷		陆景端	宋	
胎产经验良方		存	秉迁道人	清	
胎产救急方	1 卷	存	李辰拱	元	1318 年
胎产类编	6 卷		张修业	清	
胎产类要		存	刘莱	清	1795 年
胎产良方		存	亟斋居士	清	1715 年
胎产秘方	2 卷	存	陈敬之	清	刊于 1809 年
胎产秘方	4 卷	存	方金山	清	1877 年
胎产秘书	3 卷	存	朱震亨(托)	元	刊于 1742 年
胎产秘书	3 卷	存	龚廷贤	明	
胎产秘书			江允昁	清	
胎产秘书(附保婴要诀)	3 卷	存	不著辑者	清	1860 年
胎产秘书(又称《胎产金针》)	3 卷		何荣(校)	清	
胎产秘书(又名《胎产金针》)	2 卷	存	陈笏庵	清	1795 年
胎产秘书歌括	3 卷	存	钱氏原撰,翁元钧增补,郭彭年歌括	清	
胎产秘要		佚	张廉	清	
胎产全书		存	戴尧	清	
胎产全书	1 卷	存	单养贤	清	1865 年
胎产全书		存	不著撰者		
胎产书	1 册	存	不著撰者	清	
胎产书		存		战国	
胎产万全	5 卷		林达	清	
胎产析疑	36 卷		单家桂	清	
胎产心法	2 卷	存	医无闾子	清	1730 年
胎产心法	3 卷	存	阎纯玺	清	1730 年
胎产新法			马永祚	清	
胎产新法	3 卷	存	阎观察	清	1844 年

续表

书名	卷数	存佚	作者	朝代	成书或刊印年代
胎产须知			褚菊书	清	
胎产须知			刘敦嵩	清	
胎产须知	1卷	佚	马印麟	清	
胎产须知		存	郑汉	清	清末
胎产须知	2卷		赵辉	明	
胎产要诀			钱象坰	清	
胎产要诀	2卷		沈铭三	清	1729年
胎产要诀	2卷	存	张日初	清	1726年
胎产要书	5卷	存	不著撰者		
胎产遗论	1卷		赵献可	明	
胎产择要良方		存	何绍京	清	1856年
胎产摘要	1卷	存	吴崐山	明	
胎产珍庆集	6卷	存	宋若昂	清	1835年
胎产真经（又名《产经》）	2卷	佚	郑汝明	南宋	1208年
胎产证治	4卷	存	王肯堂	明	1602年
胎产证治（又称《盘珠集胎产证治》）	3卷	存	施雯、严洁、洪炜	清	
胎产证治录	2卷	存	单养贤	清	1662—1722年
胎产证治要方		存	不著撰者	清	1878年
胎产症治录	2卷	存	王兰谷	清	1829年
胎产指南	7卷	存	单养贤	清	
胎产指南			张国瑄	清	
胎产指南续成集		存	辑者不详	清	辑于1859年
胎产指掌		存	不著撰者		
胎产至宝	3卷	存	蔡璘	清	1789年
胎教		存	宋嘉剑	民国	1915年
胎教论	1卷	佚	不著撰者	宋之前	
胎前产后			郭稽中、杨子建	宋	
胎前产后全书			陈俊	清	
胎前产后神效秘方	4卷	存	方金山	清	1877年
胎前产后书	4卷		茅震	明	
胎前产后治法		存	李耕春	清	1852年
胎孕			陈光汉	清	1911年
胎孕说			林中诚	明	

续表

书名	卷数	存佚	作者	朝代	成书或刊印年代
胎孕杂病方			不著撰者	清	1911 年
体生集		存	庄一夔	清	1810 年
天傀论	1 卷	存	李时珍(托)	明	1578 年
调经受胎护产保赤宜忌各方书		存	徐世本	民国	1916 年
调经种子方			羊其峻	清	
彤园妇科	6 卷	存	郑玉坛	清	1795 年
推产法	1 卷		不著撰者		
推产妇何时产法	1 卷		王琛	隋	
万金方约方	5 卷		郑栎庵		
万氏妇科		存	不著撰者	明	1556 年
万氏妇科达生合编	4 卷	存	万全	明	1549 年
万氏妇科汇要	4 卷	存	万全	明	1549 年
万氏妇人科			裘琅	清	
万氏家传女科		存	万全	明	
万氏女科(又名《万氏妇人科》《万氏家传妇人秘科》)	3 卷	存	万全	明	刊于 1549 年
万氏胎产秘传	1 卷	存	万生礼		
卫生产科方	1 卷		沈虞卿	宋	
卫生家宝产科备要	8 卷	存	朱端章	宋	刊于 1184 年
卫生至宝图说			卓凤翔	清	1906 年
乌金丸录		存	汪迈园	清	
五带论			许振文	清	
锡麟宝训摘要	4 卷		金玉相	清	
仙传济阴方		存	刘渊然	明	1397 年
仙传乌金丸方			不著撰者	清	1897 年
闲集			不著撰者	清	1911 年
香奁润色	1 卷		胡文焕	明	1592 年
详要胎产问答	1 卷	存	亟斋居士	清	1892 年
肖邑竹林寺世传产科经验良方			竹林寺僧		
萧山竹林寺妇科		存	竹林寺僧	清	1786 年
萧山竹林寺女科		存	竹林寺僧	清	

续表

书名	卷数	存佚	作者	朝代	成书或刊印年代
萧邑竹林寺世传产科经验良方		存	不著撰者	清	1786 年
小女方	10 卷		不著撰者	唐	
小女节疗方	1 卷		俞宝		
小女杂方	20 卷		不著撰者	唐	
小蓬莱山馆女科方抄（又名小蓬莱馆方抄）	2 卷	存	竹林寺僧	清	1786 年
孝思堂妇人良方		存	史良誉		1949 年
谢氏增订达生编	3 卷	存	谢福庆	清	刊于 1893 年
新产			苏云旋	清	
（新订）保生经验良方	1 卷	存	呕斋居士	清	1715 年
（新订）保生经验良方	4 卷	存	芦江居士辑	清	1882 年
（新刊）胎产方书	2 卷	存	郑五全	明	1626 年
新增胎产秘书	2 卷		陈士铎（托）	清	
新增万应三科大生合璧	3 卷	存	唐千顷	清	刊于 1895 年
性原广嗣	6 卷	存	王宏翰	清	1691 年
绣阁宝生书（又名《绣阁宝生》）	1 卷	存	钱养庶	明	1631 年
绣阁保产良方		存	沈二榆	清	刊于 1893 年
徐氏胎产方	1 卷	存	邵以正	明	1459 年
续广大生编	5 卷	存	周登庸	清	1826 年
续刊达生编			梁序璇	清	
续胎产秘书	1 卷	佚	罗瑞霖	清	
轩辕黄帝补生后嗣论		存	不著撰者	明之前	
轩辕黄帝后嗣论		存	陈养五	民国	刊于 1942 年
薛氏济阴万金书	3 卷	存	薛辛原撰，郑敷政等编	宋	1265 年
薛氏女科删补			尹隆宾	明	
衍庆编		存	陈濂识	民国	1920 年
衍庆编	2 卷	存	庄大椿	清	刊于 1871 年
衍嗣宝训			许兆桢	明	
验方			羊其峻	清	
验方侯鲭	1 卷	存	赵德麟	元	
验所验		存	不著撰者	清	刊行 1838 年

续表

书名	卷数	存佚	作者	朝代	成书或刊印年代
养儿宝	3卷	存	王兆瑞	清	刊于1821年
叶氏秘本种子金丹(又称《秘本种子金丹》)		存	不著撰者		
叶天士女科全书(又名《叶氏女科证治》《叶天士女科证治秘方》)		存	叶桂(托)	清	1746年
叶天士女科医案		存	叶桂	清	刊于1921年
一壶天	3卷		杨凤庭	清	1759年
一壶天和集		存	杨体仁	民国	1929年
医抄类编妇科		存	翁藻	清	刊于1830年
医勺胎产证治方	1卷	存	不著撰者		
医林纂要妇科	1卷	存	汪绂	清	1758年
医门式助		存	不著撰者	清	1849年
医学备考产育类			陈光汉	清	1911年
医学产验录	4卷		黄良安	清	
医学汇编——胎孕			陈光汉	清	1911年
医学世集妇人科	2卷		王清	清	
医学纂要妇人科	1卷	存	朱敉	清	摘抄于1852年
医箴俚言 妇病要诀	1卷	存	积善堂童人	清	1826年
宜麟策	2卷	存	张介宾	明	1624年
宜麟策续编	1卷		吴宁澜	清	
怡怡书屋妇科医案		存	周岐隐	民国	刊于1932年
益生堂医学心镜录		存	不著撰者	清	1851—1861年
引川心秘			陈引川	明	
胤产全书	4卷	存	俞新宇授,王肯堂参订	明	1602年
胤嗣录		存	刘玚	明	1547年
胤嗣全书	1卷		李盛春	明	
语珍切要	1卷	存	许立升	清	1835年
玉峰郑氏女科秘传	3卷	存	薛辛	宋	
玉蜂郑氏家藏八十二方选抄		存	苾庵老人	清	1911年
玉泉子金闺秘方	1卷		张文介	明	
玉液金丹		存	从善堂	清	刊于1890年
育嗣宝筏		存	蒋璘荫	民国	刊于1916年

书名	卷数	存佚	作者	朝代	成书或刊印年代
育嗣宗印	6卷		徐国麟	清	
毓麟策	1卷		沈锦桐	清	
毓麟良方	1卷	存	不著撰者	清末	清末
毓麟秘术	4卷	存	知新	清	1911年
毓麟验方		存	不著撰者	清	清代中叶
毓麟要览			汤应龙	清	
月经病证治大全		存	赵公尚	民国	刊于1930年
越城钱氏秘传产科方书	1卷	存	不著撰者		
云林女科秘方	3卷	存	龚廷贤	明	
孕育玄机	3卷	存	陶本学	明	1722年
杂产书	6卷		不著撰者	隋	
杂产图	4卷		不著撰者	隋	
杂录秘传女科妙方	1卷	存	龚廷贤	明	
杂汤丸散酒煎薄贴膏汤妇人少小方	9卷	佚	不著撰者	南朝之前	
赞育真诠	22册		艾依塘	清	
造命广嗣法	1卷	佚	余学渊	清	
增补达生篇			俞廷举	清	
增补大生要旨			段富有	清	
增补大生要旨	5卷	存	唐千顷原撰,马振藩增订	清	刊于1825年
增补胎产心法	5卷	存	沈楙	民国	1935年
增订达生编	3卷	存	呕斋居士撰,连氏增订	清	1867年
增订达生编			钱受钧	清	
增订达生篇	2卷	存	呕斋居士撰,郁载瑛增订	清	1849年
增订达生篇	1卷	存	朱鈖增订,朱锟参校	清	1834年
增订大生要旨	8卷	存	唐千顷撰,施衍庆编订	清	1893年
增订胎产心法	2卷	存	赵献可著,季维翰增订	清	1730年
增广达生编			马吕	清	1842年
增广大生要旨	5卷	存	唐千顷撰,叶灏增订	清	刊于1839年
增注达生编		存	呕斋居士撰,毛祥麟增注	清	1852年
增注寿世编		佚	汪沅	清	刊于1736—1795年

续表

书名	卷数	存佚	作者	朝代	成书或刊印年代
增注萧山竹林寺妇科		存	竹林寺僧	清	1786 年
摘录妇科指归产后方		存	曾鼎	清	
宅谱修方催生	4 卷	存	青江子	清	1724 年
旃檀保产万全经	2 卷	存	田浩然	清	1851 年
张氏妇科		存	不著撰者		
张锡纯女科要旨	3 卷	存	张锡纯	民国	
张仲景疗妇人方	2 卷		不著撰者	隋	
真山老夫子女科八十症	2 卷	存	真山老夫子	清	1911 年
郑氏妇科			郑嘉祥	清	
郑氏家传女科万金方		存	郑元良	清	
郑氏秘传万金方	1 卷	存	薛古愚原撰，郑玉峰增辑	明	1629 年
郑氏女科			不著撰者		
郑氏女科	1 卷	存	郑假山	清	1911 年
郑氏女科八十三治	1 卷	存	不著撰者		
郑氏女科集义	3 册	存	郑祥征	清	1821 年
郑氏女科家传秘方		存	郑燕山	清	1697 年
郑氏女科真传	1 卷	存	不著撰者		
支氏女科枢要		存	支秉中	明	1581 年
治产仙方			不著撰者	宋	
治妇人方	13 卷		不著撰者	晋之前	
治胎须知			李舒芳	明	
中国妇科病学		存	时逸人	民国	1933 年
中国胎生学		存	高思潜	民国	1933 年
螽斯广育	1 卷		徐春甫	明	
螽斯集		存	姚言	明	刊于 1581 年
螽斯集	1 卷		蔡龙阳	明	
螽斯秘宝录			孙文胤	明末	
种嗣玄机		佚	程云鹏	明	
中西产科学讲义		存	汪洋	民国	1920 年
中西妇科学讲义		存	汪洋	民国	1920 年
中西合纂妇科大全	7 卷	存	顾鸣盛	民国	1918 年
种子方		存	不著撰者		
种子方剖	4 卷	存	洪基	明	1638 年

续表

书名	卷数	存佚	作者	朝代	成书或刊印年代
种子金丹	1卷		鲍相璈	清	
种子金丹全集		存	周子椿	清	1846年
种子类纂	1卷		胡孝	明	
种子秘方		存	乐思才	民国	1926年
种子秘剖	2卷		洪基	明	1638年
种子妙法			冯方贤	清	
种子奇方		存	康强	清	刊于1908年
种子心法			石成金	清	1662—1722年
种子心法	1卷	存	王实颖	清	
种子玄机			程云鹏	明	
种子要方	1卷	存	徐大椿(托)	清	1764年
竹林产科			竹林寺僧	清	1786年
竹林妇科	3集		沈步云	清	
竹林妇女幼科秘传		存	不著撰者	清	
竹林女科	4卷		汪致中	清	
竹林女科(又称《竹林女科证治》)	4卷	存	竹林寺僧	清	1786年
竹林女科秘本		存	竹林寺僧	清	1795年
竹林女科要旨			竹林寺僧	清	1786年
竹林寺妇科胎产摘要		存	不著撰者	清	1786年
竹林寺秘传产科	4卷	存	静光禅师	清	1786年
竹林寺秘传女科切要	1卷	存	竹林寺僧	清	1736—1795年
竹林寺秘授女科一百二十症		存	竹林寺僧	清	1786年
竹林寺女科产前产后秘方			不著撰者	清	1786年
竹林寺女科秘传(又名《济阴至宝录》)		存	竹林寺僧	清	刊于1795年
竹林寺女科秘方(又名《妇科胎产秘方》)		存	竹林寺僧	清	刊于1862年
竹林寺女科秘书	1卷	存	竹林寺僧	清	1786年
竹林寺三禅师女科三种	20卷	存	竹林寺僧	清	刊于1771年
竹林寺胎前产后证治	1卷	存	不著撰者	清	1786年
竹泉生女科集要		存	彭逊之	民国	刊于1931年
逐月养胎方		佚	徐之才	南北朝	

续表

书名	卷数	存佚	作者	朝代	成书或刊印年代
注解胎产大通论	1卷	存	不著撰者	明	
专门妇科			王宫槐	清	
专治妇女血分要症		存	不著撰者		
专治妇人方		佚	不著撰者	宋之前	
妆台宝鉴集	3卷		杨氏	宋之前	
妆台方(或作《妆台记》)	1卷	佚	宇文士及	隋唐间	
资生集	6卷	存	不著撰者	清	1893年
资生镜	1卷	存	袁黄	明	1586年
资生镜	2卷	存	钱大治	清	1781年
资生篇		存	宝辉	清	1903年
资生要旨七篇	1卷	存	不著撰者	清	1873年
子母秘录			巢安世	宋	
子母秘录	10卷	佚	许仁则	唐	
子喑论			汤建中	明	
最新妇科学全书	2卷	存	蔡鹏云	民国	1933年
最新三字达生编	3篇	存	徐润之	清	1907年
最新三字达生编续编	4卷	存	徐润之	清	1907年

主要参考文献

1. 中华人民共和国卫生部,中医研究院,北京图书馆.中医图书联合目录[M].北京:北京图书馆,1961.

2. 郭霭春.中国分省医籍考[M].天津:天津科学技术出版社,1984.

3. 丹波元胤.中国医籍考[M].北京:人民卫生出版社,1956.

4. 陈邦贤,严菱舟.中国医学人名志[M].北京:人民卫生出版社,1955.

5.《中医大辞典》编辑委员会.中医大辞典·医史文献分册[M].北京:人民卫生出版社,1981.

6. 郭霭春.中国医史年表[M].哈尔滨:黑龙江人民出版社,1984.

7. 上海图书馆.中国丛书综录[M].上海:上海古籍出版社,1982.

8. 黄绳武.中国医学百科全书·中医妇科学[M].上海:上海科学技术出版社,1983.

9. 裘沛然.中国医籍大辞典[M].上海:上海科学技术出版社,2002.

10. 浙江省医史分会.浙江历代医林人物(内部资料)[M].杭州:1987.

11. 竹剑平,胡滨.现存浙江部分未刊本妇科医籍选介[J].浙江中医学院院刊,1985(3).

12. 陈邦贤.中国医学史[M].上海:上海书店,1937.

13. 宋慈抱.两浙著述考[M].杭州:浙江人民出版社,1985.

14. 顾报三.补五代史艺文志[M].上海:开明书店,1936.

15. 何时希.珍本女科医书辑佚八种[M].上海:学林出版社,1984.

16. 何时希.妊娠识要[M].上海:学林出版社,1985.

17. 岳甫嘉.妙一斋医学正印种子编[M].北京:中医古籍出版社,1986.

18. 陈自明.妇人大全良方[M].北京:人民卫生出版社,1985.

19. 沈又彭.沈氏女科辑要[M].南京:江苏科学技术出版社,1983.

20. 刘时觉.浙江医籍考[M].北京:人民卫生出版社,2008.

21. 刘时觉.宋元明清医籍年表[M].北京:人民卫生出版社,2005.

22. 刘时觉.中国医籍续考[M].北京:人民卫生出版社,2011.

23. 余瀛鳌,李经纬.中医文献辞典[M].北京:北京科学技术出版社,2000.

24. 何时希.中国历代医家传录[M].北京:人民卫生出版社,1991.

25. 刘时觉.浙江医人考[M].北京:人民卫生出版社,2014.

26. 胡国华,罗颂平.全国中医妇科流派研究[M].北京:人民卫生出版社,2012.

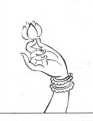

附三

部分中医妇科世系图表

萧山竹林寺女科世系图表

世系	俗名	法号
一世	涵碧	静霞
二世	广严	天岩
三世	志坚	商岩
四世	子传	允云
五世	静暹	晓庵
六世	大有	会源
七世	华玉	丹邱
八世	道印	梅石
九世	德宝	雪岩
十世	性间	迪庵
十二世	宏慈	盛林
十四世	持敬	知己
十五世	明瑞	补华
十七世	宣理	化行
十九世	圆涯、圆洽	无极、于中
二十世	德铭	日新
二十一世	文景、文佩	清庵、法古
二十二世	元颖	密音
二十三世	树乾、树虎	体穆、月林
二十四世	径怡	致和
二十五世	果祚、果意	洪源、觉林
二十六世	道安	安真
二十九世	秦和	雪轩
三十一世	明德	云庵

续表

世系	俗名	法号
三十二世	普门	茂林
三十三世	克修	益庵
三十四世	惠泽、惠群	觉海、心宗
三十五世	德昂	之清
三十七世	绍钟	即空
三十八世	智澄	顺初
四十世	广煜	淡文
四十二世	真错	端为
四十三世	净琪	翼宣
四十四世	海枕	岸先
五十一世	闻坚	郎年
五十六世	法禅	果亭
六十世	昌炳	嵩山
七十世	悟炯	普恰
七十四世	月桂	道驰
七十五世	继炎	松涛
七十六世	清鄂	丹霞
八十一世	缜均	开济
八十三世	机涵	东崖
八十四世	会根	纯德
九十二世		莲尘
九十四世		善缘
九十七世	世浩	应超
一百零六世		谨修
一百零七世		绪辉（1906 年还俗）

附:竹林寺女科著作

编号	书名	版本	卷数	册数
1	竹林寺女科全书	抄本	20	4
2	竹林寺女科秘要	铅印	20	1
3	竹林寺秘传产科	精抄	4	1
4	女科秘录	木刻	不分卷	1
5	女科秘传	木刻	不分卷	1
6	竹林寺产科	木刻	8	2
7	妇科秘传	精抄	不分卷	1

续表

编号	书名	版本	卷数	册数
8	竹林女科	木刻	4	6
9	小蓬莱山馆方抄	木刻	2	1
10	验所验	木刻	不分卷	1
11	竹林女科方	精抄	不分卷	1
12	密授妇科集成良方	木刻	2	1
13	竹林女科秘方	木刻	不分卷	1
14	评注竹林寺女科	木刻	不分卷	1
15	竹林寺女科秘方	木刻	不分卷	1
16	增注萧山竹林寺妇科	铅印	不分卷	1
17	竹林寺女科秘传	木刻	不分卷	1
18	竹林寺女科秘方	木刻	不分卷	1
19	竹林寺女科仙方	木刻	2	2
20	妇科一百十七症发明	木刻	不分卷	1
21	萧山竹林寺妇科秘方	抄本	不分卷	1
22	宁坤秘籍	木刻	3	2
23	竹林寺女科秘传	抄本	不分卷	1
24	竹林寺女科秘方	抄本	不分卷	1
25	竹林寺产科	抄本	不分卷	1
26	竹林妇科	精抄	不分卷	1
27	宁坤宝航	木刻	不分卷	1
28	竹林女科	抄本	不分卷	1
29	竹林寺女科秘传	抄本	不分卷	1
30	竹林寺女科秘书	抄本	不分卷	1
31	竹林寺女科方	抄本	不分卷	1
32	秘授女科	抄本	不分卷	1
33	竹林寺秘传胎前产后117问	精抄	不分卷	1
34	竹林女科良方	抄本	不分卷	1
35	萧山竹林寺女科秘本	精抄	8	1
36	竹林女科旨要	抄本	4	1
37	竹林寺秘传女科	抄本	不分卷	1
38	萧山竹林寺妇科秘方考	铅印	不分卷	1

参 考 文 献

陈拯民.萧山竹林寺女科僧医的渊源[J].中华医史杂志,1998,28(1):19-22.

宁波宋氏女科世系图表

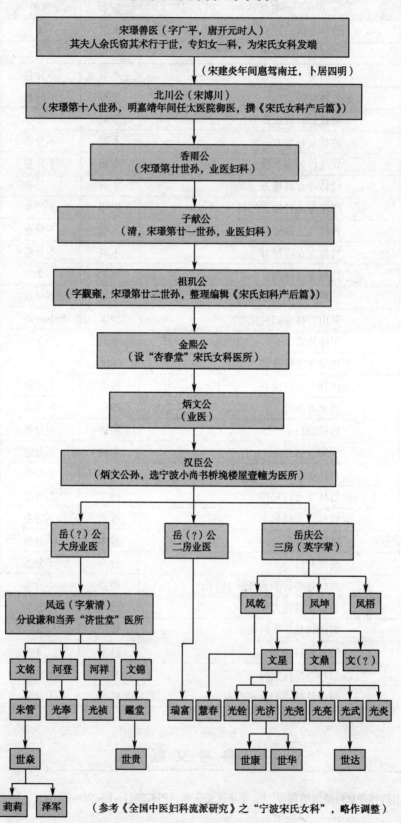

（参考《全国中医妇科流派研究》之"宁波宋氏女科"，略作调整）

海宁陈氏女科世系图表

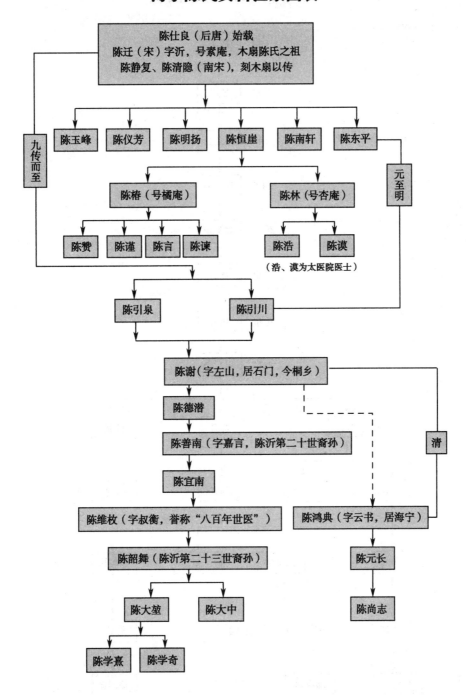

（资料来源:《浙江中医临床名家 陈学奇》）

昆山郑氏妇科世系图表

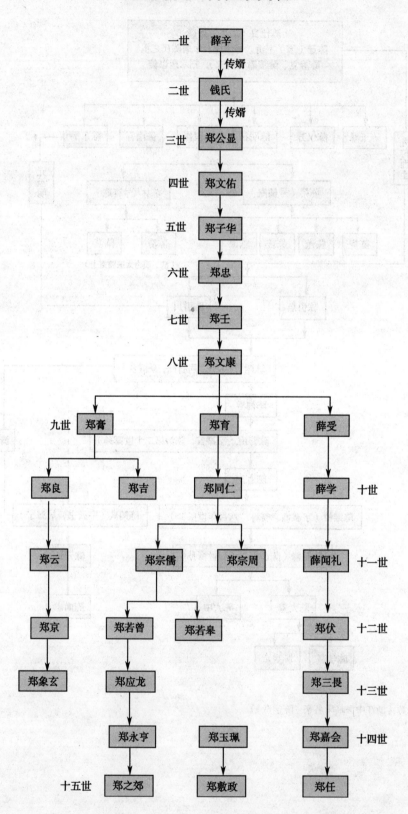

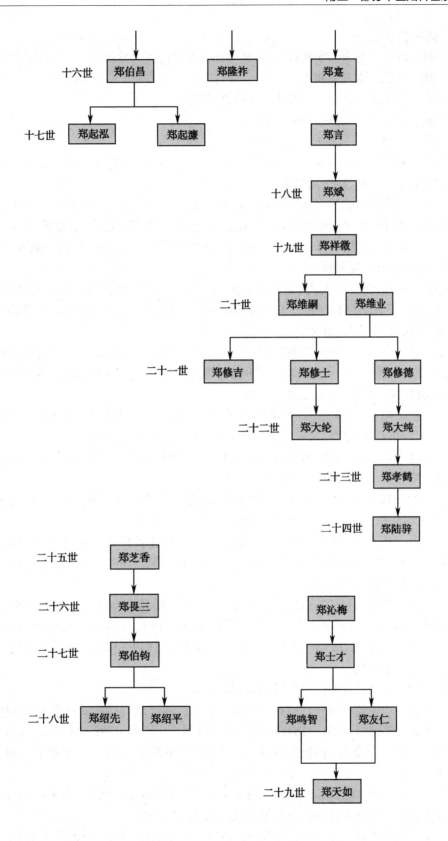

[备注]

一世　薛辛　南宋。字将仕,号古愚。郑氏女科世医之始祖。

二世　钱氏　宋末元初人。

四世　郑文佑　元初　中叶人　字祐之,号逸庵。

五世　郑子华(1323—1403)　字彦实。

六世　郑忠(?—1387)　字以敏。

七世　郑壬(1383—1448)　字有林,号双松,永乐十二年荐征为南京太医院医士,洪熙元年诏入北京太医院,赐三品服俸。

八世　郑文康(1413—1465)　字时义,号介庵。整理医籍《产宝百问》等抄本,今仍存。

九世　郑膏,长子,明中叶人,字山龄,号蕞庵。郑育,次子,字蠡孙,号中存。薛受(1453—?),幼子,字思韶,号古愚,出嗣薛家;整理编撰薛氏女科医著、医方数种,今存抄本;其孙子三代后归宗,复郑姓。

十世　郑良,明中叶人,字尧臣,号栎庵;辑编《女科万金方》《郑栎庵先生女科万金方传灯》4卷,现存。郑吉(1491—?),字汉卿,号怡山。郑同仁,字思庄,明成化、正德间人。薛学,字子敏,号惕庵,明成化、嘉靖间人。

十一世　郑(1512—?),字佚,号思竹,征太医院医士,赐冠带。郑宗儒,明中叶人,字希大,号勿欺;正德十三年入太医院,授御医,升为院判,嘉靖年间赐五品服。郑宗周,字希文,号存斋;将仕郎。薛闻礼,字之博,号平泉。

十二世　郑京(1541—?),字师大,号松亭;万历六年校订刻印文康著作。郑若曾,字伯鲁,号开阳。郑若皋,字虞叔,号二阳。郑伏,明中叶人;归宗复姓郑。

十三世　郑象玄,明中、末叶人。郑应龙,原名既睦,号芣山;万历四年荐修《会典》,授儒学教谕。郑三畏,明中、末叶人,佚字,号寅谷。

十四世　郑永亨,明中、末叶人,佚字,号昆池;承事郎。郑玉珮(?—1645),字顺阳;何支不详;太医院医士。郑嘉会(1572—1604),字世宗,号霁宇。

十五世　郑之郊,明末人,字宋孟,号心芣;天启四年征授太医院吏目,再升御医。郑敷政(1637—?),字和阳;曾编《薛氏济阴万金书》,现存。郑任(1600—1675),原名国任,字晋卿,号药房;编有《郑氏药方妙诀》。

十六世　郑伯昌(1592—1665),字倩文,号缵芣。郑隆祚,清初人;康熙年间与郑元良摘编整理成《郑氏家传女科万金方》,现存。郑寔,明末清初人,字质人,号朴庵。

十七世　郑起泓(1632—1693),字纪淳。郑起濂(1639—1709),字春陵,号素涛。郑言(1666—1752),字载飔。

十八世　郑斌(1720—1774),字德纯,号雪鱼。

十九世　郑祥徵(1785—1832),字继善,号少迁,晚号念山;编《女科集义》,现存。

二十世　郑维嗣(1791—1846),字孝仲,号敬斋。郑维业(1799—1862),字又新,号豫忖。

二十一世　郑修吉,字康生,清末人。郑修士,字端生,清末人。郑修德(1846—1911),字敏生。

二十二世　郑大纶(1865—1912),字崔书。郑大纯(1873—1936),字谏书,号小康。

二十五世　郑芝香,清末人;祖传女科;乐输桥支世系。

二十六世　郑畏三,清末人。郑沁梅(1894—1895),祖传女科;箓葭韩泾滩支世系。

二十七世　郑伯钧(1890—1934),字贻则;原姓吴,16岁赘郑氏,袭郑姓。郑士才(1888—

1949),字守经。

　二十八世　郑绍先(1920—),著《郑绍先妇科经验集粹》。郑鸣智(1931—),字凤英。郑友仁(1914—1997),原姓宋,名继宗,为士才赘婿。

参 考 文 献

马一平.昆山郑氏妇科二十九世医考[J].中华医史杂志,2000,30(2):76-80.

山西平遥县道虎壁王氏妇科世系图表

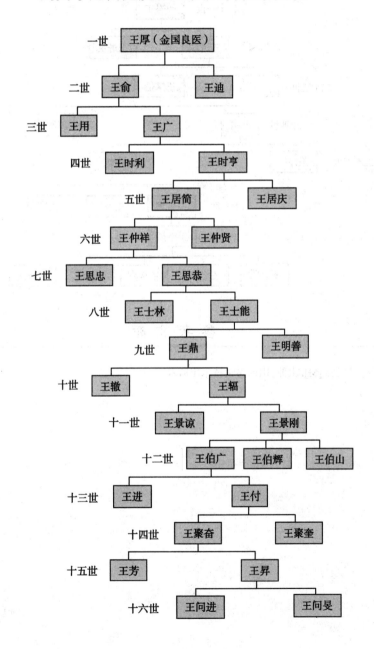

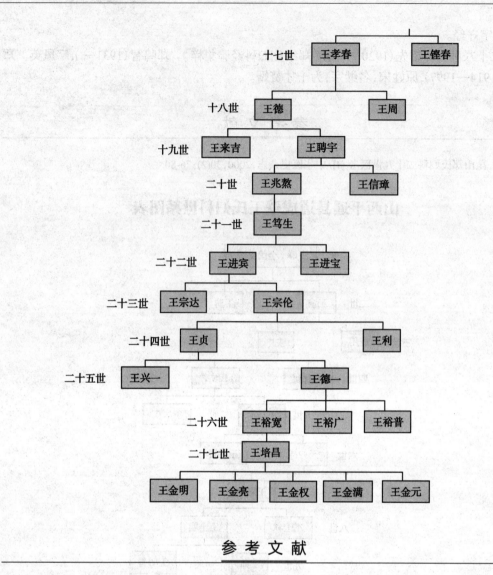

十七世　王孝春　王铿春

十八世　王德　王周

十九世　王来吉　王聘宇

二十世　王兆熬　王信璋

二十一世　王笃生

二十二世　王进宾　王进宝

二十三世　王宗达　王宗伦

二十四世　王贞　王利

二十五世　王兴一　王德一

二十六世　王裕宽　王裕广　王裕普

二十七世　王培昌

王金明　王金亮　王金权　王金满　王金元

参 考 文 献

王金亮. 王氏妇科精要 [M]. 太原:山西科学技术出版社,2011.

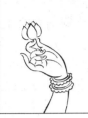

附 四

马大正医学史论文

汉代妇产科略述

一、妇产专科的雏形

在我国医学史上,妇产专科的出现,在宋熙宁九年(公元 1076 年),但在此一千多年前的西汉,却已产生过妇产专科不成熟的雏形。

据《汉书》记载,当时宫内设女侍医,专为皇太后等宫内权贵妇人治疾。女侍医又称女医、乳医。"女医淳于衍者……尝入宫侍皇后疾。""元延二年怀子,其十一月乳。诏使严持医及五种和药丸,三送美人所。"师古注:"乳医,视产乳之疾者。""视产乳之疾者,殆汉又有此等女医,同隶于太医令,以备诸科之一,特史未详其制耳。"[1]可见,女侍医的职能就是妇产科医生,虽然只为少数极权人物服务,又无明确的编制,却确实已是妇产专科不成熟的雏形。

二、有关妇产科的论著及医家

据考查,汉代有关妇产科的书籍有:《亡名氏妇人婴儿方》十九卷、《张仲景疗妇人方》一卷(或二卷)、《卫汛妇人胎藏经》[2]、及当时流传的《胎胪药录》(见《伤寒论》原序)。至今可见的,仅张仲景《金匮要略》中讨论妇人专病的三篇,其余均已散佚殆尽,殊为可惜。此外,史书还记载了女侍医淳于衍的医事活动及华佗、淳于意治疗妇科疾病的宝贵医案。

三、有关妇产科的方药、医论与医案

1972 年甘肃武威出土的东汉墓中有医简 30 个,内有妇科医方[3]。《神农本草经》是我国最早的中药学专著,收录药物 365 味,具有治疗妇科疾病功效的计约 85 味,如卷柏、芎䓖、续断、漏芦、滑石、蛇床子、乌贼骨、檗木、桑寄生、阿胶、当归、白鲜、地榆、泽兰、鹿茸、牛角鰓、桃仁等药的功效描述颇为确切,仍是指导当今妇科治疗用药的重要依据。书中涉及妇科疾病有乳汁不下、白沃、阴蚀、阴下湿痒、难产、崩中下血、血闭、宫寒不孕、堕胎、女子疝瘕、阴中寒热、阴中肿痛、癥瘕、漏下赤白、乳痕、子藏急痛、胎不安、腹痛无子、经闭寒热、乳痉痛、乳妇内衄、腰腹痛等,还发现某些药物有使人多子、养胎或绝子、或利丈夫不利女子诸功效。《金

匮要略》谈论饮食禁忌时有产后不宜多食梨,否则令人寒中;某些食物使孕妇生子青盲、无声、骈指等,尽管这些致畸食物当今看来多属无稽,但注意食物可以致畸的意识,无疑具有进步意义。

在张仲景的《金匮要略》妇人病三篇中,有论 42 条,方 40 首(4 首重复),针法 3 条。在妊娠病篇中,有治胞漏的胶艾汤,有治妊娠腹痛的当归芍药散,有妊娠常服助养胎儿的当归散和白术散等,这些方剂的临床疗效显著可靠,历代医家屡用不衰。"妇人宿有癥病……下血者,后断三月衃也。所以血不止,其癥不去故也,当下其癥,桂枝茯苓丸主之。"此文深刻揭示了癥病与妊娠这一对矛盾同时存在时,根据病情需要,可以攻癥治病以安胎,是《内经》有故无殒思想的最好体现。在产后病篇中,首次提出了"新产妇人有三病,一者病痉,二者病郁冒,三者大便难",揭示产后亡血伤津是根本矛盾的症结所在,对临床治疗具有十分重要的指导意义。该篇还有治疗胃实发热的大承气汤,治疗虚寒腹痛的当归生姜羊肉汤,治疗气血阻滞腹痛的枳实芍药散,治疗干血着于脐下腹痛的下瘀血汤,治疗产后下利的白头翁加甘草阿胶汤等,辨证有虚有实,虚实夹杂,治疗有攻有补,攻补兼施,充分体现了不忘乎产后又不拘于产后的辨证论治精神。在杂病篇中,提出了"因虚、积冷、结气"的病因学说。该论点对以后的妇产科学影响颇大,至唐末宋初历时八九百年,均奉此为圭臬,形成了温补行气攻积的治疗风格。篇中用半夏厚朴汤与甘草小麦大枣汤治疗妇女咽中如有炙脔、脏躁,开辟了妇女情志病治疗之先河。此外,用抵当汤治疗经水不利,用胶姜汤、温经汤治疗漏下,用肾气丸治疗转胞,用小建中汤、当归芍药散治疗腹痛,疗效卓然可信,还讨论了热入血室及阴吹等病的治疗。用蛇床子散、矾石丸置阴道内,用狼牙汤洗涤外阴阴道,开辟了妇科用药新途径,提高了疗效,这是妇产科治疗上的长足进步。此三篇讨论了约 28 种妇科病的治疗,在病种或方剂上均有重大突破,并具备了妇产科经、带、胎、产、杂的基本内容,成为妇产科治疗学上的开山之祖,为以后的妇产科学开拓了道路。

西汉名医淳于意首次记录了二则妇产科医案。其一为女子情思所致月事不下寒热案,据脉断为"欲男子不可得,"并提出"男子以精为主,妇人以血为主"的观点[4],此乃后世"妇人以血为本""妇人以肝为先天"之嚆矢。其一系治难产案,意投莨菪饮以酒而胎下,复用硝石下其瘀血[4]。后汉华佗名噪天下,治甘陵相夫人孕六月而腹痛,佗诊为胎死,属男,以汤下之,果验。再如李将军妻伤身胎去,按脉佗以为胎未去,将军以为不然。"妻稍差,百余日复动,更呼佗,后果得死胎,人形可识,但其色已黑。"[5]这些记载,栩栩如生地反映了当时妇产科的医术水平,在治疗死胎不下方面,已运用汤药、针刺,甚至探取的手段,方法丰富多彩,令人赞叹不已。《汉书》称:"妇人免乳大故,十死一生。"说明限于当时的历史条件,分娩还是造成妇女死亡的常见原因。据载:"掖庭中御幸生子者辄死,又饮药伤堕者无数。"证明当时宫廷内已广泛有效地运用药物堕胎来中止妊娠。"拳夫人进为倢伃……任身十四月乃生。"这是有关过期妊娠的史料。在贾谊的《新书》与刘向的《列女传》中,都有胎教的内容。在戴德的《大戴礼记》中也涉及类似题材,反映当时对胎教的重视。虽然彼时无法用医学科学来解释畸形胎儿的现象,但这种变异已引起人类的关注,"洛阳女子生儿,两头四臂"[6]的记载便是。此外,《难经》论及"脉有逆顺,男女有恒……男得女脉为不足……女得男脉为太过""命门者……男子以藏精,女子以系胞"。首次讨论了男女脉象的区别、命门生理功能的差异。奇经八脉中的冲、任、带脉与妇女的生理、病理关系十分密切,而《难经》对奇经八脉的理论发挥颇多,丰富了妇产科学的内容。

四、妇女的婚育情况与医学认识

婚育与妇女的健康关系最密切,还可以侧面反映当时的医学卫生认识的水平。惠帝六年称:"女子年十五以上至三十不嫁,五算。"用课税法强令早婚。据吕氏考证,当时女子13~14岁即嫁[7]。王吉对此上疏曰:"夫妇,人伦大纲,夭寿之萌也。世俗嫁娶太早,未知为人父母之道而有子,是以教化不明而民多夭。"[7]对早婚提出异议,是反对早婚的先声。元和二年,为奖励生育曾下诏:"令云:人有产子者复,勿算三岁;今诸怀妊者,赐胎养谷人三斛,复其夫,勿算一岁,著以为令。"[5]当时民多生育已成风尚。王充《论衡》指出:"妇人疏字者子活,数乳者子死。何则?疏而气渥,子坚强;数而气薄,子软弱也。怀子而前已产子死,则谓所怀不活。名之曰怀,其意以为已产之子死,故感伤之子失其性矣。所产子死,所怀子凶者,字乳亟数,气薄不能成也。虽成人形体,则易感伤,独先疾病,病独不活。"王氏从多产而影响母子健康的角度反对当时的多产政策,这些卫生知识,对后世提倡晚婚、节育,产生了深远的影响。

总之,汉代虽有四百多年历史,处在我国医学发展的早期,但对整个医学的发展,起着不可低估的作用,也为以后妇产专科的诞生与发展奠定了十分坚实的基础。

参 考 文 献

[1] 陈邦贤. 中国医学史[M]. 北京:商务印书馆,1954:120.
[2] 丹波元胤. 中国医籍考[M]. 北京:人民卫生出版社,1983:963.
[3] 姒元翼. 中国医学史[M]. 北京:人民卫生出版社,1984:26.
[4] 江瓘. 名医类案[M]. 北京:人民卫生出版社,1957:310,333.
[5] 范晔. 后汉书[M]. 北京:中华书局,1965:343,2462,148.
[6] 吕思勉. 读史札记[M]. 上海:上海古籍出版社,1982:547.
[7] 班固. 汉书[M]. 北京:中华书局,1962:91,3064.

(刊于《陕西中医》1987年第11期)

晋代妇产科学术成就

两晋,在我国历史中仅有短暂的155年时间(公元265—420年)。在妇产科的发展史上,尚处于早期阶段。然而,就在这很短的期间,对祖国医学妇产科学的发展产生了不可低估的影响。

一、有关妇产科的文献

在晋代,有《治妇人方》十三卷流传于世,然而早已散佚。虽则如此,从现存晋代医籍的有关论述中,还是可以反映出当时妇产科方面所取得的巨大成就。

这些医籍包括现存最早的针灸专籍《针灸甲乙经》,在其卷十二中有"妇人杂病"专篇;陈延之《小品方》中第七卷也保存了数量可观的妇产科疾病的治疗方剂;还有我国现存最早的脉学专著——王叔和的《脉经》,其中卷九包含了大量的妇产科内容;高阳生的《脉诀》,讨论了妇产科疾病的脉象诊断；此外，葛洪的《肘后方》中也保存了当时部分的妇产科内容。由于两晋期间延绵的兵燹战乱，这些幸而得以保存的资料，成为我们研究晋代妇产科学的宝贵材料。

二、妇产科的学术成就

经过长期的观察，王叔和对一种非同寻常的月经现象有了新的认识。他首次提出了"避年"与"居经"的概念。他对某一停经一年的初潮女子解释说："此为避年，勿怪，后当自下"[1]。他又说："三月一来，阴盛则泻，名曰居经"[2]。从而使得这种特殊的生理性月经从过去的"月经病"中区分开来，表明了人类对妇女月经多样的生理现象已获得新的认识，具有十分重要的意义，以后历代医家都尊奉此说。

月水是经络之余，与津液关系密切。津液的盛衰，可以影响月经的正常运行。王叔和对一下利、出汗、小便利而经少不如前的妇女分析说："亡其津液，故令经水少"[3]；对于"经下反多于前者，当所苦困，当言恐大便难"，主张"身无(勿)复汗也"，否则，"经水下，故为里虚，而发其汗，为表复虚，此为表里俱虚，故令郁冒"。对于下利而经断的患者，他提出"但当止利……利止津液复，经当自下"的主张，这是妇科领域中津血同源观点的引进与发挥。

在论及月经不调的原因时，王叔和总结了肝血虚（左手关上脉阴虚者，足厥阴经也，妇人病苦月经不利，腰腹痛）、伤堕瘀积（女人月事不来，时亡时有，得之少时有所坠堕）及气壅血闭（血气实，妇人经脉不利），用朴硝煎大黄汤去壅以下经血，或针刺关元穴来治疗气血闭阻的月经不利。从病因及治疗的角度来说，较前丰富。在论及崩漏的预后时，王叔和首次提出："诊妇人漏血，下赤白，日下血数升，脉急疾者死，迟者生。"[4]这种以脉证符合与否来预测崩漏的结果，具有较高的临床价值。在陈延之的《小品方》中，记载了用芎藭，或生蓟根汁，或槐耳，或牡蛎、兔骨，或大枣、黄芪、胶、甘草治疗崩漏的资料，反映出当时活血化瘀、凉血止血、益肾固涩、益气固冲诸疗法在崩漏中的运用[5]。在《肘后方》中，提出用炙甘草、芍药、茯苓、桂心来治疗妇人"腹常绞痛者"。针灸疗法在晋代的整个医学中，占有十分显要的地位。在皇甫谧《针灸甲乙经》中，记载了针刺中窌穴治疗月事少；针刺阴交、中极、会阴、气穴、带脉、血海、照海、水泉等穴治疗月水不通；针刺气冲、行间、临泣等穴治疗月水不利或暴闭塞；针刺水道穴治疗月水至则腰脊痛；针刺天枢、血海、太冲、然谷、阴谷等穴治疗崩漏等资料[6]。这些资料，具有相当高的临床价值，为以后的针灸治疗妇产科疾病，起到了指导性的作用。

王叔和根据带下颜色的不同，以五色为带下定名。当时所谓的带下虽与现在的带下概念不完全一样，但这种分类法在半个世纪以后的唐代仍盛行不衰，明末清初的《傅青主女科》中还沿用这种分类方法，足见其影响之大。当时治疗带下的方药资料保留下来的很少，仅《小品方》有大枣汤治疗"妇人五崩，下赤、白、青、黄、黑方"的记载。在推断带下的预后时，王叔和指出"假令得鼠乳之病，剧易"，已经认识到鼠乳引起的带下病（可能系结核引起）比一般的带下病更严重。"诊妇人漏下赤白不止，脉小虚滑者生，大紧实数者死""妇人带下，脉浮恶寒漏下者不治"。从这些条文中我们可以认识到，在对急性妇科盆腔炎症尚未取得有效治疗方法的晋代，"带下病"是引起妇女死亡的原因之一。在《甲乙经》中也保留了一些有关的记载，如针刺腰俞穴治带下；针刺上窌、次窌、下窌穴治赤白沥、下苍汁；针刺中窌穴治赤淫时白；针刺曲骨、大赫、五枢、蠡沟穴治赤白沃等。

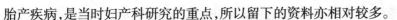

胎产疾病,是当时妇产科研究的重点,所以留下的资料亦相对较多。

在妊娠的诊断方面,《脉诀》中提出"尺中不绝,胎脉方真"[7]。陈延之指出"心下有淡(痰)水""病阻""沉重、愦闷不用饮食,不知其患所在,脉理顺时平和,则是欲有胎也",若"如此经二月日后,便觉不适,即结胎也"。提出了早孕的拟诊与确诊。王叔和在《脉经》中对居经或月经不调的患者与妊娠者在脉象上作了鉴别诊断。

提倡妊娠期间的胎教,是人类认识优生学的开始。张华《博物志》曰:"古之妇人妊娠,必慎所感。感于善则善,感于恶则恶",并指出视忌、食忌之物,因为这些"不惟有损妊妇,于儿极有所伤"之故[8]。这些论点,对后世产生过积极的影响。

"血下如同月水来,漏极胞干主杀胎。亦损妊母须忧虑,争遣神丹救得回。"[9]说明漏胎的危害性已引起人们的极大注意。在治疗胎动不安方面,当时已产生了较多的经验方。如胶艾汤、苎根汤(即《金匮》芎归胶艾汤去川芎、艾叶,易作凉血安胎的苎根,完全改变了其适应证)、安胎止痛汤、安胎桑寄生汤,这些方剂,至今仍不失为安胎良方。此外,还用甘草、当归、干姜、大枣治疗妊娠腹中冷,胎不安;用生甘竹皮、当归、芎䓖、黄芩治疗母有劳热、动胎、胎不安、去血、手足烦等,具有十分明确的辨证观点[10]。

在治疗妊娠恶阻方面,有补气血燥湿调气降逆的半夏茯苓汤及温中健脾燥湿和胃的茯苓丸,这二方虽均出自《金匮》的干姜人参半夏丸,但一经增益发挥,已具有新的适应范围和新的疗效[11]。

在治疗子淋方面,晋代较之汉代已有很大的进展。有淡渗利湿的猪苓散、清利湿热的地肤饮、清热泻腑通淋的地肤大黄汤和甘遂散、清利湿热安胎为主的黄柏寄生汤[12]。大批具有清热通淋效果的药物的应用,使当时治疗子淋的疗效有很大的提高。

一些传染性热病可引起孕妇出血及损伤胎儿,这在当时已有明确认识。《脉诀》云:"伤寒头痛连百节,气急冲心溺如血;上生斑点赤黑时,壮热不止致胎灭。"这些论述,是产科领域传染病学之端倪。

此外,用脉象来测定妊娠的月份,是从晋代发展起来的。《脉诀》载:"月数断之,各依其部,假令中冲若动,此乃将及九旬。"以后逐渐发展成为用中冲脉测定妊娠月份及临产的方法。王叔和首次提出妊娠临产的时间,他说:"怀妊离经,其脉浮,设腹痛引腰脊,为今欲生也。但离经者不病也。又法,妇人欲生,其脉离经,夜半觉,日中则生也。"丰富了产科学内容。

针刺胎儿手足治疗横产,针刺气冲、太冲、复溜、中封、昆仑穴治疗胎死不下,针刺气冲、昆仑治疗胞衣不出等,均为常用的方法[13,14]。于法开治一产妇积日不堕,"令食肥羊肉十余脔,然后针之,须臾儿下"[15],即是实例。《肘后方》认为,胞衣不出,腹满则杀人,"但多服猪脂佳",若"并儿颠倒,横死腹中人气欲绝",则以半夏、白蔹为末服,瞿麦亦效,若"胞衣不出",以灶突中墨服亦效[16]。

晋代时,已明确提出妇女产后的保健问题。陈延之说:"妇人产时,骨分开解,是以子路开张,儿乃得出耳。满百日乃得肉合平复也。妇人不自知,唯满月便云是平复,会合阴阳,动伤百脉,则为五劳七伤之疾。"这一告诫对保护产妇身体健康,减少产妇的发病,具有重要意义。

治疗产后无乳的"下乳散"疗效"最验"。内服妒乳方外敷鸡子白和赤小豆或生地黄汁,或大黄等药和醋,治疗乳痈或妒乳,疗效可靠,针刺膺窗、乳根、巨虚、下廉、临泣等穴,亦是后人推崇的方法。

此外,在药物治疗子痫、妊娠腰痛、去胎、预防及治疗难产、治疗横生逆产、胞衣不下、恶露不止、小便不禁、产后身肿、阴脱、产后中风诸多方面当时都作了初步探讨[17]。用针刺疗法治疗绝子不孕、阴中痒痛、阴肿阴挺、衃血不下、子脏恶血、胞中瘕、子门不端、子上抢心、见血而有身反败等,也积累了经验[18]。《肘后方》中还记载了用末干漆、生地黄捣绞取汁,火煎干漆令可丸,以"治妇人脐下结物,大如杯升,月经不通,发作往来,下痢羸瘦"的气瘕[19]。

据《晋书》记载,"安夫人狯胡之女,妊身十二月,剖胁生子"[20],这是我国医学史上较早的剖腹产资料。

由于三国、魏晋期间连绵的战乱,使人口明显减少,生产力下降。为了增加人口,发展生产力,当时提倡早婚,鼓励生育。据《晋书》列女传所载,有婚嫁年龄记载的均在 13~15 岁之间,并"制女年十七父母不嫁者,使长吏配之""家有五女者给复(免役)",一胎多子者常赐乳婢、谷食、彩帛等物[21]。

对于早婚早育带来的危害性,当时已有明确的认识。陈延之说:"古时妇人,病易治者,嫁晚,肾气立,少病,不甚有伤故也。今时嫁早,肾根未立而产,伤肾故也。是以今世少妇有病,必难治也。早嫁,早经产,虽无病亦夭也。"这在我国医学史上是反对早婚早育的早期呼声。

胎儿畸形的现象,已引起人们的重视。如"愍帝建兴四年,新蔡县吏任侨妻产二女,腹与心相合,自胸以上,脐以下各分。"这是连体婴儿的早期记载。"三年十二月……生女,堕地濛濛有声,须臾便死。鼻目皆在顶上,面处如项,口有齿,都连为一,胸如鳖,手足爪如鸟爪,皆下勾。"又"怀帝永嘉元年,吴郡吴县万详婢生子,鸟头,两足马蹄,一手,无毛,尾黄色,大如枕。"(先天性脊椎裂合并脊膜膨出)又如"元帝太兴初,有女子其阴在腹,当脐下。"这是对女性外生殖器异位的记载,十分罕见。此外,对两性畸形的现象亦作了记载:"光熙元年,会稽谢真生子……有男女两体……经一日死。""恭帝元熙元年,建安人阳道无头,正平(实为肥大的阴蒂),本下作女人形体。"又如,"孝武帝宁康初,南郡州陵女唐氏渐化为丈夫。"再如,"惠帝元康中,安丰有女子周世宁,年八岁,渐化为男,至十七八而气性成。"[22]虽然限于当时医学知识的匮缺,未对上述现象作出科学的解释,但这些都是人类对医学中奇异现象所作出的初步反映,是非常宝贵的医学资料。

晋代的妇产科学,有它继承前人成就的一面,却更多的是创新。它极大地丰富了这门学科的内容,在妇产科发展的早期,占有十分重要的地位,并对这门学科产生积极深远的影响。

参 考 文 献

[1][2][3][4][9]王叔和.脉经[M]//陈梦雷,等.医部全录(卷九).北京:人民卫生出版社,1963:4,5,383,108.

[5][10][11][12][13][17]高文柱.小品方辑校[M].天津:天津科学技术出版社,1983:6-7,8-10,10-12,13-15,20,12-27.

[6][14][18]皇甫谧.针灸甲乙经[M].北京:人民卫生出版社,1962:262-264.

[7]高阳生.脉诀[M]//陈梦雷,等.医部全录(卷九).北京:人民卫生出版社,1963:108.

[8][16][19]金礼蒙,等.医方类聚(卷十)[M].北京:人民卫生出版社,1982:359,601,279.

[15] 陈邦贤,严菱舟.中国医学人名志[M].北京:人民卫生出版社,1955:2.

[20][21][22].房玄龄,等.晋书[M].北京:中华书局,1974:2542,2737,907.

(刊于《中华医史杂志》1988年第1期)

唐代妇产科学概况

一、唐代妇产科学的盛况

东汉张仲景所著《金匮要略》"妇人病"三篇,是现存最早的妇产科专篇。然而,其中论证仅23条,方仅38首。隋代巢元方《诸病源候论》设妇人病八卷,但有论无方。

唐代在中国历史上是十分强盛的时期,随着社会的繁荣与进步,产生了光辉灿烂的文化,也产生了盛况空前的妇产科学。

(一) 唐代妇产科书籍与方药记载

唐代,曾产生过许多有关妇产科疾病的医籍,对后世影响深远。计散佚的妇产科专书就有《俞宝小女节疗方》一卷、《妇人方》十卷(又二十卷)、《少女方》十卷、《少女杂方》二十卷、《杨氏产乳集验方》三卷[1]、《产图》一卷《推产妇何时产法》一卷[2],以及《子母秘录》十卷[3]、《产经》二卷、王岳《产书》一卷[4]等。载有妇产科内容,但非属妇产科专书而已散佚者更不计其数。幸存的仅有类书《千金要方》《千金翼方》《外台秘要》,这些书中收录了上述佚著的许多妇产科方剂及现存残缺的第一部妇产科专书——《经效产宝》。

经统计,《千金要方》收载妇产科方剂540余首,灸法30余条(《千金翼方》所载方与《千金要方》重复迭出,不计)。《外台秘要》载方480余首;《经效产宝》载方260余首。仅上面三书的方剂数量而论,与唐以前任何一个朝代的妇产科药方相比,实不啻嵩岱之于抔土了。

对药物在妇产科方面的功效,《千金翼方》中已有专门的论述,分设崩中下血药品、女人血闭药品,以及寒热疝瘕漏下、产难胞衣不出、阴肿冷痛、阴蚀疮药品等,共计86味。将药物如此分属归类,这还是首创。

(二) 妊娠及妊娠病的论述

唐代已认识到"无子绝嗣"是夫妇双方"俱有五劳七伤,虚赢百病所致"[5],并分列男女治法。胚胎发育的刍议,源于北齐,至唐代已得到广泛的允认与应用,参照"妊娠一月始胚,二月始膏,三月始胞,四月形体成,五月能动,六月筋骨立,七月毛发生,八月藏府具,九月谷气入胃,十月诸神备"的理论,对不同时期孕妇的饮食起居、疾病治疗,提出了不同的方法[6]。胚胎发育学说虽与现代医学存在距离,但在当时根据"外象而内感"的道理,于"儿在胎,日月未满,阴阳未备,腑脏骨节皆未成足"时,通过孕妇的视、听、饮食起居、陶冶情志等,促使胎儿更好地发育[7],这就是一千多年之后的今天,才引起医学界重视和研究的胎教。

恶阻是妊娠常见的疾病,对恶阻的病因与临床表现,当时已有深刻的理解与生动的描述。指出由于"虚赢、血气不足、肾气又弱,或当风饮冷太过,心下有淡水"而出现"但苦沉重愦闷,不欲食饮,又不知其患所在,脉理顺时平和""心中愦愦头重眼眩,四肢沉重,懈堕不欲执作,恶闻食气,欲啖咸酸果实,多卧少起……至三四月日已上,皆大剧吐逆不能自胜举也"[8],并运用了温中蠲饮,补益气血,和胃降逆的有效方剂来治疗。对胎动不安机理的认识,尤为先进,提出"因母病以动胎,但疗母疾,其胎自安。又缘胎有不坚,故致动以病母,但疗胎则母瘥"[9]这一观点,成为指导临床的至理名言。在当时疫病流行较难控制的情况下,观察到一些传染性热病"非此之气,伤折妊妇,热毒之气,侵损胞胎,遂有堕胎漏血,俱害子母之命"的现象,提出了"妊娠伤寒热病防损胎"的措施,以治胎之未病,如用栀子仁、升麻、青黛、石膏、葱白、生地黄、黄芩来预防治疗[10],这不仅有预防医学意义,也是中医妇产科学上的一大创举。一旦"妊娠得病,事须去胎",或胎已死,则用药物下胎[11]。当时已流传着中药针灸避孕的方法,称为"断产",这是人工有计划地控制生育的早期临床实践。认为"脏气本弱,因产(孕)重虚,土不克水,血散入四肢,遂致腹胀,手足面目皆浮肿,小便秘涩"[12],是产生妊娠水肿的机理,应用健脾利水、调和气血、行气化湿的方法治疗。其中的千金鲤鱼汤是有名的代表方,至今仍盛用不衰。用气血双补的黄芪散(即八珍去茯苓、芍药,加黄芪、吴茱萸、干姜)治疗滑胎,用豁痰的竹沥来治疗子痫[13],以及对胎堕下血不止、胞漏、胎不长、子烦、腰酸痛、小便不利、淋痛溲血、遗尿、下利、伤寒、疟病等妊娠期疾病的治疗,在前人的基础上都有很大的进展。

(三) 有关分娩及产科疾病的论述

妊娠将产,是产程的开始,以"离经其脉浮""腹痛引腰脊"为特征。依产程的长短来估计生产的难易。导致难产的原因有数端:"凡欲产时,特忌多人瞻视,惟得三二人在傍待揍,产讫乃可告语诸人也,若人众看之,无不难产耳。"又说:"凡产妇第一不得匆匆忙怕,傍人极须稳审,皆不得预缓预急及忧悒,忧悒则难产。"[14]还说:"产死者,多是富贵家,聚居女妇辈。当由儿始转时觉痛,便相告报,傍人扰之,令其惊怖。惊怖畜结,生理不和,和气一乱,痛切唯甚。傍人见其痛甚,便谓至时,或有约髻者,或有力腹者,或有冷水噀面者,努力强推,儿便暴出,畜聚之气,一时奔下不止,便致运绝。"[15]如上所说,环境的干扰、情志不安、过分安逸、不正确的助产,都是导致难产与产死的原因。为了预防难产,当时十分提倡临月时服滑胎药。纵观这些药物,大多是些活血、攻导、滑利之品,确可起到一些促使分娩的作用。万一发生难产,就得力挽狂澜,积极图治,"内宜用药,外宜用法,盖多门救疗,以取其安"[16]。产后胞衣不出,是产科的险症,当时已认识到"夫妇人待将产,至重者胞衣也。凡胞衣不出者,世谓之息胞,由产时用力过度,已产而体已疲顿,不能更用气,经停之间而外冷气乘之,则血涩逆否,故令胞衣不出",并告戒说"胞衣久不出,腹满即杀人"[17],举用的药方如牛膝汤之类(牛膝、滑石、通草、葵子、瞿麦),当为行而有效之方。产后血晕的原因,是"因产血气暴虚,风行脉中故也,若产后去血多者,尤增此疾",又说"凡晕者,皆是虚热血气奔进,腹中空所致"[18]。临床鉴别至关重要,"若下血多晕者,但烦而已,下血少而气逆者,则血随气上撩心下满急,此二者,难并为晕,而状候各异,常问其产妇,血下多少即知"[19]。治疗上应先用嗅醋、饮醋等法使苏,后用补养气血、安神定惊、活血行瘀、祛风豁痰诸法调治,可谓析理适当,鉴别清楚,治法分明。

产后无乳,是由于"气血虚弱,经络不调所致",可用猪蹄补虚,通草通乳;"产后乳汁自出,盖是身虚所致,宜服补药以止之"[20],二者治法同中有异。为了预防妒乳、乳痈,产后"宜勤挤乳,不宜令汁畜积不去",否则"恶汁于内引热,温壮结坚掣痛,大渴引饮,乳急痛,手不得近"[21]。当时就记载了内服、外洗、湿敷、热熨、挤捋、吮吸、灸疗等多种治疗方法,这些方法,至今仍在沿用。

此外,对产后的心腹痛、恶露不下、恶露不尽、血崩、阴道开、阴脱、虚烦、盗汗、虚热、不语、泻痢、大小便不通、遗粪、小便不禁、四肢虚肿、乍见鬼神等多种疾病的治疗,均有所阐发。

(四) 有关经、带、杂病的论述

唐代已把月经看做是脏腑经络正常功能的产物,得出"妇人经脉俞络合调,则月水如时来至"的结论[22]。风冷、寒湿、外伤、癥瘕及情志不遂,均可导致月经不调。而月经不调久之还可以导致不孕、腹痛、癥瘕诸疾,因而又有"妇人之病,皆由于月病生产所致……"的说法[23]。这种把月经不调,看成是疾病的原因与结果,说明对疾病外在表现认识的深化。当时对月经的期、量、色、质的异常及伴随的症状,已进行了讨论,其中包括月经先期、后期、经闭、经量过多、过少、崩漏、经色不正、经行腹痛腰痛、寒热如疟等。对瘀血所致的崩漏,在治疗上已有丰富的经验,"治漏血不止,或新伤胎,及产后余血不消作坚,使胞门不闭,淋沥去血,经逾日月不止者,未可以诸断血汤,宜且与牡丹丸散等,待血坚消便停也,血坚消者,所去淋沥便自止"[24]。这种反对见血止血,力求审因论治的见解,是非常正确的。治疗崩漏,同时还有益肾补气、酸收固涩、凉血止血、温经止血等法,可谓治法众多,这是由于当时对崩漏的危害性认识较深,治疗上探讨较广的结果。对带下的讨论尚不多,理论上进取不大,治疗上则多温散寒湿、收敛固涩、补肾清热众法合参。"妇人崩中漏下,赤白青黑,腐臭不可近,令人面黑无颜色,皮骨相连……"[25]这类记载,则与晚期宫颈癌之类的临床表现十分相近。癥瘕形成的机理,认为是由于"妇人荣卫经络断绝不通,其人思惟,邪气便得往来,入合于子藏,若生后恶露未已,合阴阳……因生积聚如怀胎状",治疗上则主张"以长针按疗之,行以毒药"[26],大多是些温经散寒活血攻下之品。其余论及的妇科疾病有梦交、梅核气、阴吹、交接出血、小嫁户痛、阴脱、阴痒、阴疮等。

"与夫卧起,月经不去,或卧湿冷地,及以冷水洗浴,当时取快而后生百疾,或疮痍未瘥,便合阴阳,及起早劳作,衣单席薄,寒从下入"[27],均可导致妇科诸疾。这些教导,对妇女的生息起居很有意义。当时已很讲究妇女的卫生与美容,记载了熏衣浥衣香、令身香、治体臭腋臭、生发黑发、治疗面部色素沉着等资料[28]。

唐代针灸疗法非常流行,多数妇科病均有针灸疗法可循。《千金翼方》的针灸一卷中,还专篇介绍妇人病的治疗方法,收集了不孕、堕胎、癥块、胞衣不出等近三十种妇产科疾病。该书中还论及一些妇产科病的食治资料[29]。

就当时的治疗方法而言,也是名目繁多的。除了中药内服、外敷、煎洗、温熨、食疗、针灸外,还有坐导(治疗不孕)、扑粉(治疗阴脱)。

二、唐代妇产科学的特点

唐代妇产科学在当时的医学中占有显要的地位,这是任何一个朝代都不能比拟的。除了涉及的病种之多,篇幅之大,出现专书、专篇外,《千金要方》将妇人病冠于诸疾之首,便足以证明这一点。《千金要方》与《外台秘要》论胎产病在先,论经带病于后,且前者药方为后者的三倍,说明胎产疾病在当时特别受到重视。

唐代妇产科具有明显的继承性,病因分析上受仲景的"妇人之病,因虚、积冷、结气"的影响颇深,治疗上自然倾向于补益、散寒、行气、活血破瘀,尤其是活血化瘀法,发挥甚多。古方的运用相当普遍,且多灵活变通,还创制了许多效验之方。如《千金要方》治疗妊娠水肿的鲤鱼汤,下乳的猪蹄配通草,治疗妊娠心烦的竹沥汤等,确是"十全可验"(林亿语)。在许多疾病的理论与治疗的探讨上,多有新的突破。但以病统方,一病多方,缺乏辨证的现象仍很明显,这说明在医学的发展中,存在着理论与临床治疗的不平衡性。

三、唐代妇产科学发展的原因

唐代有近三百年的历史,太平盛世就达二百年之久。社会的安定,经济的繁荣,是妇产科学发展的根本原因。此外,当时妇女地位高,受到社会的尊重,也是妇产科受到重视并得到发展的因素之一。《颜氏家训·治家篇》中说:"邺下风俗,专以妇持门户,争讼曲直,造请逢迎,车乘填街衢,绮罗盈府寺,代子求官,为夫诉屈……"此遗风对唐代一直有影响,连武则天称帝,也不无受此庇荫[30]。"妇人之病,比之男子十倍难疗""所以妇人别立方也""产育者,妇人性命之长务,若不通明于此,则何以免于夭枉者哉"[31],对妇产科疾病的特殊性及危害性的认识,是产生妇产专科及推重胎产病的前提。当时朝廷对医学很重视,创设了医疗与医学教育的太医署,并编写修订药物书籍《新修本草》;睦邻国家频繁的经济贸易与文化交流,引进了一些国外医学与药物,这一切,对整个医疗事业,当然也包括妇产科在内,无疑是一个巨大的促进。

据史籍记载,从 627 年到 740 年的短短一百多年间,人口户数竟从 300 万户激增至 841 万户之多。这里,除了战乱减少,流散户复业,边境居民内附之外,人口增殖是一个主要的因素[32]。唐代妇产科学在整个医学发展史上,树起了不朽的丰碑,对促进中华民族的健康与繁衍,曾有过十分巨大的贡献。

参 考 文 献

[1] 欧阳修,宋祁.新唐书[M].北京:中华书局,1975 :1568-1569,1572.

[2] 刘昫,等.旧唐书[M].北京:中华书局,1975 :2042.

[3] 贾得道.中国医学史略[M].太原:山西人民出版社,1979 :131

[4] 陈邦贤,严菱舟.中国医学人名志[M].北京:人民卫生出版社,1955 :117.

[5][6][7][8][14][24][27][31]孙思邈.备急千金要方[M].北京:人民卫生出版社,1982 :16,20,21-24,30,68,64.

[9][10][12][16][17][19][20]昝殷.经效产宝[M].北京:人民卫生出版社,1955 :2,6,7,8,10,11,27,28,30.

[11][13][15][18][21][22][23][26]王焘.外台秘要[M].北京:人民卫生出版社,1958 :921,923,924,943,946,947,960,963.

[25][28][29]孙思邈.千金翼方[M].北京:人民卫生出版社,1982 :64-71,49-53,88,316-317.

[30][32]范文澜.中国通史简编·第三编第一册[M].修订本.北京:人民出版社,1965 :108,236-237.

(刊于《中华医史杂志》1986 年第 3 期)

论中医妇产科学在宋代的变革

在妇产科的发展史中,宋代的妇产科学已从其他学科中脱胎出来,成为专门学科,并产生了与此相适应的一套妇产科的理论学说,这是一种质的变化。本文就妇产科在宋代的变革,作一些探讨。

一、妇产科独立分科的形成

早在商朝武丁时期,已有关于产病、妇人病的记载[1]。这只是对疾病认识的肇始,并没有具体的治疗记录。随着医学的日益进步,周朝才有了医学专科的最早分工。在反映当时医事制度的《周礼·天官》中,有"医师""疾医""食医""疡医"和"兽医"之别。其中医师专管医疗政令与治疗王及卿大夫的疾病,疾医治疗平民的疾病,两者不分男女,因为当时的妇产科学正处于萌发的早期,尚无分科的可能。春秋战国时期,妇产科学已经跨出巫祝占卜的范畴,《内经》中出现了有关妇女生理病理方面的一些论述;扁鹊被称为"带下医",有人说,"此女人科之所昉"也(《邯郸遗稿》吴叙),其实不然。因为当时的妇产科还没有在组织形式和内容实质上同其他的学科区分而独立。迨至汉朝,宫廷内出现了乳医(又称女侍医、女医),专事皇后等人的产乳之疾。师古说:"视产乳之疾者,殆汉时又有此等女医,同隶于太医令,以备诸科之一,特史未详其制耳。"[2]这种乳医比之于带下医,似乎更近于妇产科的专科医生。但只是一种不成熟的专科雏形。直至唐代,虽然妇产科已有长足的发展,产生了数以千计的妇产科方剂,临床上可以治疗胎产经带诸多疾病,还产生过一些妇产科医籍,但妇产科学仍像一个未足月的胎儿,不能从其他学科中脱胎出来。太医署中令掌医疗之法的有医师、针师、按摩师、咒禁师等,学生的专业分科只有医(包括体疗、疮肿、少小、耳目口齿、角法等五科)、针、按摩、咒禁等科。可见当时的医事体例,不存在妇产科的独立分科。尽管如此,唐代妇产科临床内容的大量充实,已为宋代妇产科学的独立分科作出了必不可少的先决准备。

宋朝熙宁九年(1076年),朝廷设立了专门从事医学教育的机构——太医局,下设九科[2],其中设有产科。这是妇产科学从其他学科中分离出来,成为一门独立学科的标志,是这门学科从幼稚渐臻成熟的一个必然结果。这个结果又成为妇产科迅速发展的强大动力,因为这门独立的新学科需要不断地充实自己的理论和独特的诊疗方法,才能摆脱以前的从属地位,以适合独立分科治疗的需要。

二、教学对妇产科理论的促进作用

宋代已开始了亘古未有的妇产科的理论教育。学生"常以春试取,合格者三百人为额""……有教授,有九科医生……岁终则会其全失,而定其赏罚""科置教授一,选翰林医官以下与上等学生及在外良医为之"[3]。由此可见,当时对学生已采取考试录取,奖优罚劣,择优荐用的原则,足以反映当时对医学理论的重视,并因此吸引了一批知识分子从事医学的理论教育工作,如齐仲甫为宁宗时太医局教授,分职主管产科,曾编撰《女科百问》《产宝杂录》;郭稽中也是医学教授,曾编成《妇人产育保庆集》《妇人方》;傅常曾任澧阳教授,撰成《产乳备要》;陈自明为建康明道书院医学教授,编成《妇人大全良方》。在陈自明《妇人大全良方》中,还记载"成都教授单骧方""祝景助教方""产科能宗古""产科郑宗文"等。这些有识之士既能著书立说,又能深入临床,还能对学生进行医学理论教育,对妇产科医学理论的发展与推广,起到了极大的作用。

宋代太医局学生所学的课程有《素问》《难经》《伤寒论》《脉经》《诸病源候论》《千金要方》《太平圣惠方》《龙树论》等。这些书籍,的确均是中医的经典著作,在教学上具有十分重要的价值。考试科目分:一、墨义,即试验纪问;二、脉义,即试验察脉;三、大义,即试验天地之奥及脏腑之源;四、论方,即试验制方佐使之法;五、假令,即验证假方法;六、运气,即试验一岁之阴阳及人身感应之理。其中的"假令",相当于现代的病案分析,是检验学生理论与实践相结合的一种测试方法。这对包括妇产科在内的各科医学理论的发展,起到了极大的推进作用。

太医局诸科程文,是为当时准备考太医局的学生所设的试题答案,从中可以侧面反映当时有关妇产科理论考试的情况。

"脉义第二道问:三部沉浮正等,按之无断绝者有娠。"(答案从略,下同)"大义第一道问:二七而天癸至,任脉通,太冲脉盛,月事以时下,故有子。第二道问:欲令胎寿当治其母。第三道问:衰其大半而止。""假令论方义一道问:假令晋王叔和《脉经》云,妇人产后七八天无太阳证,小腹坚痛,此恶露不尽,不大便四五日,跌阳脉微实再倍,其人发热,日晡所烦躁者不能食,谵语,利之则愈,宜承气汤。又云,妇人产讫,五脏虚羸,惟得将补,不可轻泻。今产后复用承气汤者,恐有实实虚虚之咎,理何如哉,请陈毋略。""假令法第一道问:假令妊娠腹痛候目即节气当得何脉,本因是何脏腑,受病发何形候,即今宜用是何方药调,设有变动,又当随脉如何救疗,各项引本经为证及本草逐药主疗,所出州土,性味畏恶,正辅佐使,重轻奇偶,及修制之法,处方对答。第二道问:假令产后虚烦候目即节气当得何脉?"[4]

纵观上述试题的内容,涉及妇女的生理、妊娠病的治疗原则、产后虚实二证的治疗以及妊娠腹痛与产后虚烦的证候、病理分析、临证应变治疗、药物分析、配方原则等。从这些试题中,可以反映出这些内容既具有代表性,又具有理论性与实践性,同时还有启发性,在理法方药上均以经典著作为圭臬,颇具水平。

宋代的这种教学方式,尤其是综合了历代宝贵的妇产科理论,使之成为较系统的教学内容,这对继承、发展妇产科学,对造就一支妇产科的理论队伍,促使理论与实践结合,都无疑产生过积极、深远的影响。

三、妇产科理论的崛起

回溯唐以前的妇产科学,理论比较简单幼稚,病因大都受仲景的"妇人之病,因虚、积冷、结气"的束缚,以病统方,一病多方,缺乏辨证,使人无从适用的流弊十分严重。所有这些,都是因为妇产科理论匮缺,不能指导临床,导致理论与临床发展不平衡的结果。尽管在唐代妇产科发展比较快,但并未超越量变的范围。

逮宋,这种发展已产生了质的变化,而这种变化的标志,是妇产科理论的发展完善与治疗上辨证施治的运用。

宋代妇产科的理论之一,是对阴阳学说的引用与阐发。《太平圣惠方》提出了"夫妇人者,众阴之所集"的观点[5],《圣济总录》亦有"妇人纯阴"的论述[6],这是经过长期观察,从生理上认识到阴血或阴精对妇性更具有特殊作用所得出的结论,以此推导病因,指导治疗,颇有实际意义。当然,这种观点并不否认阴平阳秘对妇女生理的重要性。以阴阳偏胜来讨论病因与治疗,又是一种新途径。在论及月经病时,许叔微说:"盖阴气乘阳,则胞寒气冷……故令乍少而在月后。若阳气乘阴,则血流散溢……故令乍多而在月前。当和阴阳,调其气血,使不相乘,以平为福。"[7]齐仲甫也提出"抑阳助阴,调理经脉"[8]治疗月经先期。或谓"阴阳至和而有子"[4],或谓"大率妇人妊娠,惟在抑阳助阴……若阳盛搏之,则经脉妄行,胎乃不固……阴阳调匀,有益胎嗣"[7]。除了上述补泻制偏的治法外,还有阴阳两补的方法。陈素庵对虚证崩漏提出的"升阳补阴"[9]即是。

其次是妇产科中气血学说的确立。《圣济总录》提出妇女"以血为本,以气为用"[6]的论点,陈素庵有"男子以气为主,女子以血为主"[9]之说,《妇人良方》中有云"大率治病,先论其所主,男子调其气,女子调其血"[10]。上述论点,揭示了血在妇产科理论中的特殊地位,这是以妇女经、孕、产、乳容易耗血与过极致病为依据的。严用和在"妇人门下血气论治"

篇中也说:"气之为病,男子妇人皆有之,惟妇人血气为患尤甚。盖人身血随气行,气一壅滞则血与气并,或月事不调,心腹作痛;或月事将行,预先作痛;或月事已行,淋漓不断,心胀作痛……"[11]当时对气病或血病或气血同病而有所侧重方面的讨论也较普遍。如《圣济总录》的"血虚则发热,气虚则发寒,血气俱虚,则寒热更作"论蓐劳[6],"血多者气虚,血少者气逆……治法虚弱者调气而益血。气逆者,宜调气而下血"治产后血晕[6],陈素庵"行气和血"治经前腹痛,"行血和气"治经行腹痛[9],药有轻重,治有主次。所有这些观点,构成了妇产科的比较完整的气血新学说,并应用于临床。

在辨证论治方面,宋代妇产科已逐渐克服以前的广罗方剂、试方治病的弊端,其中以《陈素庵妇科补解》辨证尤为精到。如他在"经血辨色方论"中说:"红者,正色也。紫者,血热兼风也。黑色,热极也。淡红者,血虚也。淡白者,气虚也。黄褐者,湿痰兼脾虚也。热宜凉,虚宜补,痰宜清,随症定方,临时斟酌。"[9]在讨论经水不通时,他以"血瘀""外邪风冷""痰滞""七情郁结""脾胃虚弱""二阳之病""血枯""肾虚津竭"等病因分型,以活血化瘀、温经通脉、导痰化瘀、疏肝解郁、补益脾胃、清心养脾、大补气血、滋阴补肾诸法论治[9]。可见,宋代妇产科已经在八纲辨证、脏腑辨证及气血辨证方面作了探讨。

医学理论与辨证论治的开发与完善,使宋代妇产科学臻至比较成熟的阶段,与以前的妇产科学比较,已有着本质上的区别。

四、经带胎产序列的确立

妇产科书籍的编排体例,宋以前都是先胎继产而后经带。汉代的《金匮要略》如此,晋代的《脉经》亦然,唐代的《千金要方》《千金翼方》《外台秘要》也不例外。

考究这种编排形成的原因有二:曰"不孝有三,无后为大",言嗣续至重也;曰"妇人免乳大故,十死一生"[3],言分娩之艰危。长期对胎产的偏重,形成了胎产与经带内容多寡悬殊的畸形发展。其结果是出现了大量的胎产专书,而对经带疾病的研究长期处于缓慢的进展状况。

及至宋代,当人们意识到经带疾病是多发病、常见病,并与孕育有直接关系的时候,经带病才因此受到医家注目。陈沂说:"妇人诸病,多由经水不调。调经,然后可以孕子,然后可以却疾,故以调经为首,序于安胎、保产之前。"[9]还说:"故治妇人之病,总以调经为第一。"[9]许叔微也说:"凡妇人有白带,是第一等病,令人不产育,宜速治之。"[7]

在这种认识的前提下,经带病的理论探讨和临床治疗内容才不断丰富。在最早的宋朝廷修编的规模极大的《太平圣惠方》和《圣济总录》中,已确立了经带胎产的编排序列,且经带内容颇可观,成为后世的楷模。齐仲甫的《女科百问》、陈自明的《妇人大全良方》、严用和的《济生方》等书,多遵此编排序列。经带胎产研究重心的平衡和次第关系从兹确立。

宋代妇产科学之所以能迅速发展,与上述一系列的变革是分不开的。这些变革对当时乃至后世的妇产科学都产生过十分巨大的影响。

参 考 文 献

[1] 胡厚宣.殷人疾病考[M].北京:北京出版社,1984:107.

[2] 陈邦贤.中国医学史[M].北京:商务印书馆,1954:122,136.

[3] 陈邦贤.二十六史医学史料汇编[M].北京:中医研究院等,1982:241,122,33.

[4] 太医局诸科程文[M].当归草堂医学丛书初编本.1878(清光绪四年).

[5] 王怀隐,等.太平圣惠方[M].北京:人民卫生出版社,1964:2183.

[6] 赵佶.圣济总录[M].北京:人民卫生出版社,1982:2463,2597,2671,2680,2614.

[7] 许叔微.普济本事方[M].上海:上海科学技术出版社,1959:139,138,141.

[8] 齐仲甫.女科百问(卷上)[M].清乾隆元年聚锦堂刻本.上海:上海古籍书店影印,1983:4,1.

[9] 陈素庵.陈素庵妇科补解[M].陈文昭,补解.上海:上海科学技术出版社,1983:40,2,10-11,13,15-20,188-189,1,2.

[10] 陈自明.校注妇人良方(卷一)[M].薛立斋,校.上海:上海卫生出版社,1956:6.

[11] 严用和.重订严氏济生方[M].北京:人民卫生出版社,1980:144,145.

(刊于《江西中医药》1986年第3期,根据《中国妇产科发展史》修改)

历史的反思——论封建礼教对明代妇产科学的影响

人们在研究医学史的时候,常常带着褒多贬少的弊病,以反映我国医学的循序渐进的发展概貌。他们忘了或避而不谈医学发展过程中客观存在的倒退现象,更很少加以披露揭示,致使后学者误认为医学的发展总是一帆风顺,没有漩涡与逆流,致使他们失去了汲取经验教训的机会。

在我国妇产科腾飞发展的唐、宋二朝之后,就曾确实出现过弃四诊的倒退现象,发生过产科偏废的危机,形成与其他各科医学迥然不同的病态的明代妇产科学。而导致上述悲剧的原因,主要是残酷的明代封建礼教强烈冲击、影响的结果。

一、明代腐败酷烈的封建礼教

诚然,唐、宋二朝也已存在着封建礼教,但那时未曾盛行,对妇女的迫害也不甚深。故范文澜用《颜氏家训·治家篇》的话来形容唐时的风气,"邺下风俗,专以妇持门户,争讼曲直,造请逢迎,车乘填街衢,绮罗盈府寺,代子求官,为夫诉屈"(《中国通史简编》)。武则天的称帝则更可以说明问题。至宋,封建礼教虽见滋长,并称"饿死事极小,失节事极大"(程颐语),但从当时妇女可以再嫁这一点,便可以侧面反映当时多属言倡,非必遵行,也无关法律。

明朝是封建礼教鼎盛之时,这在史学界早有定论。蔡尚思先生说:"宋元政府渐尊理学,明清政府最尊理学,所以妇女贞操风气,成于宋元,盛于明清。"(蔡尚思《中国传统思想总批判》)而封建礼教盛行之日,便是中国妇女饮血茹辛遭殃之时。

在明代,妇女成了封建礼教这把无形刀的俎上之肉,任受宰割。从朱元璋称帝开始,便竭力提倡"贞节",主张守寡,"巡方督学,岁上其事,大者赐祠祀,次以树功表",贞节牌坊从此流行(许立群《中国史话》)。《明史》中载录贞节烈义之女,数逾半百,"实录"及郡邑志所录便不下万余(许立群《中国史话》)。

缠足,是封建礼教用来束缚妇女行动自由的残酷手段。此陋俗,宋尚罕见,元末明初,已是"人人相效,以不为者为耻"了(元代陶宗仪《南村辍耕录著》)。王孟英曾深刻指出,缠足之目的本"非饰美丽也……未嫁则父母拘之,既嫁则丈夫拘之,谨其闺门,严其出入,养其羞恶,课其女红,于以拘游走也",致使"如受刖刑,遂令髫龄弱质,罹鞠凶于早岁,遭茶毒以终身,每见负痛饮疼,因此而瘁病者有之,由是而夭亡者有之。"(清代王孟英《四科简效方·女科通治》)宋恕也说过："裹足一事,为汉人妇女痛苦,致死者十之一二,致伤者十之七八。"(《六斋卑议·救惨》注)更有甚者,在明代又开始帝死嫔从,惨绝人寰的殉葬制度。

以上的事实,已足以反映明代妇女的社会地位是何等的低劣,她们的生命价值如同蝼蚁,为了维护封建的法制,她们要作出如此巨大的无谓牺牲,致使一个朝气蓬勃发展的妇产科学变成了一门病态的妇产科学。

二、妇科学中四诊的废弃

在整个医学发展史中,明代四诊的运用已比较完善。但作为一门明代病态的妇科学,恰恰表现在四诊的废弃。

明代"诊断学的进步,首先表现在对'问诊'的重视。"(贾得道《中国医学史略》)适此相反,在妇科方面,"况妇人女子之性……欲问以识所因,亦诚难矣"(明代薛己《校注妇人良方》)。对于妇女问诊困难的原因,是由于妇女对自身疾病羞与他人说的封建意识作用的结果。龚廷贤在《万病回春·医家病家通病》中说:"常见今时之人,每求医治,令患者卧于暗室帷帐之中,并不告以所患,止令切脉,至于妇人多不见之,岂能察其声色? ……而医者又不便亵于问,纵使问之亦不说,此非欲求愈病,将以难医。"李梴在《医学入门·习医规格》中亦提出:"如诊妇女须托其至亲先问证色与舌,及所饮食,然后随其所便。"问诊一术穷于妇科,由此可见一斑。

除问诊外,其余三诊的情况也不例外。汪石山云:"世俗讳言试医,医复讳情妄臆,而豪贵妇女,往往不得望闻,岂不大错。"(明代江瓘《名医类案》)张景岳在《妇人规·论难易》中亦说:"今富贵之家,居奥室之中,处帷幔之内,复有以锦帕蒙其手者,既不能行望色之神,又不能尽切脉之巧,使脉有弗合,未免多问,问之觉繁,必谓医学不精,往往并药不信,不知问亦非易,其有善问者,正非医之善者不能也,望闻问切欲于四者去其三,吾恐神医不神矣……妇人之所以不易也。"大概先是豪贵闺阃四诊难施,以后连市井妇女的四诊亦不例外了。如李梴所说:"……或证重而就隔帐诊之,或证轻而就门隔帷诊之,亦必以薄纱罩手。贫家不便,医者自袖薄纱。寡妇室女,愈加敬谨,此非小节……"至明代末年,习染日深,臻而登峰造极。闵齐伋在一篇序言中对此作过深刻的披露。他说:"盖医之候病,止于四术而切脉为下,然望闻问三事可施诸丈夫婴儿而每穷于女妇,彼朱门艳质,青琐静姝,謦咳莫聆,色笑谁觐,望与闻既以嫌远矣,所恃问之一道。而其受病也,不于床第不可说之地,则为悒郁莫能喻之惊;其为证候也,非关经产,即属带淋,可云某事曾否有无? 某处如何痛痒? 某物若为色状? 问之则医危,不问则病危。虽然胡可问也,于是,病者择言而授指奶妪,奶妪展转,而传语主人,主人未言先赪其面,欲言更软其词,乌三变成白,尚有真病入于先生之耳哉? 三指之下,所得几许,又安能浅深细按,如丈夫婴儿之得以从容谈笑以究其故也。"(齐仲甫《女科百问·闵序》)

妇女羞于就医,医家难于诊病,在《明史》中也有类似的记载。有谓胡节妇者,"晚染病,家人将迎医,告其父曰:'寡妇之年岂可令他人视',不药而卒。"这种活生生的荒唐事实,在历史中已有记载,未见经传者何止万千。

本来"心中了了,指下难明"的诊脉,隔以锦帕,无非是装模作样的掩饰而已,这能有几多真情可得! 无怪乎在明代一些小说中,可以见到医家为妇女诊病时牵线诊脉的富于戏剧性的描写,虽然这种描写的真实性值得怀疑,但也并非完全臆构杜撰,而是以上述的史实作背景。这是对当时的鄙俗和扭曲了的妇女性格夸张的,但又是入木三分的刻画与写照。

"宁医十丈夫,不医一婴儿;宁医十婴儿,不医一女妇。"[12]到了明代,妇女的疾病才变得异乎寻常地难医(以前是"宁医十女妇,不医一婴儿")。其原因在于:"舍四术(四诊)而至求之于意(臆测),无惑乎其难之也矣!"(《齐仲甫《女科百问·闵序》》)

明代的封建礼教,造成了中国妇女病态的心理、病态的性格、病态的身躯,同时,也形成了废弃四诊的病态的妇科学。

三、妇产的分家与产科的衰落

自从我国妇产科学的诞生,即十分重视产科,并且由此引起了产科的高速发展。

"妇人免乳大故,十死一生。"(见《汉书》)"产育者,妇人性命之长务,若不通明于此,则何以免于夭枉者哉?"(唐代孙思邈《备急千金要方》)这就是宋之前重视产科的主要原因。于是,大量胎产专书出现,而经带疾病的探讨则相对处于缓慢进展的状态,在妇产科书籍的编排体例中,也表现了先胎产、后经带的规律。汉代的《金匮要略》,晋的《脉经》,唐的《千金要方》《千金翼方》等无不例外。且前者内容比后者要丰富得多。

宋元之前的医家,常兼妇产二技于一身,既能疗妇杂之疾,又能解产难之急,妇产并不分家。如宋庞安时遇难产妇人,"便自为上下拊摩""隔腹扪儿手所在,针其虎口"以下胎(《宋史》)。金代张子和治一临产伤胎妇人,儿臂断而死于腹中,子和"急取秤钩,续以壮绳,以膏涂其钩,令其母分两足向外偃坐……次以钩其死胎",命人拽出而安(张从正《儒门事亲》)。如是例子,不胜枚举。

及至明代,在封建礼教沉重的枷锁之下,"贞节"比之女子的生命更加重要,在医生(指男性)对妇女察病都不可施用四诊之巧的情况之下,产科早已成了医家们无法涉足的禁区,医家们退出了产科这一领域,妇女的分娩收生只成了稳婆(洗生婆)的事情。这种颓败的现象,在当时医学大家的著作中留下了许多痕迹。如楼英《医学纲目》中的"令坐婆先说解谕之",虞抟《医学正传》中的"……切不可轻易便令稳婆接收",李梴《医学入门》中的"却令洗母轻缓用手推足",万全《妇人秘科》中的"稳婆用灯审视"等等,便足资佐证。此后,像庞安时、张子和治疗难产的案例,亦鲜能见到了。

医学的分科,本来常常是医学科学繁荣发展的需要,同时,亦可以给医学带来新的繁荣与发展,而在明代,封建礼教严重影响之下,男女有授受之不亲,医家们被拒之于产房之外,由目不识丁的稳婆去收生接产,从本质上说,这还不能称做妇、产科的分家,而是置产科于医门之外而不顾了。医家们由于脱离了产科的临床实践,写不出具有更加深刻见解的产科著作,大多承袭前说,阐发甚微。稳婆们既没有文化知识,又缺乏医学理论,根本不可能去总结她们的实践经验,致使她们的经验付诸时间的东流。

明代从事产科的稳婆身份卑贱,陶宗仪有"谨而远之,如避蛇蝎"之说(《南村辍耕录著》),肖京有"六婆不入门"之戒(明代肖京《轩岐救正论》)。稳婆的地位,也大致可以说明产科工作遭人蔑视,这些,也是明代产科发展的阻力。

产科乏术的现象,形成于明代,且越演越烈。肖京说:"以妻妾子女之性命付之医婆之手,被其妄治伤生者众矣。"(《轩岐救正论》)李长科亦因"收生老媪毫而骏,母若子几致俱殒",才发愿辑成《胎产护生篇》以济产科乏术之危(丹波元胤《中国医籍考》)。

明代,是中医产科从鼎盛走向下坡路的转折点,已完全失去了唐宋时期产科发展的优势。这二百多年的明代历史,在医学的其他学科上曾出现过很多成就,却没有给产科留下值得炫耀的创举。中医产科乏术的贻害一直影响到清代乃至现今。在西方产科传入我国之前,产科的死亡率非常之高,是构成妇女生命安全的主要威胁;在西方产科传入我国之后,中医产科毫无抗衡之力,完全失去了这一阵地。

明代的妇产科学,是封建礼教严重影响下的一门病态的妇产科学,这段历史是值得引以为鉴的。然而,人类历史无时无刻不存在着文明与愚昧的斗争,当时许多医家反对在妇科方面废弃四诊,企图用著书立说来振兴产科,像薛己、张景岳、王肯堂诸位医家,他们为明代的妇产科学作出了不同的贡献。

(刊于《中医药学报》1989 年第 3 期)

中国的婚育历史及其医学卫生认识

婚姻或生育历史的进步,常常是一个民族或国家逐步走向文明的印记,其中还有当时许多医学卫生方面的认识。而所有这些资料,是对历代的医学发展情况的必不可少的补充。本文就此谈谈我国婚姻制度的沿革,婚龄、生育情况的变化,及其当时的有关医学卫生认识。

一、婚姻制度的沿革及其医学卫生认识

自从人类的起源及至近代,中国的婚姻制度经历了一系列的变化,从不同性质的婚姻制度言,大致可以划分为群婚、血缘家族群婚、亚血族群婚、对偶婚和一夫一妻制的不同时期。

在原始社会,人类的生衍繁殖是通过群婚的方式实现的,凡是不同的两性,皆可以随便结合分离,生育子女,由母性哺乳抚养。如《吕氏春秋·恃君览》所称:“其民聚生群处,知母不知父,无亲戚、兄弟、夫妇、男女之别。”这种知母不知父的家庭成员,以后逐渐组成了血缘家族单位。也就是说,继原始社会进入母系社会,婚姻的形式已从群婚制转为血缘家族群婚制,两性结合在同一个血缘家族中进行,但已有上下辈分之禁。如《礼记·典曲礼》云:“夫唯禽兽无礼,故父子聚麀。是故圣人作礼以教人,使人以有礼,知自别于禽兽。”记载了这种婚姻的变更。女娲氏和伏羲氏兄妹相婚产生人类的传说,即产生于该时期的婚姻制度。此后,这种落后的血缘家族群婚的制度也遭到人类萌发的文明的否定,而转向亚血族群婚制。所谓亚血族群婚制,即某个氏族中一群男人必须嫁到另一个氏族中去,而不得与本氏族的女子结合;反之,某个氏族中的一群女子必须从另一个氏族中招赘一群男人,而不得与本氏族的男子结合。这里女的属于一个氏族,则男的必定属于另一个氏族。据此,即使有血缘关系的男女结合,至少也隔了一代。这已使得过去那种“乱骨肉,犯亲戚,无上下之序者,禽兽之性,则乱不知伦理”的婚姻制度,得到了变革(王充《论衡·书虚篇》)。恩格斯指出:“如果说家庭组织上的第一个进步在于排除了父母和子女之间相互的性交关系,那么,第二个进步就在于对于姊妹和兄弟也排除了这种关系。”(《马克思恩格斯选集》)这是一种族外婚姻的制度,是人类婚姻由愚昧转向文明的第一步。据李亚农考证,古代所谓的昭穆之制,实即亚血族群婚制的遗迹(《李亚农史论集》)。以后,人类由母系社会转向“男帅女,女从男”的父氏社会(《礼记》语)。从父氏社会及至周朝,人类的婚姻方式逐渐向对偶婚及一夫一妻制转化。所谓的对偶婚,是一种向一夫一妻制过渡的中间婚姻形式,其

时,一个男性在许多妻子中间有一个正妻,一个女性在许多丈夫中间,也可以有一个正夫,诸妻或诸夫的地位平等,这是与纳妾制度不同的地方。这个时期,正是宗法制度孕育成熟的过程。据李亚农考证,古公亶父(周太王)已经开始历史上最早的一夫一妻制婚姻(《李亚农史论集》)。在《魏书·高祖纪》中记载:"淳风行于上古,礼化用乎近叶。是以夏殷不嫌一族之婚,周世始绝同姓之娶。"其实,"同姓不婚"源于亚血族群婚的族外婚姻制,只不过到了周朝,这种同姓不婚才作为一种礼制提出,约束人们的婚姻。而严历禁止同姓婚姻,还是在拓跋族侵入中原之后的第七代,即孝文帝时候。

关于古代提倡"同姓不婚"的文字记载,始见于《礼记·昏义》,其云:"昏礼者,将合二姓之好,以上事宗庙,而下以继后世也,故君子重之。"《礼记·大传》云:"系之以姓而弗别,缀之以食而弗殊,虽百世而婚姻不通者,周道然也。"周朝以"同姓不婚"为礼,后世科以为律,礼者防范于未然,以倡众行;律者惩处已然,以戒后患,虽则如此,在《礼记·大传》之中,殷人五世之后仍可通婚,这比之"百世不婚"反而更合乎情理与科学。"百世不婚"只是更多地蒙上宗法制度的色彩而已。

"同姓不婚"原来纯系从伦理的角度提出,表明人类已同禽兽的乱婚行为决裂,但在周代,还没有从医学卫生的水准来认识这一问题。在春秋战国时期,《左传·僖公廿三年》(公元前637年)的记载中,郑人叔詹言及"男女同姓,其生不蕃",已经发现血缘近亲结婚带来的遗传疾病高发的恶果,是人类繁衍的障碍。《晋语》中也有"同姓婚,惧不殖也""取妻避其同姓,畏灾乱也"的论述。当时,同姓不娶的例子很多,齐国的崔杼要娶臣属东郭偃的姐姐为妻,东郭偃表示反对,"男女辨姓,今君出自丁,臣出自桓,不可"(丁、桓同为姜姓)(见《左传·襄公二十五年》)。鲁昭公娶妻于吴,时人骂他"不知礼"(见《论语·述而》),因为二者同为姬姓。往后历代,恪守不变,及至唐朝,尤加重视。唐律云:"诸同姓为婚者,各徒二年……"以法律的形式加以监督。此后,"同姓不婚"成为铁则。

二、婚龄的变化、生育的情况及医学卫生认识

人类的两性结合,最初是一种生命活动的自然现象,并没有强加意志的年龄限制,也就是说,人类处于一种自生自息的生活之中。在记述周朝礼仪行为的《礼运》中记载了"合男女,颁爵位,必当年德"的论述。说明男女结合的年龄已成为当时婚姻的条件之一。唐代杜佑《通典》亦曰:"周制,限男女之年。"亦将婚龄的限制溯源于周朝。查《周礼·媒氏》云:"媒氏掌万民之判,凡男女自成名以上,皆书年月日名焉,令男三十而娶,女二十而嫁。"《礼记·内则》亦云:"男二十而冠,始学礼;三十而有室,始理男事。女子十有五年而笄,二十而嫁。"及至《春秋谷梁传》(成书于公元前722—前418年)中仍称"丈夫三十而娶,女子十五而许嫁,二十而嫁"。那么,在周朝究竟是否出现过男三十、女二十才可结婚的制度呢?了解这一问题,也是中国婚龄中的重要事情。其实,在我国历史上并未曾出现过男三十、女二十才可结婚的时期。《周礼》并非周人之作,对前人婚龄的描写,实有过分夸大之辞。像《内经》称"上古之人,春秋皆度百岁,而动作不衰"一样夸张而不着边际。其原因,一是由于崇古,二是对远古之事无案可稽,可信口言论之故。对于远古婚龄的问题,章炳麟在《章氏丛书·刘子政左氏说》中云:"……自夏殷天子皆十二而冠。又云国君十五而生子,礼也。二十而嫁,三十而娶,庶人礼也!"已言及国君婚龄比庶民早,不受礼限。唯孙诒让在《籀庼述林》中云:"贾疏,引王肃曰:'周官云,令男三十而娶,女二十而嫁,谓男女之限,嫁娶不得过此也……'《家语》鲁哀公问于孔子:'男子十六精通,

女子十四而化,是则可以生民矣。闻礼男三十而有室,女二十而有夫,岂不晚哉？'孔子曰:'夫礼言其极,亦不是过。男子二十而冠,有为人父之端;女子十五许嫁,有适人之道。于此以往,则自昏矣。然则三十之男,二十之女,中秋之月者,所谓言其极法耳。'"孔子为春秋时人,知礼,与周相去不远,故其言颇可信。又云:"孔子年十九而娶于宋之幵官氏,又曰孔子年七十三而终,伯鱼(其子)年五十先孔子而卒。"以此推算,当时亦没有男三十、女二十才结婚的痕迹。故孙氏认为,周时男二十、女十五是可以娶嫁的年龄。陈顾远亦认为"男三十、女二十乃结婚之最高年龄。男年二十而冠,女年十五因许嫁而筓,同时亦即可以成婚。"(《中国婚姻史》)支持孙氏观点。此外,从人类的人均寿命递增的规律计算,也不支持周朝男三十、女二十的婚龄说法。公元两千多年前的罗马,人均寿命才20岁,中世纪(公元476—1640年)英国的人均寿命才达33岁(吕维善等《现代老年医学》)。周朝在历史纪年上为公元前11世纪至公元前770年,人均寿命不可能超过三十多岁。从这一点说,也支持男二十、女十五可以结婚的论点。在周朝,尚未见到有关生育方面的论述。

春秋战国之际,越王勾践为雪耻,令国中男二十、女十七必得娶嫁,否则父母有罪,用法律惩罚过期不婚者,欲促使人民繁衍。墨子谓圣王之法,丈夫年二十,毋敢不处嫁;女子年十五,毋敢不事人也(《节用上》)。而韩非在《五蠹》中对盲目的增长人口提出异议,他说:"今人有五子不为多,子又有五子,大父未死而有二十五孙。是以人民众而财货寡,事力劳而供养薄,故民事虽倍赏累罚而无免于乱。"首次提出人口与资源财富的矛盾。

在《北史·邢邵传》中载,妇女分娩,延请公医接生,生男给酒二壶,犬一只;生女给酒二壶,豚一只;若一胎三子,配给乳母;一胎二子,供给饱食,不收赋税。用课税或奖励的方式促使民众的繁育。《汉书》中称,惠帝六年"女子十五以上至三十不嫁,五算"。《后汉书》记任延对结婚"贫无礼聘,令长吏以下各省俸禄,以振助之""各使男年二十至五十,女年十五至四十,皆以年齿相配""同时相娶者二千余人"。足见当时对婚姻的重视。经过连绵的战争,到了魏朝时人口已明显减少。司马炎对人口增殖十分重视。《晋书·武帝纪》说:"制,女年十七,父母不嫁者使长吏配之。"剥夺主婚权强制结婚。针对战国以来生女不育的恶俗,当时还提出一家有五女者可免役。其中的《周朗传》说:"女子十五不嫁,家人坐之。"由于这些办法的实施,使得当时的户口很快发展起来。然而,亦有持相反意见者。汉臣王吉上疏称:"夫妇人伦大纲,夭寿之萌也！世俗嫁娶太早,未知为父母之道而有子,是以教化不明而民多夭。"(《汉书·王吉传》)以早婚不利于抚育子女对早婚提出异议,这是十分可贵的。据吕思勉说:"汉时嫁娶之年可考者,班昭十四而适曹氏……陆续女郁生,十三而适张白……皆较惠帝之令为早。盖时俗固当早婚。惟贫人不及者,乃有待于法令之迫促耳。"(《吕思勉读史札记》)王充在《论衡·气寿篇》中对当时提倡众产的风气作了批评,他说:"妇人疏字者子活,数乳者子死。何则？疏而气渥,子坚强;数而气薄,子软弱也。怀子而前已产子死,则谓所怀不活。名之曰怀,其意以为已产之子死,故感伤之子失其性矣。所产子死,所怀子凶者,字乳亟数,气薄不能成也。虽成人形体,则而感伤,独先疾病,病独不活。"王氏从产子过密,母气耗损,影响婴儿体质而易罹病夭折的角度来分析,是十分科学的。

在《晋书·列女传》中载有33人,记有嫁娶年龄者四人。如杜有道妻严氏、皮京妻龙氏十三而适,段丰妻慕容氏十四而嫁,王广女十五被纳,另吕昭妻张氏年十四而死。说明晋时尚提倡早婚,女子婚龄约在十三至十五岁左右。当时医家陈延之说:"古时妇人,病易治,嫁晚,肾气立,少病,不甚有伤故也。今时嫁早,肾根未立而产,伤肾故也。是以今世少妇有病,必难治也。早嫁,早经产,虽无病亦夭也。"(《小品方辑校》)对妇女早婚、早育的危害性已有了充分的认识。

在《南齐书·明帝纪》中有诏:"民产子者,蠲其父母调役一年,又赐米十斤;新婚者蠲夫役一年。"以此鼓励婚育者。当时的医家褚澄在《褚氏遗书》中说:"合男女必当其年,男虽十六而精通,必三十而娶;女虽十四而天癸至,必二十而嫁,皆欲阴阳充实而交合,则交而孕,孕而育,育而为子坚壮强寿。今未笄之女,天癸始至,已近男色,阳气早泄,未完而伤,未实而动,是以交而不孕,孕而不育,育而子脆不寿。"还说:"嬴女宜及时而嫁,弱男待壮而婚,此疾外所务之本,不可不察。"对早婚早育影响母子健康作了论述,并对不同因素所致的嬴女弱男的嫁娶年龄作了说明。在《北齐·后主本纪》里记载:"括杂户子女年二十以下,十四以上未嫁悉集省,隐匿者家长处死刑。"其奖励制度为"生二男者,赏羊五口,不然,则绢十匹"(见《北史·邢劭传》)。

及至唐初,因前朝经济衰败,民不聊生,国家户口大减。据《资治通鉴》说,当时户口仅隋十分之一。贞观元年(627)二月四日诏:"……其庶人男女无室家者,并仰州县官以礼聘娶,男年二十,女年十五年以上……"并以各州县的婚姻情况和户口增减作为考核官吏升降的标准(见《唐会要》)。唐中叶,婚龄又相应提早,男十五以上,女十三以上,于法皆听嫁娶。当时周颋对多产持有异议,在《经效产宝》序中侧面提出:"且妇人生产,方二三次,血气未衰……至于四五次,迨乎七八次,伤败已深,血气衰微……"

宋朝的婚龄虽没唐开元之制,但司马氏书仪则定为男十六以上,女十四以上,朱子《家礼》亦同。

《辽史》记载列女五人,而详成婚年龄者四,除一例十八岁外,均二十而嫁。

《金史·后妃传》始祖明懿皇后十六岁嫁,显宗昭圣皇后二十三岁入宫。《列女传》聂女二十三岁嫁。

元朝妃嫔或有以稚年入侍者,而民间似以十六至二十一而嫁较为普通。其时,朱丹溪在《格致余论·阳有余阴不足论》中说:"古人必近三十、二十而后嫁娶,可见阴气之难于成,而古人之善于摄养也。"

明洪武元年(1368),令庶民嫁娶悉依朱子《家礼》。据《明史·列女传》所载,大多数在十七、十八出嫁。徐启光对明朝宗室贵族人口增长情况进行调查,第一次提出"生人之率"的说法。冯梦龙曾在《太平广记》上批道:"不若人生一男一女,永无增减,可以长久。二男二女,每生加一倍,日增不减,何以养之?"当时已对人口的过分增长情况表示关切。

清的《通礼》中规定,男十六、女十四可以嫁娶,早婚之风反盛。清廷新派梁启超1902年特书《禁早婚议》,指出早婚的五大害处为害于养生、害于传种、害于养蒙、害于修学、害于国计。他认为男三十、女二十五是最佳婚龄,已早婚的应节制生育,"行避妊之法"。汪士铎提出"广施不生育之药方""生三子者倍其赋"等节制生育的措施。

国民党法案属编有男未满十八岁、女未满十六岁不得结婚。

解放初,法定严格实行一夫一妻制,婚龄为男二十、女十八。并规定直系血亲,或同胞的兄弟姊妹和同父异母或同母异父的兄弟姊妹,不能结婚。五代内的旁系血亲间禁止结婚。花柳病或精神失常未经治愈,患麻风或其他医学上认为不应结婚的患者,均在禁止结婚之例。三十年后,《婚姻法》在原来的基础上修改与补充了计划生育的内容,修改婚龄为男不得早于二十二周岁,女不得早于二十周岁,晚婚晚育应予鼓励。原五代以内旁系血亲禁婚,改为三代以内旁系血亲禁婚。随着人类对医学科学的不断探索,已经发现先天性、遗传性疾病约三千种,并发现与近亲结婚有很大关系。据统计,近亲结婚所生子女比非近亲结婚所生子女,遗传发病率高一百五十倍。为了提高我国民族的素质,一门新的优生学的提出,说明我国对人口增殖的问题,从数量的控制,转向数量、质量的并重。这些措施,对我们中华民族的繁衍昌盛,必将产生巨大的影响。

中国几千年的婚、育发展的历史,是一部伴随医学科学逐渐进步的人类文明史。从中我们可以获得许多历史与医学的知识,它将作为我国医学发展史的一部分,受到人们应有的重视。

(刊于《中医药学报》1988 年第 1 期)

陈迁与《妇科秘兰全书》

2015 年中国中医药出版社出版了宋代陈迁的《妇科秘兰全书》。该书是以上海中医药大学图书馆所藏抄本为底本,加以注释而成的。原抄本为一卷,蓝丝边,单鱼口,每页 8 行,每行 19 字。其中有序一篇,篇后署名为"绍兴三年仲夏二十九日太医院金紫御医兼翰林院典籍陈选撰"。宋绍兴三年为 1133 年;太医院为官署名,掌医药,主要为宫廷服务;金紫指秦、汉时丞相等官金印紫绶,唐、宋贵官服金鱼袋及紫衣,均简称为"金紫";御医即宫廷医生;翰林院是中国古代以文学供奉宫廷的官署;典籍为职官名,负责掌理图书。由此可见,为该书作序的陈选是一位太医院中声名显赫的御医,此外,他还兼职管理翰林院的图书。

在序言中陈选称:"惟随御转南,汴梁陈氏讳迁,以匡妇室之专科,尤精其妙。"随御转南,是指靖康之乱,宋室南渡。汴梁,即今河南省开封县,汴梁曾为宋都,亦称为"汴京"。讳迁,指尊长的名为迁。序言曰:"尝视古圣诸家产集,用药未有其便。盖妇人受病比男子倍多而难治,况产蓐尤为急务,命系须臾,不可不谨。将已治过调摄胎产有验方论续作二卷,撰成一部,名曰《秘兰全书》。"可见《秘兰全书》是因为感到古代的产科著作在用药时不方便,妇人之病难治,产科尤其危急,于是陈迁将使用过的有关胎产的验方与医论作为二卷,写成一部《秘兰全书》。序言曰:"俯而思之,惟恐浅见义理,即会于太医院之长,众览议用。愧然是集,上进于皇朝。圣闻,钦览云:设俱以加减之法,至为精密,于是妇室始有专科矣。依此用药,无药不效;法此治疾,无疾不痊。上自公卿大夫,以至庶人,不分贵贱,皆获全之吁,仁矣哉!"由于担心该书理义太浅,陈迁马上召集太医院年长者集体阅览评议。惭愧地将(修订过的)书进献给皇帝。皇帝亲自阅读并予评价——"于是妇室始有专科矣"。可见,《秘兰全书》是熔陈迁个人与太医院年长者集体经验于一炉,并经皇帝过目与高度评价的胎产著作。序言还称:"况迁之所集者,良方也;所授者,名师也。发身科第,翰林院典籍之职,每于暑月进治,宫闱安然,御赐道扇坠、太医院金紫之位。足迹满天下,源流传海内。此迁之秘授之妙诀也,验之良方,后学不轻有者矣。"其中提及陈迁是通过科举成名的,任翰林院典籍之职,因每在夏暑治疗,后宫都很平安,皇帝赐予通行皇宫的扇坠和太医院金紫之位。据明代谢肇淛《五杂俎·物部四》记载:"扇之有坠,唐前未闻。宋高宗宴大臣,见张循王扇,有玉孩儿坠子,则当时有之矣。盖起於宫中,不时呼唤,便於挂衣带间。"宋高宗就是迁都杭州的南宋第一代皇帝,陈迁与他一起南渡。高宗将当时流行于世不久的扇坠赐予陈迁以显彰,并封以太医院中显赫地位。靖康之乱发生于北宋钦宗靖康年间,即 1126—1127 年,宋室南迁在 1127 年,距陈选写序的绍兴三年即 1133 年仅 6 年之遥,所以,陈选记述陈迁的内容是十分可信的。

据清代陈梦雷《古今图书集成医部全录》卷五百八记载:"按《杭州府志》:陈沂,其先汴人。当唐乾宁时,有名仕良者,以医名于时,奉敕修《圣惠方》,仕至药局奉御,子孙遂世其业。数传至沂,益能阐先世之秘。建炎中(1127—1130),扈跸而南,遂为钱塘人。沂尝治康王妃危疾,有奇效,赐御前罗扇。凡宫中有疾,欲不时召之者,听持扇入禁中,金吾阍侍,皆不得沮止。仕至翰林金紫良医。"其中称陈沂扈跸而南,遂为钱塘人。扈跸即随从皇帝出行,此即指宋朝避祸南迁,定居杭州。由于陈沂治康王妃危疾有奇效,皇帝赐御前罗扇,官做到翰林金紫良医。

将陈选《妇科秘兰全书》序言中的陈迁与《杭州府志》的陈沂内容对照,两者出生地、生活年代、任职、事迹均相同。略所有异者,前者指"暑月进治,宫闱安然",后者道明所治为"康王妃危疾";前者御赐扇坠,后者御赐罗扇。宫闱安然是言其概,治愈康王妃危疾,是点其明,两者无异;而御赐,则当以扇坠为是,赐罗扇则是陈迁后人(陈静复、陈清隐、宋人)刻木扇以传留下的错误。

根据唐代颜师古《匡谬正俗·名字》云:"在身自述,必皆称名;他人褒美,则相呼字。《传》曰:'周人以讳事神,名终将讳之。'不言讳字也。"清代胡鸣玉《订讹杂录·不讳字》云:"古人讳名不讳字,故于祖父师长之字,直指而不以为斥。"陈选在《妇科秘兰全书》序中称"汴梁陈氏讳迁",可见此书作者姓陈名迁,且过世不久。陈选当时的身份也是"太医院金紫御医兼翰林院典籍",与陈迁同等。根据陈选的显赫官职以及写序时间与陈迁"扈跸而南"的时间甚近,两人年龄相去不会太远,一名"迁",一名"选",根据取名选字的规律,两者属族中同一代人颇有可能。因为根据陈氏后裔陈学奇先生提供的族谱树图,陈氏家族中陈沂的上下左右关系是不明确的。

该族谱树图介绍,"陈沂字素庵",认为"素庵"为字。查《辞海》,庵:指小草屋。一说圆顶屋。旧时文人的书斋亦多称"庵"。当然,历代医家中用"庵"字称号者比比皆是。根据历代"庵"字的习惯用法,"素庵"亦当为斋号。如同陈氏族谱第十代传人陈椿、号橘庵,陈林、号杏庵一样。

由此看来,那位医名卓著,著有《秘兰全书》,随宋高宗南渡的太医姓陈,名迁,字沂,号素庵。皇帝赐他扇坠,封他为太医院金紫良医。

(2017 年 4 月 22 日)

也谈阴道窥器的发明者

早在唐代,《广济方》中称"取牛膝六七茎,绵缠捶头令碎,深内至子宫头",言及子宫颈。至宋代,已有最简捷的阴道窥器临床应用的记载了。陈自明的《妇人大全良方》(1237,元勤有书堂印刻本)卷二十三《妇人阴蚀五疳方论》中提到:"疗疳虫食下部及五脏方。取桃东南枝三七枚,轻打头使散,以绵缠之。又捣石硫黄为末,将此绵缠挑枝捻转之,令末少厚,又截一短竹筒,先内下部中,仍以所捻药桃枝,熟然熏之。"此所言"短竹筒",正是帮助我国古代医家认识和治疗妇科疾病的阴道窥器。由此看来,我国有可能在 1237 年之前已经发明了阴道窥器。

(刊于《中华医史杂志》1993 年第 23 卷第 2 期)

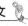

生化汤出自《胎产秘书》

关于生化汤的出处,以往大都认为出自《傅青主女科》一书,如《汤头歌诀白话解》[1],以及多种版本的中医妇产科学的大专教材[2],至今仍有持此说者[3]。其间,因发现比傅青主更早的《景岳全书》中曾有载录,称此方为"钱氏生化汤""此钱氏世传治妇人者"[4],故也曾一度改其出处为《景岳全书》[5],因景岳称钱氏为"会稽钱氏"[4],系同里,故其说可靠。

今检光绪丁酉年(1897)刊刻的《胎产秘书歌括》一书[6],载有生化汤,在翁元钧《胎产秘书序》(作于道光辛卯年,即1831年)中称:"惟前明越中有钱氏者,曾遇异人,得授秘书,远近赖以保全者众,厥后,子孙世守其业,视书若家宝然,外人欲一假观,弗可得也,迨我朝康熙间,其族裔窃示所亲,遂有录之以付劂剞者,其书分胎前、临产、产后三门,察肥瘦强弱之体,定安胎保产之方,条分缕晰,开卷了然,信能综诸家之所长而折衷于至当者也……"[6]此"前明越中有钱氏",当系景岳所称之"会稽钱氏"无疑。因钱氏仅受《胎产秘书》代而传之,并非其作者,故该书究竟成于何人何时犹未可考,但早于《景岳全书》则确然。

在《胎产秘书歌括》目录之首,有"越中钱氏原本,善化翁元钧石洲氏增刊"字样[6]。在《胎产秘书歌括序》中,得知《胎产秘书歌括》即是原本《胎产秘书》附以后人歌诀而成。

景岳所录生化汤较《胎产秘书》与《傅青主女科》的生化汤多一味地黄,大概彼时《胎产秘书》被视为枕秘,而张氏所得并非原方、已是变法。所以,说生化汤出自《傅青主女科》有误,说出自《景岳全书》亦不确,其原始出处,应是明朝钱氏所藏的《胎产秘书》。

参 考 文 献

[1] 北京中医学院方剂教研组. 汤头歌诀白话解[M]. 北京:人民卫生出版社,1972:195.
[2] 湖北中医学院. 妇产科学[M].1974.
   辽宁中医学院. 妇产科学[M].1976.
   湖北中医学院. 中医妇科学[M].1980.
[3] 中国百科全书编委会. 中医妇科学[M]. 上海:上海科学技术出版社,1983:59.
   许济群. 方剂学[M]. 上海:上海科学技术出版社,1985:152.
[4] 张介宾. 景岳全书[M]. 上海:上海科学技术出版社,1959:1274-1275.
[5] 广东中医学院. 方剂学[M]. 上海:上海人民出版社,1974:149.
[6] 钱氏原本,翁元钧增刊. 胎产秘书歌括[M]. 蒋上亨刻坊.1897(光绪丁酉年).

(刊于《云南中医学院学报》1987年第9期)

谢利恒致黄协卿信

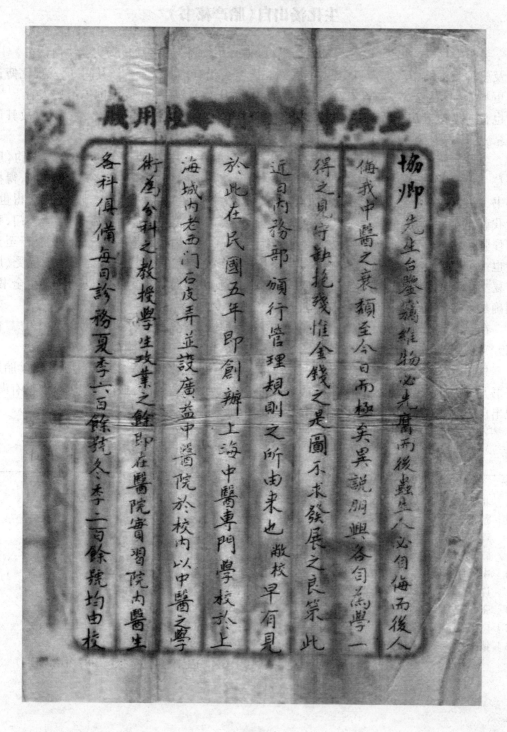

协卿先生台鉴：瑰玮之物，必先腐而後蠹生，人必自侮而後人

侮我中醫之衰，頹至今日而極矣。異說朋興，各自為學，一

得之見行缺抱殘，惟金錢之是圖，不求發展之良策。此

近日內務部頒行管理規則之所由来也。散校早有見

於此，在民國五年即創辦上海中醫專門學校於上

海城內老西門石皮弄，並設廣益中醫院於校內，以中醫之學

衞為分科之教授，學生政業之餘，即在醫院實習，院內醫生

各科俱備，每日診務夏季六百餘號，冬季三百餘號均由校

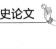

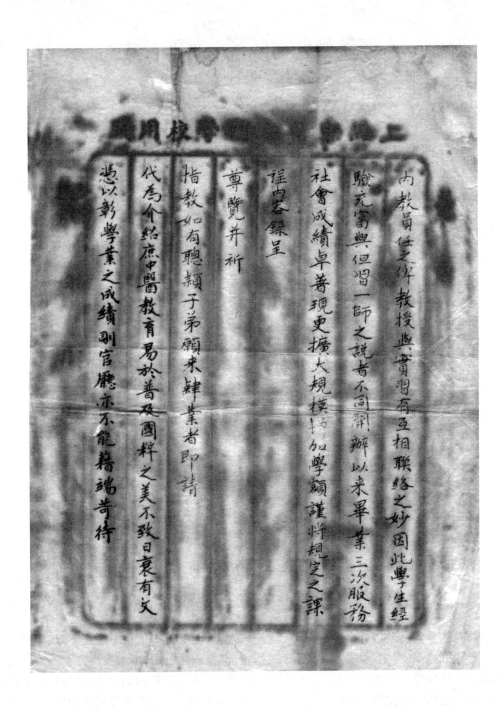

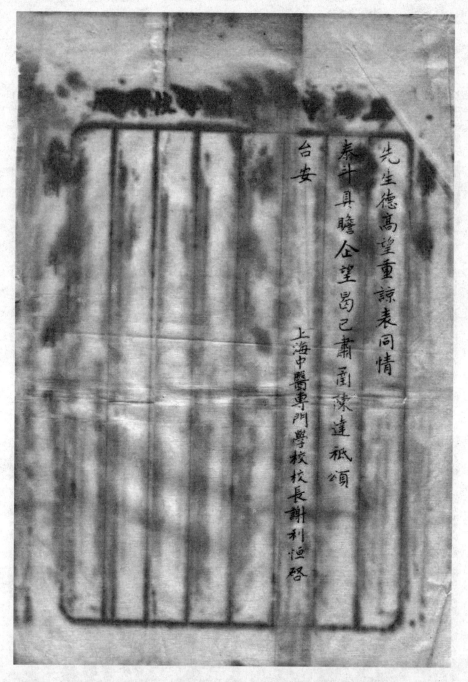

协卿先生台鉴：窃维物必先腐而后虫生，人必自侮而后人侮。我中医之衰颓，至今日而极矣！异说朋兴，各自为学，一得之见，守缺抱残，惟金钱之是图，不求发展之良策。此近日内务部颁行管理规则之所由来也。敝校早有见于此，在民国五年即创办上海中医专门学校，于上海城内老西门石皮弄，并设广益中医院于校内，以中医之学术为分科之教授，学生攻业之余，即在医院实习，院内医生各科俱备，每日诊务夏季六百余号，冬季二百余号，均由校内教员任之，俾教授与实习有互相联络之妙。因此，学生经验充富，与但习一师之说者不同。开办以来，毕业三次，服务社会，成绩卓著。现更扩大规模增加学额，谨将规定之课程内容录呈。

尊览并祈

指教如有聪颖子弟愿来肄业者即请

代为介绍,庶中医教育易于普及,国粹之美不致日衰,有文凭以彰学业之成绩,则官厅亦不能藉端苛待。

先生德高望重,谅表同情!

泰斗具瞻,企望曷已,肃函陈达祗颂

台安!

上海中医专门学校校长谢利恒启

注:该信除开言"协卿""企望"为墨迹之外,其他文字均系油印而成,可见当时所寄发的信是成批的。此信印在题有"上海中医专门学校用笺"字样的 18.5cm×26.5cm 见方的纸上。黄协卿先生当时悬壶温州,系神州医药会温州分会会员。信末未曾注上写信日期,但从信中内容看:"敝校早有见于此,在民国五年即创办上海中医专门学校""此近日内务部颁行管理规则之所由来也",该信写于民国五年(1916年)之后,内务部撤消之前,即 1926 年之前。据此推算,该信距今已有 60 多年的时间。信中反映了我国老一辈医家为了保存宏扬祖国医学,办学创业所作的努力,同时,亦反映该校当时所具备的客观条件,至今读来,弥觉珍贵。作为我国最具有影响的中医学校来说,这是一份重要的校史资料。

(刊于《中华医史杂志》1992 年第 4 期)

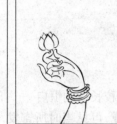

跋

《中国妇产科发展史》的出版,距今已经整整 29 年了。人生几多如是岁月?这不免令人唏嘘。

《中国妇产科发展史》创作的动机,是我在国内各大杂志发表了《汉代妇产科略述》《晋代妇产科学术成就》《唐代妇产科学概况》《论中医妇产科学在宋代的变革》《中国的婚育历史及其医学卫生认识》等文章之后萌发的。但要继续完成这样一部历数千年的发展史,仍然是个难题。从零星的素材积累,到著作的完稿,我整整花了 8 年时间,还不包括这次再版时补写的一年时间。

《中国妇产科发展史》创作的过程极其艰苦,其时出版业萧条,手头资料十分匮乏,我需要查阅市内各大图书馆的资料;大学同学、中国中医研究院(现中国中医科学院)医史研究所朱建平研究员寄来甲骨文关于生育的拓片以及《马王堆汉墓帛书》的复印件,补充了战国时期妇产科学的重要资料。庞杂资料的泛读是我利用医院门诊的空隙时间完成的,精读则在工余时间进行。圆珠笔、格子纸、复写纸便是当时的写作工具。一部 21 万字的著作,从起草、修订到终稿,至少三易,若在古代,可成笔冢。

中医妇科界当时有"南罗北哈"之誉。我索序于天津的哈荔田和广东的罗元恺两位大家。罗老欣然命笔,而哈孝贤先生来函称,哈老已经仙逝。故此书的另一序言,就由当今的国医大师班秀文命笔。二老不吝赞赏,均冠以"填补国内空白",使此书定位甚高。

《中国妇产科发展史》成书之后,除自发订单和投寄外,我还将此书分寄给国内诸多医史学者,以及首都图书馆、北京图书馆(现中国国家图书馆)、中国香港中文大学图书馆和浸会大学图书馆。1992 年我参加第一届中国医学史会议,并作"中国古代产科技术管窥"的发言,会上将此书赠送给国内专家和美国、法国、德国、日本、韩国、新加坡、澳大利亚、加拿大、斯里兰卡、沙特阿拉伯的外国友人。嗣后陆续接到余瀛鳌、程之范、马伯英、张慰丰、傅维康、赵朴珊、周一谋、林乾良、车离、何子淮、赵友琴、戴德英、李翔云、许润三诸先生,以及美国 Charlotte Furt、吴一立,法国戴思博,德国安吉丽卡·米斯尼尔,日本吉田庄人、吉元昭治,韩国崔升勋的信函。目前,此书已在美国的国会图书馆、国家医学图书馆、哈佛大学燕京图书馆、普林斯顿大学图书馆、耶鲁大学图书馆、约翰·霍普金斯大学图书馆和医学院韦尔奇图书馆、弗吉尼亚大学图书馆、俄勒冈州东方医药学院图书馆、加州大学洛杉矶分校图书馆、南加州大学多希尼图书馆,英国剑桥大学李约瑟研究室图书馆,加拿大麦吉尔大学人文与社会科学图书馆,日本的顺天堂大学、北里研究所附属东洋医学研究所,德国的基尔大学图书馆陈列。1999 年,美国南加州大学历史系教授 Charlotte Furth 寄来她的新作 *A Flourishing Yin：Gender in China's Medical History*,960—1665(《繁盛之阴：中国医学史中的性别,960—1665》)。她在该书的鸣谢中写道:"我从许多历史学者的著作中获益,其中一本马大正的《中国妇产科发展史》尤为杰出,它兼备了临床与学术的眼光。关于这些著作的完整目录您将在后面的参考书目中找到,但这些枯燥的条目并不能完全反映他们所作出的重要贡献。这本著作虽然是中国政府推广中医学术的成果,但很大一部分是在很困难的物质条件下完成的。做任何严肃的学术研究,都需要对中国博大精深的中医文化有一个基本认识,若没有这本书,对于像我这样的门外汉来说,简直是不可能的。"全书参考《中国妇产科发展史》竟达 31 处。

虽则如此,《中国妇产科发展史》在当时的发行数量极其有限,许多国内读者在网络上搜求而不可得,这便是我再版此书的主要原因。

在再版《中医妇产科发展史》(书名略改)之际,我又补充了许多新的妇产科学资料,尤其是朱建平研究员提供的《百年中医史》,更增添了许多民国期间的妇产科史料。书末增设"部分中医妇科世系图表"以及"马大正医学史论文"等内容。

首次为自己的再版著作写跋,感慨良多。在此向为我再版著作写序的英国皇家医学会终身院士马伯英先生致以诚挚的感谢,向已经仙逝的罗元恺教授、班秀文国医大师致以深切的悼念。

马大正　于听涛斋
2019 年 8 月 6 日